Emmanuel SANNA

STREET WORKOUT

Das ultimative Eigengewichtstraining

Grundlagen, Figuren und Anleitungen für 4 Schwierigkeitsstufen

COPRESS SPORT

Ich bedanke mich bei allen, die zur Entstehung dieses Buches beigetragen haben: dem Verlag Editions Amphora; den Teams: S-Team (Jonathan Makwo, Florent Ricros, Alvin Jacqueray, Romain Ntone, Andreia Ferreira), 2ble Spirit Street Workout 51 (Guillaume Bourgeois) und Street Infinity (Julien Lange) für ihre Kompetenz und ihre Beiträge; allen meinen Mitgliedern von Sartrouville Hard Cross; Léo und Fanny sowie meiner gesamten Familie; Loïc und Youcef; meinen Lehrerkollegen und den Feuerwehrleuten.

Titel der im Jahr 2015 zuerst erschienenen Originalausgabe: Street Workout. L'art de la maîtrise corporelle. Fondamentaux, figures et tutoriels

Bibliografische Information der Deutschen Nationalbibliothek

Die Deutsche Nationalbibliothek verzeichnet diese Publikation in der Deutschen Nationalbibliografie; detaillierte bibliografische Daten sind im Internet (http://dnb.dnb.de) abrufbar.

Übersetzung aus dem Französischen: Christa Trautner-Suder,
Dr. Iris Klofat (Fachberatung)

Satz und Redaktion der deutschen Ausgabe: Verlags- und Redaktionsbüro München, www.vrb-muenchen.de

ISBN 978-3-7679-1109-3
Printed in Germany

Dieser Titel ist auch als E-Book erhältlich (ISBN 978-3-7679-2046-0)
www.copress.de

INHALT

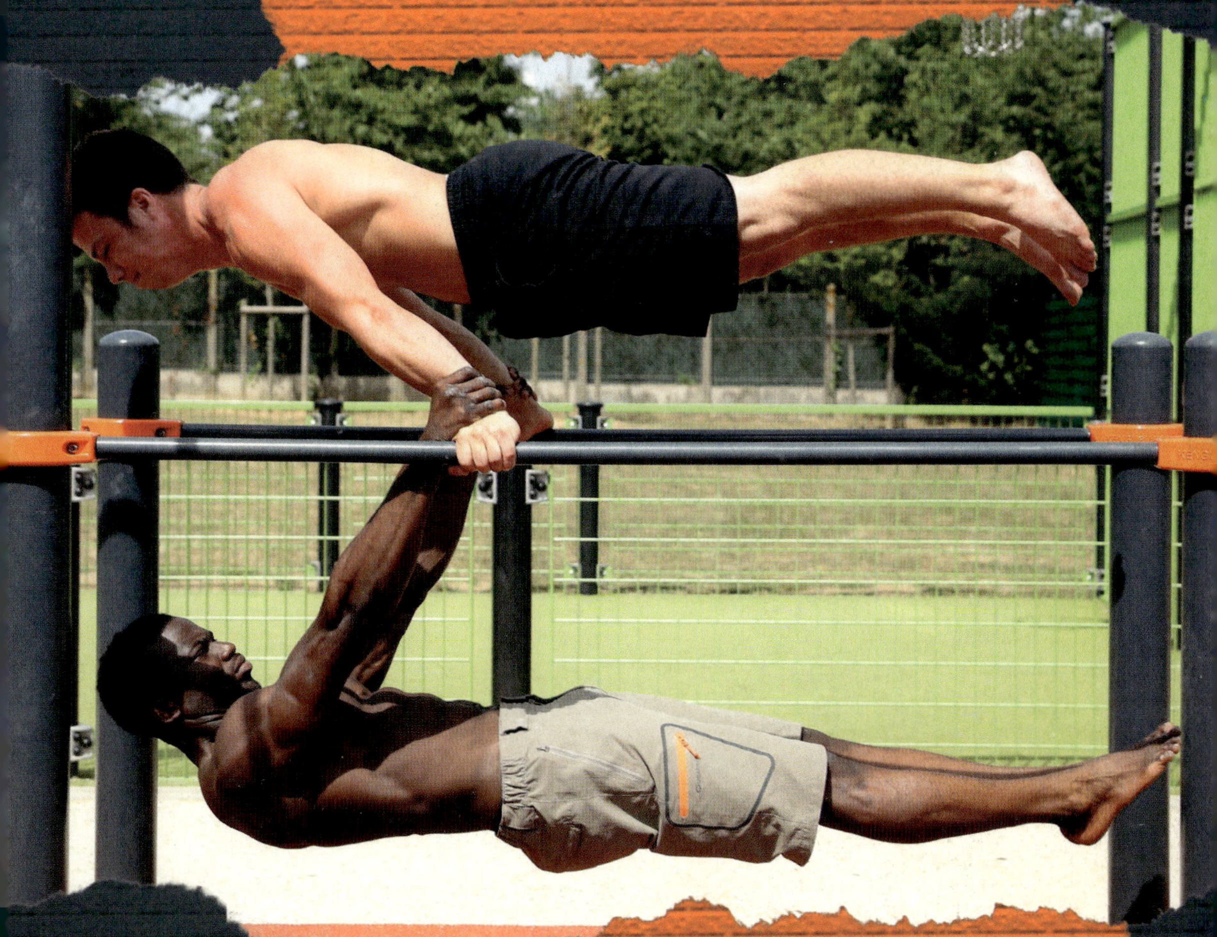

Vorwort

Street Workout (auch: Calisthenics) oder die »Kunst der Körperbeherrschung« gewinnt weltweit ständig mehr Anhänger unter Männern und Frauen jeden Alters. Alles, was Sie dafür brauchen, ist Sportkleidung – das macht diesen Sport so attraktiv.

Als Trainingsunterstützung reicht die Umgebung aus: der Pfosten eines Verkehrsschilds, ein Mäuerchen, eine Bank, eine beliebige waagrechte oder senkrechte Stange – sie alle eignen sich als Hilfsmittel, um Figuren wie die Human Flag und die Shoulder Flag, Liegestütz-Variationen oder, für die Fortgeschrittensten, sogar Handstand-Liegestützen auszuführen.

Street Workout begeistert also auch durch die Freiheit, die sie den Ausübenden lässt. Während bei den meisten anderen Sportarten immer der gleiche markierte Parcours eingehalten werden muss, erlaubt es diese jedem, entsprechend seinen Zielen, Präferenzen und seiner Persönlichkeit eigene Routine zu entwerfen.

Beim Street Workout geht es vor allem um Körperbeherrschung – darum, mithilfe von Kraft, Gleichgewicht und Gelenkigkeit Bewegungen auszuführen. Dabei wird der Sportler auch zum Künstler: Durch seine Wahl der Figuren, durch völlig neue Variationen und Übungsfolgen, die er zusammenstellt, wird er zum kreativen Schöpfer seines Sports. Dass diese Sportart durch die Ausübenden ständig erneuert werden kann, hält sie stets jung und lebendig

Das bedeutet jedoch nicht, dass man hier einfach drauflos agieren könnte. Für einen idealen Start, ist es wichtig, zunächst mal die Grundlagen und Begriffe der Biomechanik wie der Physiologie zu lernen. Auf diese Weise werden Sie die verschiedenen Bewegungen besser verstehen. Sie werden erkennen, welche Muskeln am stärksten gefordert werden, welchen Druck sie auf die verschiedenen Gelenke ausüben. Sie bekommen eine erste Vorstellung davon, welche Kraftanstrengung der Körper leisten muss, um diese oder jene Bewegung auszuführen. Das Entscheidende dabei: Als Widerstand dient jeweils das eigene Körpergewicht, es wird keine direkte äußere Belastung auf die Gelenke angewandt. Indem Sie Ihren Körper schrittweise an die Übungen heranführen und sein Gewicht kontrollieren (also den ausgeübten Widerstand), beugen Sie am besten Verletzungen vor.

Im Lauf der Lektüre werden Sie feststellen, dass es ein breites Spektrum an Bewegungen für jeden Geschmack und für jeden Schwierigkeitsgrad gibt. Eines haben sie jedoch alle gemeinsam: Es ist unerlässlich, die für jede dieser Bewegungen erforderliche körperliche Kondition zu erwerben, bevor mit einem gefahrlosen Training begonnen werden kann.

Street Workout verändert das Leben von Tausenden Menschen in aller Welt radikal. Einige sprechen sogar davon, sich ganz in diese Disziplin »verliebt« zu haben – das trifft auch auf mich zu: Diese Kunst ist meine größte Leidenschaft.

Für diejenigen, die einen hohen Schwierigkeitsgrad erreichen möchten, lauten die Schlüsselworte Zielstrebigkeit, Unerbittlichkeit, Geduld. Ohne diese Werte wäre ich niemals zu all den Bewegungen fähig gewesen, die ich heute ausführen kann. Dieser Geist von Supersaiyan, der sich mit meinen Fortschritten entwickelt hat, spiegelt sich auch in meinem Alltag. Alle Hindernisse, wiederholtes Scheitern, diese mühsamen Augenblicke, mit denen ich konfrontiert war, wenn es mir nicht gelang, meine Ziele zu erreichen, wenn ich nicht weiterkam oder besiegt wurde, haben mich mental gestärkt und erlauben es mir heute, mich schwierigen Situationen zu stellen.

Das Streben nach Körperbeherrschung beschert dem Ausübenden unweigerlich eine wichtige »Begegnung«: die mit seinem Körper und seinem Geist. Sie treibt uns ständig voran: Denn je mehr man sich verbessert, desto mehr lernt man dabei über sich, über seinen Körper. Und dabei stellt man mehr und mehr fest, zu welch enormen Leistungen der Körper fähig ist: Zielstrebigkeit führt zum Ziel.

TheSupersaiyan

***TheSupersaiyan* praktiziert seit sechs Jahren Street Workout. Nachdem er sich für das Super-Finale des Street Workout-Weltcups 2013 qualifiziert hatte, wurde er bei der dritten Etappe in Norwegen Vierter. Beim Super-Finale in Moskau kam er auf Platz 9 von 32. Seine Internetseite: http://thesupersaiyan.com**

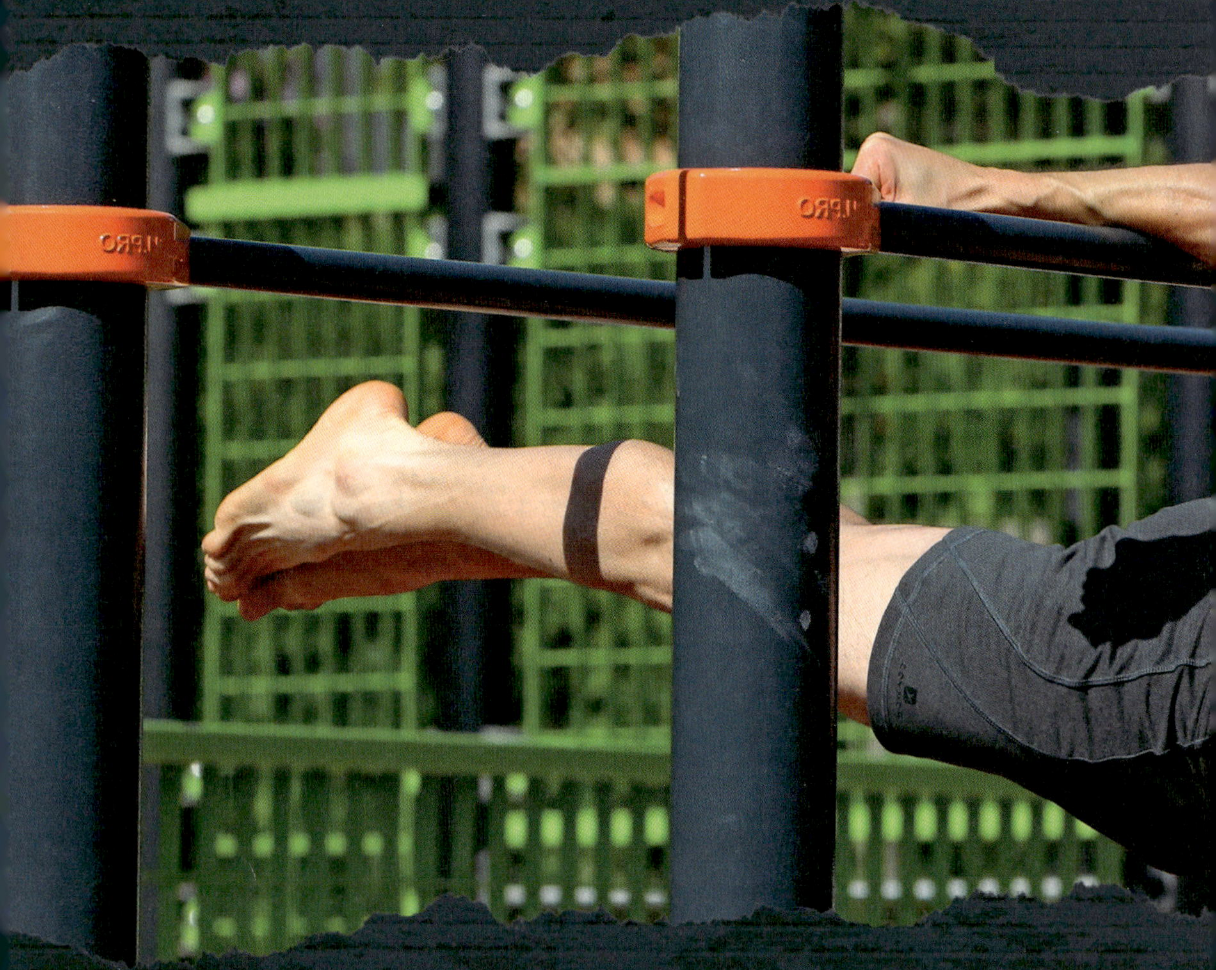

EINLEITUNG

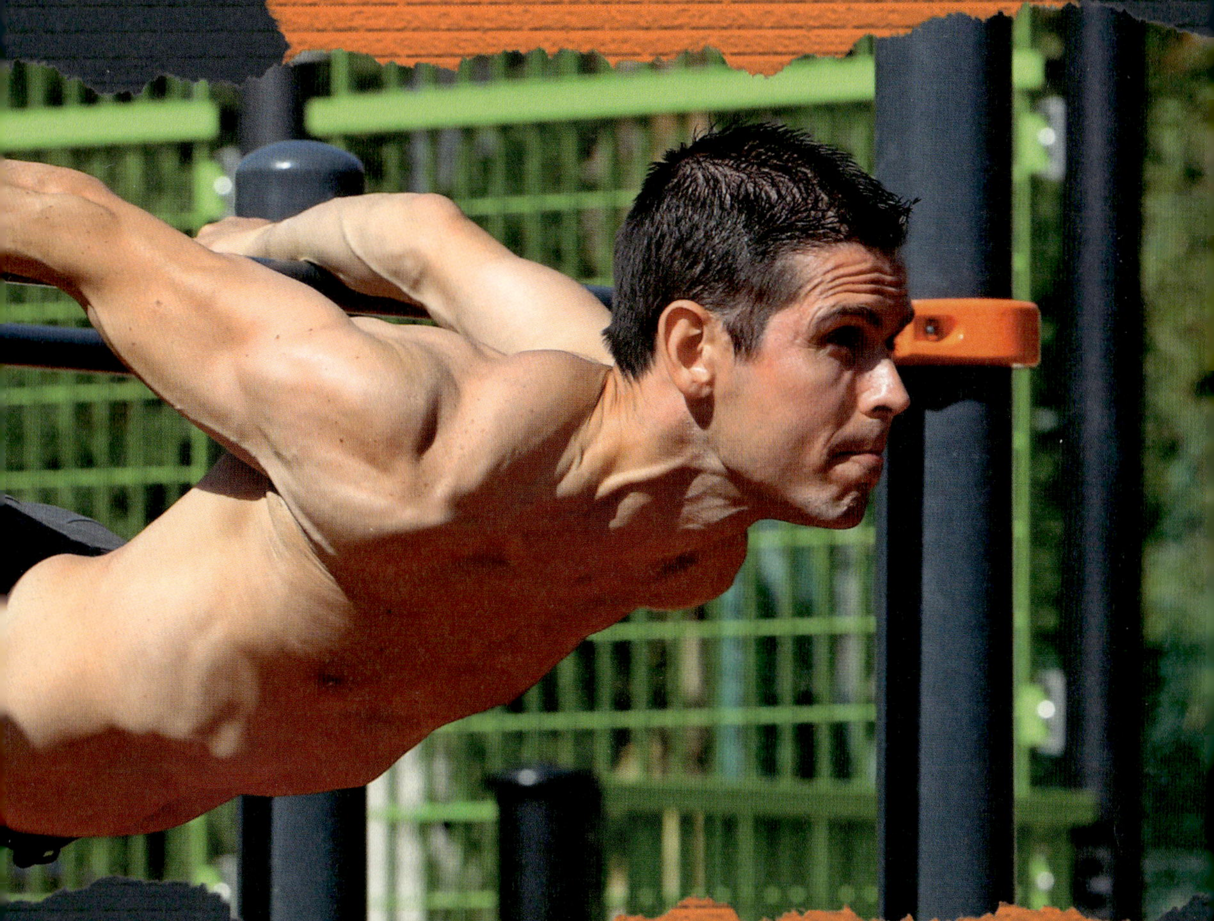

Street Workout vereint Krafttraining und Luftgymnastik (das akrobatische Arbeiten in der Luft). Um sich ständig neuen Herausforderungen zu stellen, nutzen die Sportler im Allgemeinen einige Grundmethoden, die aus dem Geräteturnen hervorgegangen sind. An jeder Übung oder Figur wird solange gearbeitet, bis sie wie selbstverständlich in einen Ablauf eingebunden werden kann.

Dieses Buch wendet sich sowohl an den Anfänger, der diese Aktivität gerade erst für sich entdeckt, als auch an den Fortgeschrittenen oder Experten. Zum einem soll diesem Sport ein pädagogischer Rahmen gegeben werden, und zum anderen wurden alle in diesem Buch vorgestellten Übungen so ausgewählt, dass sich jeder ganz individuell damit weiterentwickeln kann. Wichtig ist dabei, dass jeder Sportler, unabhängig von seinen körperlichen, technischen und mentalen Zielen, realistisch einschätzen lernt, auf welcher Leistungsstufe er gerade steht. Im Hinarbeiten auf kurzfristige Ziele, die seinen tatsächlichen Fähigkeiten entsprechen, wird er bemerken, wieviel Arbeit noch vor ihm liegt und was er noch alles verbessern muss.

> *»Für denjenigen, der nicht weiß, zu welchem Hafen er segelt, ist kein Wind jemals günstig«.*
> (Seneca)

Die »Full Planche« oder die »Human Flag«, zwei Kultfiguren im Street Workout, beherrscht niemand von heute auf morgen. Um solche Herausforderungen zu meistern, müssen Sie sich zunächst niedrigere, auf ihrem Leistungsniveau realisierbare Ziele setzen, ohne das jeweils nächsthöhere Ziel aus dem Blick zu verlieren.

> *»Man muss eine sehr hochgesteckte Idee davon haben, was man eines Tages tun könnte, nicht von dem, was man tut. Sonst ist es nicht der Mühe wert, zu arbeiten.«*
> (Edgar Degas)

An erreichbaren Figuren zu arbeiten und diese gut auszuführen, verschafft Ihnen das nötige Erfolgserlebnis. Das stärkt Ihre Motivation genauso wie Ihr Selbstvertrauen, das nötig ist, um besondere Figuren ausführen zu können.

Damit es Ihnen Etappe für Etappe gelingt, Ihr höchstes Ziel zu erreichen, orientieren wir uns bei den Trainingsübungen am Körpergewicht und wä hlen für die verschiedenen Techniken und Figuren des Street Workout bestimmte Kategorien und Schwierigkeitsgrade (1–4). Im Nachfolgenden wird jede Figur ausführlich beschrieben; hinzu kommen Vorbereitungsübungen (Tutorials oder Lernsituationen), damit Sie in Ihrem eigenen Tempo vorankommen können. Sie stammen überwiegend aus dem Krafttraining mit Körpergewicht wie dem Turnen und verlangen wenig Material (Boden, Stangen).

Fortschritte erfolgen auch durch ein Cardio-Training (Ausdauertraining wie Laufen, Schwimmen, Radfahren) und eine gesunde Lebensführung (Ernährung, Schlaf). Alle diese Komponenten gilt es, bestmöglich zu beachten und im Gleichgewicht zu halten.

Die Beherrschung aller körperlichen Parameter, die für die Ausübung dieses Sports unerlässlich sind, wird möglich durch ein funktionelles Training, das darauf abzielt, den Körper auf natürliche Weise zu fördern, ihn zu modellieren und seine Leistungsfähigkeit zu verbessern. Es stärkt den Körper und stabilisiert die Gelenke.

In diesem Zusammenhang sprechen wir auch vom »Core-Training«, also vom »Training der Mitte« (des »Kerns« – engl. *core*): Es geht um eine gute Körperhaltung, eine harmonische Körpersilhouette und ausgewogene Kraft. Das Core-Training stimuliert eine Reihe von Muskelketten; der Schwerpunkt liegt auf der Körperachse, der Bauch- und Lendenmuskulatur: Ihr »core«, Ihr innerer Kern, den wir uns stark wie eine „aufrecht stehende Säule vorstellen, erlaubt Ihnen eine gute Haltung und die optimale Körperkontrolle, um bei jeder Bewegung eine effiziente Kraftübertragung zu fördern. Dabei kommen Gymnastik- und Medizinball, Schlingentrainer, Balance Board und Wackelbrett für das Propriozeptionstraining zum Einsatz.

Zusammenfassend erfordert Ihr individuelles Trainingsprogramm also, dass Sie …

- sich zunächst die erforderlichen Grundlagen für den Einstieg aneignen und dann schrittweise weiter vorgehen;
- diese Grundlagen mithilfe angemessener Trainingsprogramme entwickeln;
- die Figuren in der richtigen Reihenfolge erlernen und sich an keine Figur wagen, bevor sie nicht deren leichtere Variante beherrschen;
- gut auf Ihre Ernährung achten, um ein ausgezeichnetes Verhältnis von Körpergewicht zu Körperkraft zu erreichen.

Mit diesem Buch sollen Sie lernen, Ihren Körper als wichtigstes Werkzeug und Verbündeten einzusetzen. Denn dieser Körper wurde uns bei der Geburt geschenkt, und wir sind es uns selbst schuldig, ihn zu pflegen, ihm Struktur zu geben und ihn zu kontrollieren. Durch eine durchdachte, schrittweise Ausübung von Street Workout werden wir ihn so gestalten, dass wir uns dabei gesund entfalten können.

» Je schwächer der Körper ist, desto mehr verlangt er; je stärker er ist, desto besser gehorcht er.«

(Jean-Jacques Rousseau, *Émile oder Über die Erziehung*, 1762).

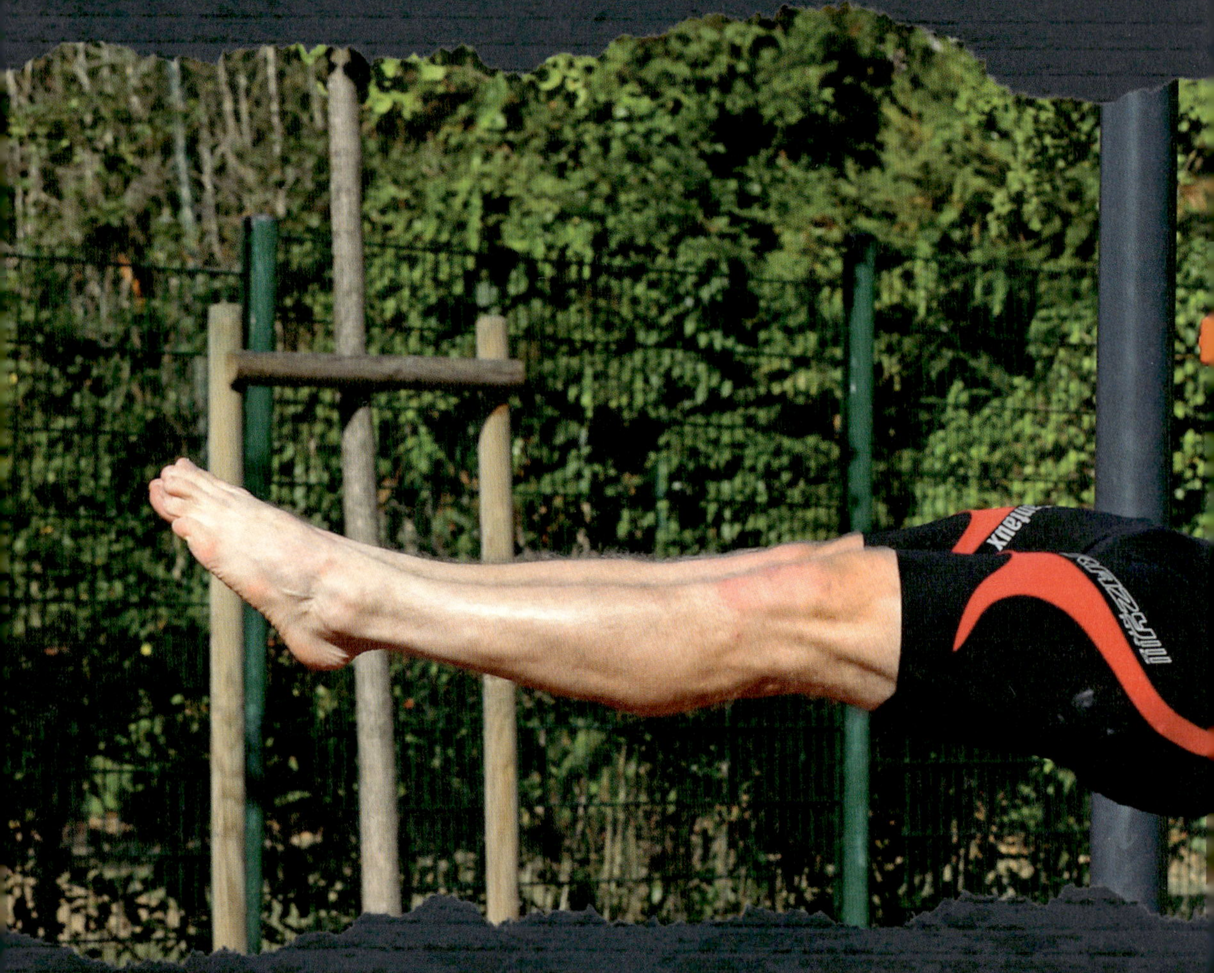

STREET WORKOUT: DEFINITION UND ENTSTEHUNG

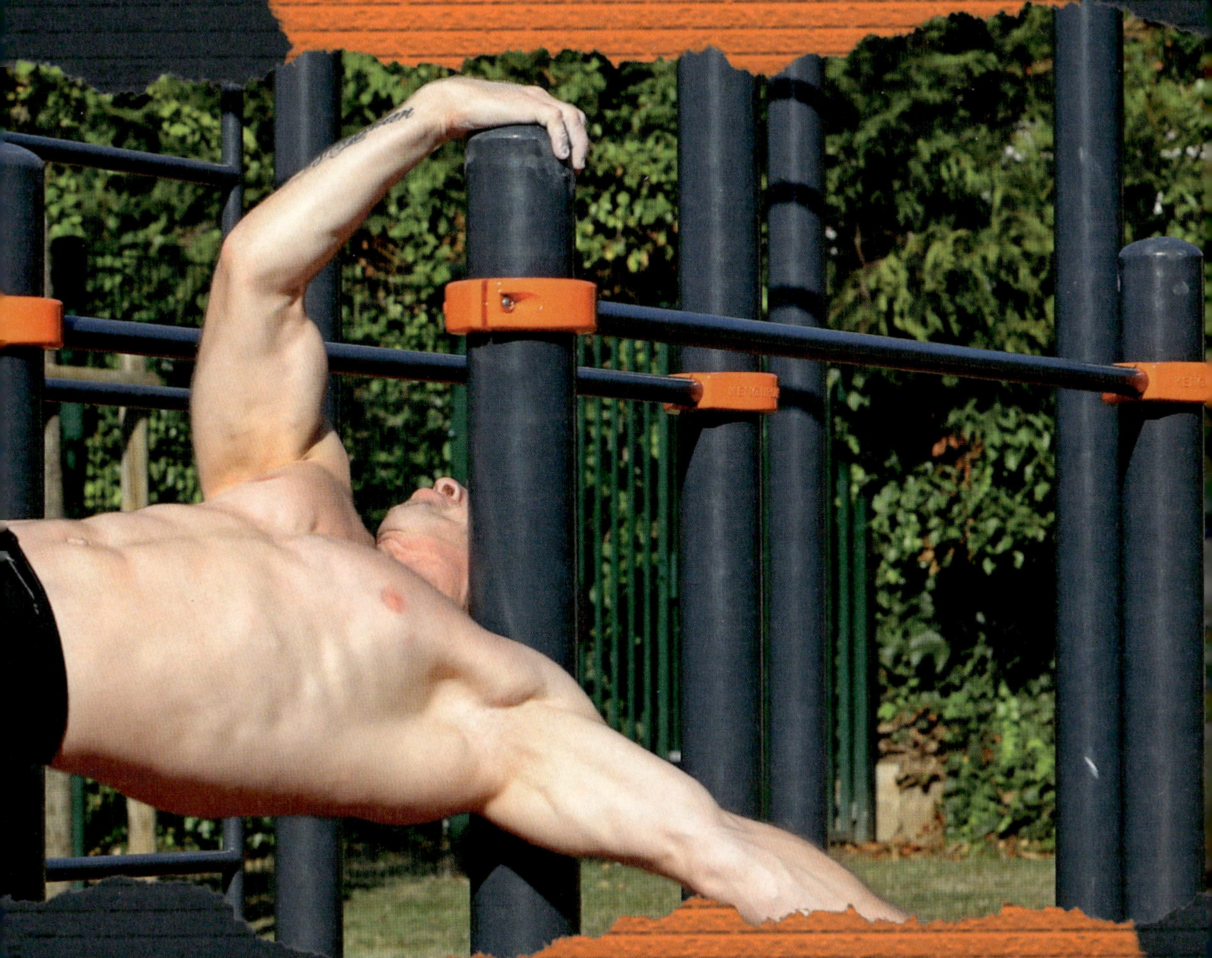

Vom Ursprung des Wortes *Calisthenics*

Das englische Wort *Calisthenics* (deutsch: Kallisthenie) stammt vom griechischen *kállos* (»schön« bzw. »gut«) und *sthenos* (sinngemäß: »Kraft«). Definiert wird es als »die Kunst, durch angepasste Gymnastik schöne Körper zu formen«. Erstmals erwähnt wurde der Begriff im antiken Griechenland. Herodot zufolge praktizierten schon die Spartaner Kalisthenie. Titus Livius erwähnt, dass auch in den Gladiatorenschulen Übungen trainiert wurden, mit denen – wie im heutigen Street Workout – Körperspannung, Koordination und Beweglichkeit geschult wurden. Das Gleiche gilt für die Olympioniken der Antike, deren natürlich-harmonisch wirkende Körper auch mithilfe von Kalisthenie geformt und entwickelt wurden.

Der Natur wird eine vorrangige Bedeutung zugestanden – und zunehmend beklagt, dass das Leben in den mit der Industrialisierung entstehenden Städten keine natürliche Entfaltung des Menschen mehr erlaube. Gymnastische Übungen konnten da für Abhilfe sorgen, wie es der französische Autor Jacques Ullman in einem 1982 erschienenen Buch über die historische Entwicklung des Sportunterrichts schrieb: »Aber wir sind nun einmal gezwungen, in Städten zu leben. So möge zumindest das Turnen, dem die Last zufällt, den Verzicht auf ein natürliches Leben zu kompensieren, die Natur so imitieren, wie sie sich in den Lebewesen ausdrückt.«

Für den deutschen Sprachraum entnehmen wir dem dritten Band des 1855 in Freiburg im Breisgau erschienenen »Herders Conversations-Lexikon« den folgenden Eintrag: »**Kallisthenie**, griech., seit 1827 der Name für gymnastische Uebungen der weiblichen Jugend, bezeichnet den Zweck Schönheit u. Kraft nebeneinander auszubilden.«

Eines der ältesten französischen Wörterbücher (»Le Littré«, 1880) definiert Kalisthenie als Gesamtheit aller gymnastischen Methoden, die für die körperliche Ertüchtigung junger Mädchen geeignet sind. Und auch in der Deutung des französischen Pädagogen Ferdinand Buisson ging es dabei zunächst um »Turnübungen für junge Mädchen, die keine Kraft erfordern«. Ziel dieser Übungen war es, »Kraft zu entwickeln, ohne der Anmut zu schaden«. Während »schwere Muskelanstrengungen den Jungen vorbehalten« blieben, handelte es sich bei der Kalisthenie »eher um rhythmisches Gehen und beinahe schon Tänze, als um gymnastische Übungen im eigentlichen Sinn. »Normalerweise werden sie zu Klaviermusik ausgeführt und häufig auch von Gesang und Reigen begleitet. Mal sind es Übungen im Stehen: Beugen von Armen und Unterarmen, Hals, Beinen, Körper, verschiedene Positionen, um die Brustmuskulatur zu trainieren; mal sind es richtige Umzüge, die einem Takt und Rhythmus folgen und im Klassenzimmer oder auf dem überdachten Schulhof im Erdgeschoss ausgeführt werden. Bei einigen Übungen werden die Schüler nach dem Geschlecht getrennt; meist wird diese Stunde, wo es die Größe der Räumlichkeiten erlaubt, wie alle anderen gemeinsam erteilt. Zahlreiche Mädchenschulen in den Großstädten haben heute ihr Kallisthenium wie die Jungenschulen ihr Gymnasium haben.« (Buisson, 1911)

Vor diesem Hintergrund wirkt es ziemlich paradox, dass der Begriff heute allgemein dazu verwendet wird, um ein sehr intensives, von Männern wie Frauen gleichermaßen betriebenes Krafttraining zu definieren.

Wie (vielleicht) alles anfing

Die Entstehung des Sports, wie wir ihn heute verstehen, ist umstritten. Die einen sagen, er stamme aus Osteuropa, wo sich die Jugendlichen mangels verfügbarer Fitnesstudios auf jenen öffentlichen Sportstätten versammelten, die noch im Kommunismus eingerichtet wurden, um dort Krafttraining zu betreiben und sich gegenseitig herauszufordern. Andere vertreten die Theorie, er sei in US-amerikanischen Gefängnissen entstanden, wo sich die Häftlinge auf dem begrenzten Raum ihrer Zellen einen kräftigen Körper modellieren wollten. Undenkbar wäre seine große und weltweite Popularität ohne das Internet: »Hannibal for King«, ein damals 36 Jahre alter New Yorker, begann im Juli 2008 Videos zu posten, in denen man ihn zu Rapmusik bestimmte Figuren ausführen sah. Diese Videos wurden über zehn Millionen Mal angeklickt und hatten eine Flut von Nachahmern zur Folge. Gruppen wie die »Bar-Barians«, die »Bartendaz« oder die »Bar-Starzz«, die »Calisthenics Kingz« und die »Barmasters XTreme« erklärten die die Straße zum Trainingsplatz und stählten ihre Muskeln an Stangen (englisch: »bars«). Nach und nach entdeckten auch immer mehr Frauen und Männer in Deutschland den Sport für sich, der, wie bereits ausgeführt, nicht nur ohne großes Equipment auf öffentlichen Plätzen ausgeübt werden kann, sondern auch noch viel komplexer ist als etwa das Bodybuilding. In diesem Zusammenhang zitierte das Magazin »Fit for fun« den Callisthenics-Trainer Sven Kohl, selbst ein früherer Bodybuilder und Mitbegründer des 2012 in Leipzig entstandenen Sportprojekts »Calisthenic Movement«, mit den Worten: »... die Bewegungen des Calisthenic Trainings gehen weit darüber hinaus. Sie sind komplexer, fördern das Zusammenspiel aller Muskeln und bringen eine umfassende, funktionelle Muskelentwicklung und Fitness, die man so mit dem linearen, eintönigen Training im Kraftraum nicht bekommt.«

Street Workout heute

Ob Calisthenics oder Street Workout – bei diesem Sport dreht sich alles um Eigengewichtübungen, mit denen nicht nur nur kleine, isolierte Muskeln trainiert, sondern ganze Muskelgruppen angesprochen werden können. Um eine Bewegung oder Übungsfolge adäquat durchzuführen, muss eine enorme Körperspannung aufgebaut werden. Es geht dabei also um eine Kombination aus Ausdauer, Kraft und allgemeiner Körperbeherrschung, die individuell trainiert und inzwischen auch im internationalen Rahmen gemessen werden kann: Nachdem im Jahr 2011 die erste Street-Workout-Weltmeisterschaft in Riga abgehalten wurde, findet diese nun – veranstaltet von der World Street Workout and Calisthenics Federation (WSWCF) – jährlich statt. Die erste WM für Frauen wurde 2014 in Amsterdam veranstaltet. Zuletzt trafen sich Männer und Frauen im Juli 2016 in Moskau zur »Street Workout Freestyle World Championship«. Informationen auch über andere und zukünftige Ereignisse findet man online unter: www.wswcf.org

VORTEILE UND WOHLTUENDE WIRKUNGEN

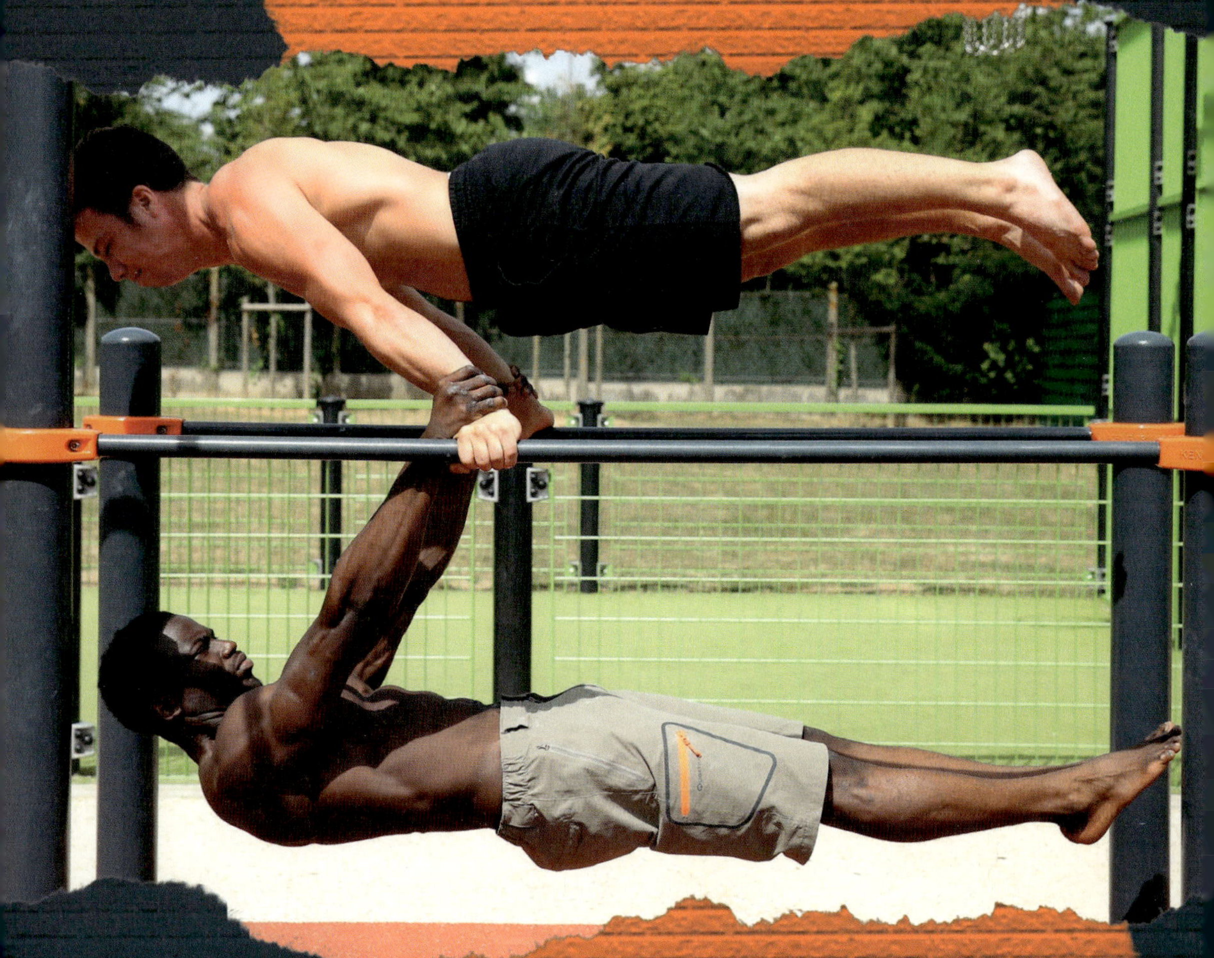

Für ein Training mit dem eigenen Körpergewicht

Einer der größten Irrtümer, die immer noch kursieren, ist es, Krafttraining stets in Verbindung mit Gewichttraining, Hanteln und Geräten zu sehen. Man kann durch Übungen mit dem eigenen Körpergewicht oder mit Hilfsmitteln wie elastischen Bändern, Schlingentrainer, Balance Boards oder Gewichtswesten phänomenale Ergebnisse erzielen. Der Hauptgrund dafür: Ihre Muskeln wissen nicht, was außerhalb des Körpers vor sich geht – sie reagieren einfach auf einen Reiz, den Sie ausüben, verbunden mit einer Bewegung eines oder mehrerer Gelenke (das eigene Körpergewicht heben, ein Auto anschieben, eine Stange oder einen Flaschenpack heben ...), indem sie sich zusammenziehen (kontrahieren). Sie müssen also nicht unbedingt Gewichtheben, um Kraft und Stärke zu gewinnen und Muskeln aufzubauen. Die Arbeit mit dem Eigengewicht, mit Ringen oder elastischen Bändern führt ebenfalls zur gewünschten Stimulation. Zudem sorgt es bei Sportlern mittleren oder fortgeschrittenenen Niveaus, bei denen die Fortschritte durch Gewichtheben und Hanteltraining im Lauf der Monate oder Jahre abnehmen, häufig für neue Erfolge, wenn sie die Muskulatur unterschiedlichen Belastungen aussetzen.

Für alle geeignet

Street Workout ist ein Sport für alle: Männer und Frauen jeden Alters (durchschnittlich 14–65 Jahre, wobei es keine Begrenzung gibt) und aus jeder sozialen Schicht. Für bestimmte Berufsgruppen (Feuerwehr, Polizei, Soldaten ...), bei denen es vermehrt auf körperliche Fitness ankommt, ist es von besonders hohem Nutzen.

Für eine körperliche Konditionierung

Street Workout begünstigt die Entwicklung und den Erhalt einer ausgezeichneten körperlichen Kondition. Es handelt sich um einen umfassenden Sport, der die Muskulatur des gesamten Körpers beansprucht (einschließlich der tiefen Muskulatur – derjenigen Muskeln, die für Spannkraft und gute Haltung sorgen), das Gleichgewicht und die Wendigkeit verbessert. Mit den zahlreichen Übungen entwickelt man Stärke und Körperbeherrschung (denn es sollte nicht vergessen werden, dass Stärke ohne Körperbeherrschung nichts wert ist).

Für eine optimale Gesundheit

Street Workout verbessert die Gesundheit durch eine entsprechende Ernährung in Verbindung mit der regelmäßigen körperlichen Aktivität, wirkt den Gefahren der überwiegend sitzenden Lebensweise des modernen Menschen und der damit vielfach verbundenen Adipositas (Fettleibigkeit) entgegen. Insofern ist Street Workout nicht nur eine Sport-, sondern auch eine Lebensart, nach der sich jeder richten und dabei neben der Fitness auch das gesundheitliche Befinden verbessern kann.

Für die Entwicklung von Ethik und Moral

Street Workout vermittelt positive Botschaften: Freude an der Anstrengung, der Herausforderung, die Achtung vor anderen, Freundschaft, Teamgeist. Es ist ein Teamsport, der zusammenführt, soziale Bindungen schafft und zum sozialen Zusammenhalt beiträgt. Wichtig ist es, diesen Sport nicht als »Pflichtübung« zu verstehen, sondern dabei auch sehr viel Spaß zu haben. Dann bemerkt man oft gar nicht mehr, wie beim Üben die Zeit vergeht.

Für jeden Ort

Im Allgemeinen trainieren die Sportler an Elementen der Stadtmöblierung, auf Fitness-Parcours oder sonstigen geeigneten Infrastrukturen. Bänke, Bushaltestellen, Pfosten, Stangen und sogar Baumstämme unterstützen das Street Workout. Zudem entstehen in Großstädten viele eigens dafür eingerichtete öffentliche Trainingsparks. Das Street-Workout-Training ist kostenlos: Es erfordert weder Ausgaben für eine Ausrüstung noch irgendwelche Monatsbeiträge einer Mitgliedschaft.

Für die Handlungsfreiheit

Als Freestyle-Sport regt Street Workout die Fantasie an und motiviert umso stärker. Das Training mit dem eigenen Körpergewicht bietet eine große Vielfalt an Übungen, mit denen experimentiert werden kann, sodass man sich nie einer Routine verschreiben muss, sondern stets die Freiheit hat, seine neuen Varianten zu erfinden – sei es eine neue Figur oder eine neue Übungsfolge.

Für eine neue Körperharmonie

Mit der bereits erwähnten, überwiegend sitzenden Lebensweise hat sich der moderne Mensch deutlich von seinen Ursprüngen entfernt und dabei enorm viel Kraft in den oberen Gliedmaßen verloren. Mit den Bewegungsabläufen beim Street Workout kann dieser negativen Entwicklung gegengesteuert werden, denn dabei lassen sich alle Muskeln im Körper entwickeln, insbesondere die des Schultergürtels, um so wieder eine ausgewogene, natürlich-harmonische Funktion der Muskelketten zu erreichen.

MERKMALE DIESER ÜBUNGSPRAXIS:

- Allgemeine und progressive Kräftigung der zusammenwirkenden Muskeln und Gelenke;
- Entwicklung der Geschmeidigkeit der Gelenke und des Bewegungsumfangs, der Körpersymmetrie;
- einfache und individuell angepasste Fortschritte, ausgehend von Übungen für jedes Alter.

DIESE ERGEBNISSE SIND ZU ERWARTEN:

- Bessere Haltung;
- Verbesserung der Konzentration und des Selbstvertrauens. Besseres Hören auf den Körper und Respektieren des eigenen Körpers.
- Allmähliche Zunahme der Sehnenkraft und der Muskelmasse.
- Unweigerliche Gewichtsabnahme, wobei der Körper bei geringerem Gewicht weniger Mühe aufwenden muss.

UNUMGÄNGLICHE PRINZIPIEN, UM ERFOLG ZU HABEN:

- Abwechslung
- Regelmäßigkeit und Wiederholungen
- Intensität

A: Abwechslung bei den Bewegungen, um das Nervensystem und die Muskeln zu stimulieren und damit für eine neurologische Adaptation zu sorgen (Gleichgewicht, Koordination, Wendigkeit, Genauigkeit). Gewöhnung vermeiden.

R: Regelmäßigkeit beim Training, den jeweiligen Sätzen und Wiederholungen. Die mentale Komponente ist bei dieser Aktivität sehr wichtig, da die Beherrschung der Figuren zahlreiche Trainingseinheiten erfordert.

I: (Hohe) Intensität, um körperliche Qualitäten wie Kraft, Ausdauer und Widerstand zu verbessern.

BIOMECHANISCHE UND NEURO-PHYSIOLOGISCHE BEGRIFFE

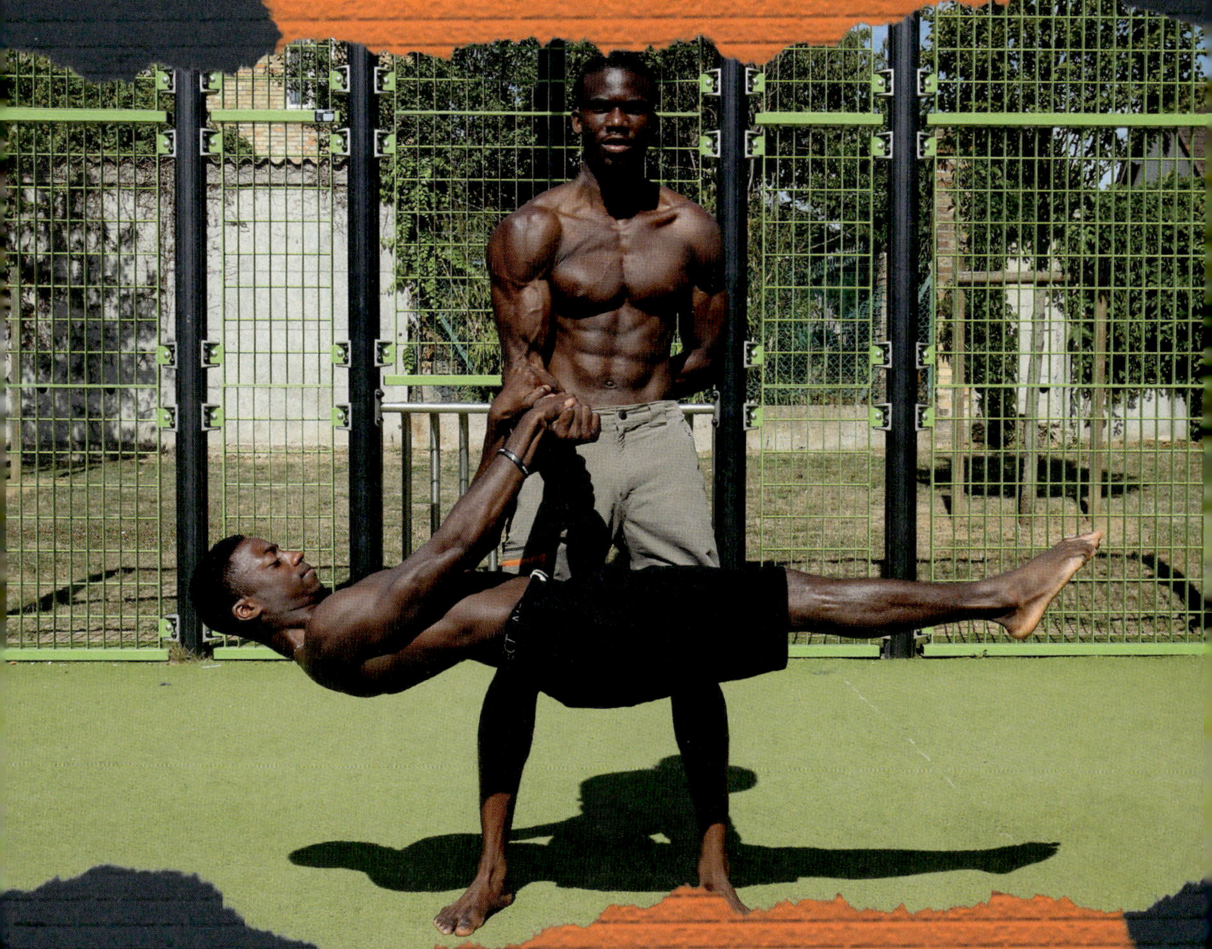

BIOMECHANIK

»Mechanik« ist die Lehre von den Bewegungen eines oder mehrerer Körper in Raum und Zeit unter dem Einfluss äußerer Kräfte oder Wechselwirkungen. »Biomechanik« befasst sich mit den mechanischen Vorgängen in den Organismen. Deren Kenntnisse sind für den Sport von entscheidender Bedeutung. Auf jedem Schwierigkeitsniveau bilden sie die Voraussetzung für das Verständnis der Figur, die unterrichtet oder beurteilt wird. Mithilfe der Biomechanik können wir verstehen, warum ein bestimmtes Bewegungselement so und nicht anders realisierbar ist. Dabei werden grundsätzlich immer dieselben biomechanischen Prinzipien genutzt. Für die Ausführung einer Figur gibt es Grundtechniken, jeder Ausübende kann ihr eine persönliche Note geben. In diesem Zusammenhang sprechen wir von »individuell gestalteter Technik«. Biomechanik ist also nicht nur für den Ausübenden selbst, sondern auch für den Trainer ein präzises Hilfsmittel zum Verständnis einer Figur, um die Bewegung zu korrigieren und zu verbessern.

Schematisierung und Darstellung

Zunächst einmal geht es im Street Workout um den menschlichen Körper, denn dieser führt jede Figur aus und stellt sie dar (äußerer Aspekt).

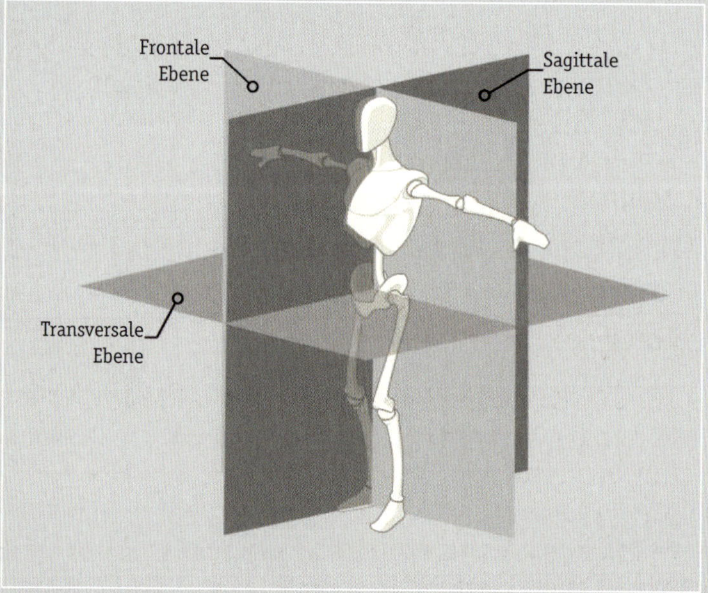

Körperschema (Blandine Calais-Germain).

Für eine erste biomechanische Einordnung kann der Körper schematisch dargestellt werden, wobei man ihn als ein Ganzes betrachtet, das aus drei verschiedenen Segmenten besteht (Kopf/Rumpf sowie obere und untere Gliedmaßen), die durch zwei Hauptgelenksysteme miteinander verbunden sind:

- den Schultergürtel;
- den Beckengürtel.

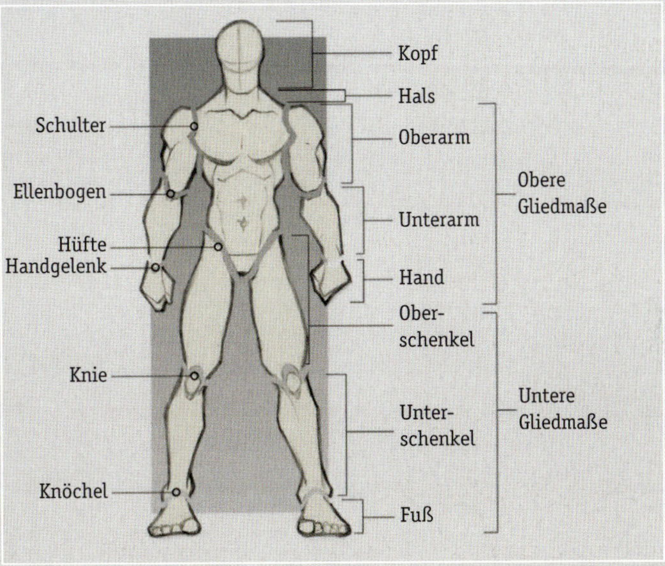

Der Begriff der Kraft

Es sind Kräfte, die einen Körper verformen, ihn bewegen und seine Bewegung verändern können. Kraft ist eine vektorielle Größe, d.h. sie kann durch einen Vektor dargestellt werden, gekennzeichnet durch:

- Angriffspunkt;
- Richtung;
- Intensität.

Die Schwerkraft

Die Schwerkraft ist die von der Erde auf jeglichen Körper auf ihrer Oberfläche ausgeübte Anziehungskraft. Kraft wird auch als »Körpergewicht« bezeichnet (nicht zu verwechseln mit der »Körpermasse«). Stützt sich der Körper auf dem Boden ab, wirkt dieser der Schwerkraft entgegen, und der Körper wird als im Gleichgewicht betrachtet. Stützt sich der Körper nicht mehr auf dem Boden ab (ist also in der Luft), übt die Schwerkraft auf ihn eine Kraft aus, die ihn auf den Boden zurückholen will (Newton'sches Gravitationsgesetz).

Der Schwerpunkt

Der menschliche Körper ist ein Ganzes, bestehend aus unendlich kleinen Teilchen. Jedes dieser Teilchen besitzt Masse und Gewicht, alle unterliegen dem Gesetz der Schwerkraft. Addiert man sie, erhält man das Körpergewicht.
Zur Vereinfachung betrachten wir das Gesamtgewicht auf einen einzigen Punkt im »Zentrum« des Körpers konzentriert. Dies ist der Schwerpunkt, abgekürzt »SP«.
Seine mathematische Definition lautet: »Der Schwerpunkt ist das Baryzentrum, die gewichtete Masse aller Körperpunkte«.
Da sich der Schwerpunkt je nach Körperposition verändert, liegt er normalerweise in der Mitte des Segments, das Füße und Schultern verbindet (Nabel).

Das Gleichgewicht

Der Körper befindet sich im Gleichgewicht, wenn sich der Schwerpunkt lotrecht über der Standfläche befindet. Das ist insbesondere bei allen statischen Figuren der Fall, bei denen der Sportler den Körper in einer festen und stabilen Position halten muss (dynamisches Gleichgewicht).

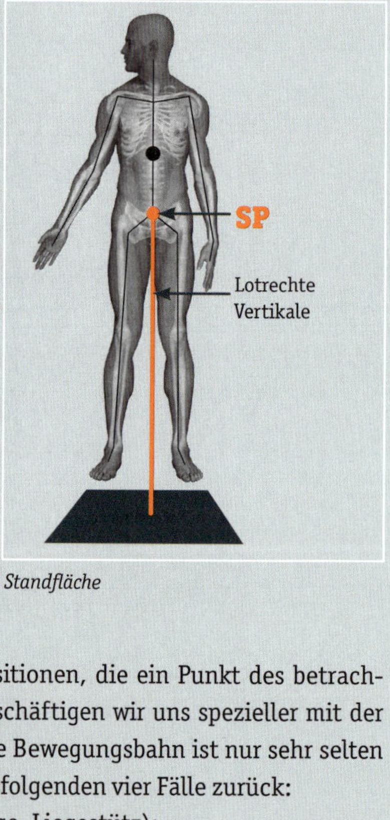

Standfläche

Der Begriff der Bewegungsbahn

Die Bewegungsbahn ist die Gesamtheit der Positionen, die ein Punkt des betrachteten Objekts nacheinander einnimmt. Hier beschäftigen wir uns spezieller mit der Bewegungsbahn des Körperschwerpunkts. Diese Bewegungsbahn ist nur sehr selten zufallsbedingt, sondern geht eher auf einen der folgenden vier Fälle zurück:

- Lineare oder Translationsbewegung (Klimmzüge, Liegestütz);
- Pendelbewegung (Wiegeschritt um eine Achse);
- Parabelförmige Bewegung (Lockerungsübungen, Sprünge).

Kinetische und potenzielle Energie

Von kinetischer Energie (oder: Bewegungsenergie) spricht man, sobald der Körper in Bewegung ist. Ziel ist es, ein Maximum an kinetischer Energie zu speichern, um sie anschließend zur Steigerung der Bewegungshöhe oder der Drehbewegung einsetzen zu können. Von potenzieller Energie spricht man, sobald sich der Körper auf einer besonderen Höhe befindet.

$E_{kin} = \frac{1}{2} m \times v^2$ (m: Körpermasse/v: Geschwindigkeit).

$E_{pot} = m \times g \times h$ (g: Beschleunigung der Schwerkraft/h: Höhe).

Kraft-/Drehmoment

Zur Unterscheidung der Kräfte, die bei linearen und bei zirkulierenden Bewegungen wirken, nennen Physiker den Rotationseffekt, der mit einer Kraftanwendung auf einen Körper verbunden ist, Kraft- oder Drehmoment (lat. *momentum* = Bewegungskraft). Dieser Begriff berücksichtigt zwei Faktoren: die Kraft, die für die Bewegung verantwortlich ist, und die Entfernung, aus der diese Kraft im Verhältnis zur Drehachse, um die die Drehbewegung erfolgt, ausgeübt wird (Radius). Die Prinzipien des Kraftmoments werden genutzt, um eine Bewegung einzuleiten oder sich im Gleichgewicht zu halten. Hält man sich beispielsweise auf einem Fuß stehend im Gleichgewicht oder befindet sich im Handstand, ist das Aufrechterhalten dieser Stellung nur möglich, wenn die Projektion des Schwerpunkts auf den Boden (Gravitationslinie) auf die Standfläche trifft, d.h. auf die Fläche, die durch die Standpunkte auf dem Boden definiert ist. Verlässt die Gravitationslinie dieses Polygon, fallen wir, denn wir geben der Schwerkraft Gelegenheit, eine Drehkraft um das Sprunggelenk (oder im Handstand um das Handgelenk) auszuüben. Um im Gleichgewicht zu bleiben, muss man folglich dafür sorgen, dass der Hebel für die Schwerkraft möglichst kurz ist.

$M = r \times F$ (r: Radius/Entfernung zur Rotationsachse, F: Kraft/).

Trägheitsmoment (I)

Nehmen wir nun den Begriff des Kraftmoments, um ein anderes Phänomen zu erklären: nämlich die Schwierigkeit, auf die man stößt, wenn man ein Objekt um eine Achse zum Drehen bringen will. Unsere tägliche Erfahrung lehrt uns, dass die Schwierigkeit, ein Objekt zu bewegen proportional zu seiner Masse ist: Je schwerer ein Objekt ist, desto schwieriger ist es, dieses in Bewegung zu setzen oder anzuhalten.
Für die Rotation gilt das Gleiche, nur kommt hier noch ein wichtiger Parameter dazu: die Entfernung der Masse (oder ihres Schwerpunkts) von der Rotationsachse. Je näher die Masse des Objekts an der Rotationsachse liegt, desto leichter ist es, dieses Objekt zum Drehen zu bringen oder anzuhalten. Auch das Gegenteil trifft zu. Dieses Phänomen wird mit dem Begriff »Trägheitsmoment« bezeichnet. Das Trägheitsmoment entspricht dem Produkt der Körpermasse mal dem Rotationsradius zum Quadrat ($m \times r^2$). Der Radius wirkt sich also sehr viel stärker aus als die Masse selbst.
Bei einer transversalen Rotation (Typ Salto) wird der Radius umso kürzer, je enger die Segmentmassen um die Rotationsachse gebündelt werden. Daraus ergibt sich eine Verringerung des Trägheitsmoments des Körpers – er lässt sich recht einfach drehen. Die Verteilung der Segmentmassen um die Rotationsachse spielt eine sehr wichtige Rolle bei der Kontrolle der Rotationen, da sie es ermöglicht, das Trägheitsmoment des Körpers zu verändern und dadurch die Rotation zu erleichtern oder zu reduzieren.

$$I = m \times r^2$$ (m : Masse, r: Radius/Entfernung zur Rotationsachse).

Drehimpuls (L)

Die Entstehung einer Rotation ist immer mit der Anwendung einer Kraft auf den Körper verbunden. Die Intensität dieser Kraft und wie weit sie vom Mittelpunkt abweicht, bestimmen das Ausmaß der Drehung des Körpers und die Anzahl der Rotationen. Diese Menge wird »Drehimpuls« oder „Schwung« genannt. Die Anzahl an Rotationen, die man erzeugen kann, ist abhängig von der Gesamtmasse des Körpers (m), seiner Rotationsgeschwindigkeit oder Winkelgeschwindigkeit (W) und der Verteilung der Masse im Verhältnis zur Rotationsachse (r).

$$L = I \times W$$

Drehimpulsübertragung

Die Rotation eines Körperteils kann durch Blockierung des entsprechenden Körpersegments übertragen werden. Die Übung »Planche« mit Einbeziehung der Hauptgelenke (Schulter- und Beckengürtel) überträgt den Impuls in andere Körperteile.

Die körperlichen Qualitäten

- Ausdauer ist die »Fähigkeit, eine Aktivität auszuführen, ohne dass die Leistung abnimmt« (Vladimir M. Zatsiorsky, Professor für Kinesiologie an der Pennsylvania State University).
- Widerstand ist die Fähigkeit, bei einer körperlichen Tätigkeit maximaler Intensität bis zur Ermüdung zu gehen und trotz der Ermüdung durchzuhalten.
- Kraft ist die motorische Fähigkeit, die es dem Menschen erlaubt, einen Widerstand zu überwinden oder ihm durch eine intensive Muskelanstrengung entgegenzutreten.
- Stärke ist eine Arbeit maximaler Intensität, bei der sich Kraft und Geschwindigkeit für sehr kurze Dauer verbinden. Dabei handelt es sich um die Fähigkeit des neuromuskulären Systems, Widerstände mit der schnellstmöglichen Kontraktionsgeschwindigkeit zu überwinden.
- Geschwindigkeit ist die Fähigkeit, eine Bewegung in einem Minimum an Zeit auszuführen.
- Koordination wird durch den Prozess der Bewegungskontrolle und Bewegungsregulierung bestimmt. »Sie ermöglicht es, motorische Aktionen präzise und ökonomisch zu beherrschen und sportliche Bewegungen schneller zu erlernen«, so der deutsche Sportwissenschaftler Jürgen Weineck.
- Wendigkeit ist die Geschicklichkeit, mit der wir unsere Körperposition verändern können. Sie verlangt die Kombination von Gleichgewicht, Reflexen und Kraft.
- Gelenkigkeit ist die Eigenschaft, die es erlaubt, eine Bewegung mit maximalem Umfang auszuführen.
- Gleichgewicht ist der Zustand, in dem die Summe der Kräfte und der Drehmomente jedes Systemteilchens gleich null ist und eine Haltung beibehalten werden kann.
- Präzision ist die Fähigkeit, die räumlichen, zeitlichen und dynamischen Merkmale einer Bewegung zu kontrollieren.

Die verschiedenen Formen von Muskelkontraktionen

- Konzentrisch: Der Muskel kontrahiert und verkürzt sich, um die Körpersegmente zusammenzubringen.
- Exzentrisch: Der Muskel kontrahiert und verlängert sich gleichzeitig, mit dem Ziel, der Annäherung der Segmente Widerstand entgegenzusetzen.
- Isometrisch: Der Muskel kontrahiert sich, um eine statische Position der Segmente aufrechtzuerhalten.
- Plyometrisch: Auf die Muskelverlängerung folgt eine Muskelverkürzung, auf eine exzentrische Kontraktion folgt sofort eine konzentrische Kontraktion. Dadurch wird es möglich, eine kraftvolle Bewegung in einer sehr kurzen Zeitspanne auszuführen (plyometrische Theorie).

Die hauptsächlich beanspruchten Muskeln

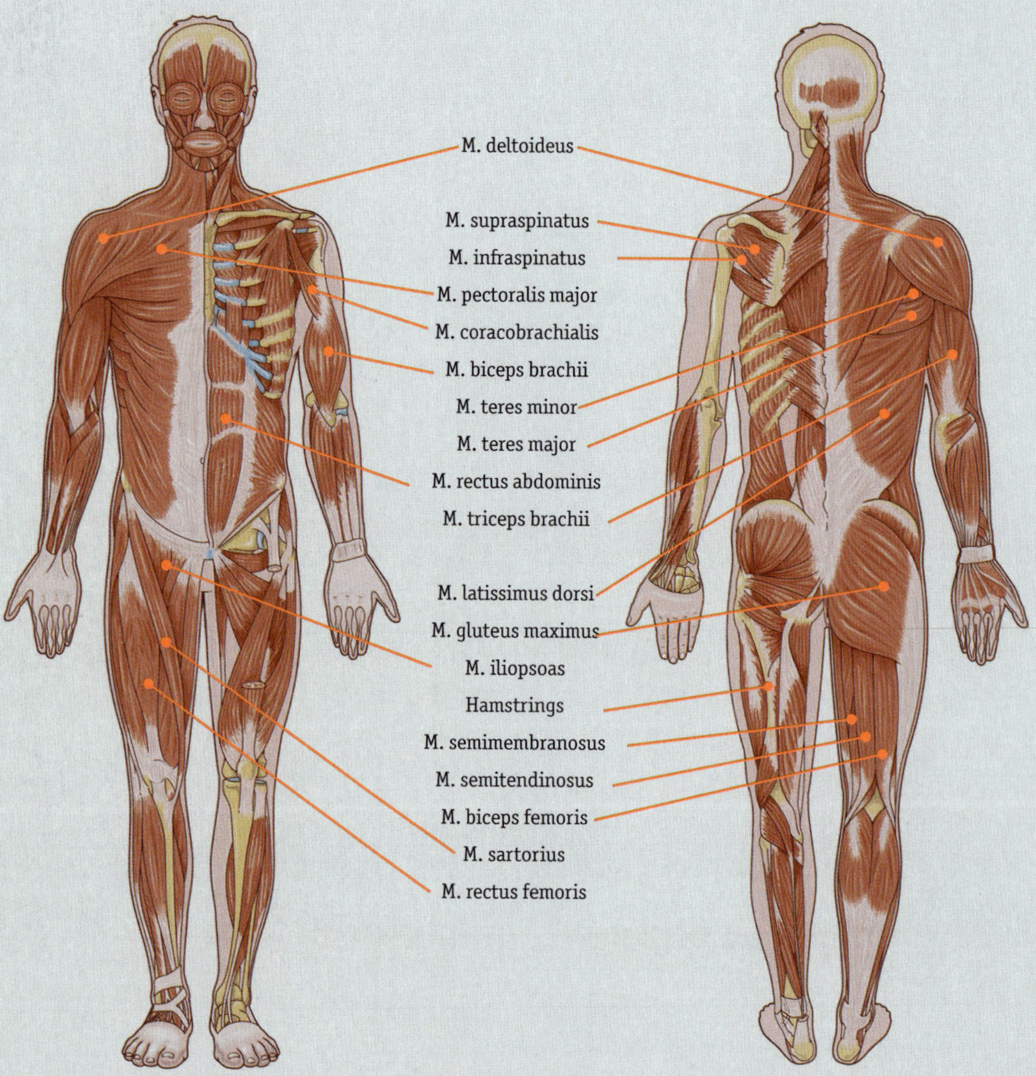

Glossar der wichtigsten mechanischen Aktionen

Abduktion: Seitliches Armheben. Hauptsächlich beanspruchte Muskeln: M. deltoideus und M. supraspinatus, zusätzlich M. infraspinatus und Caput longum des M. biceps brachii.

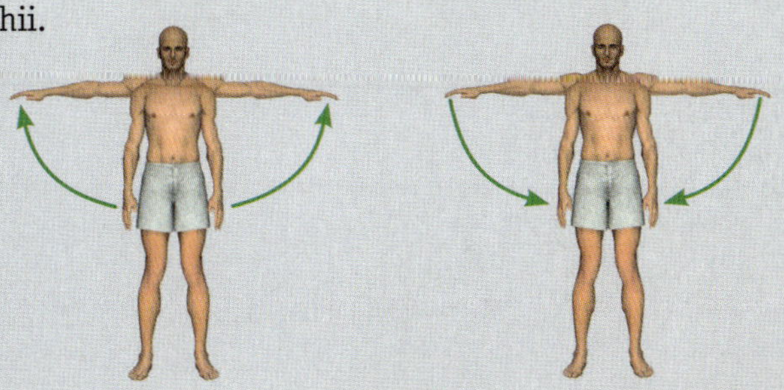

Abduktion *Adduktion*

Adduktion: Annäherung des Arms an die Körperachse. Hauptsächlich beanspruchte Muskeln: M. latissimus dorsi, M. pectoralis major und M. teres major; zusätzlich M. teres minor, Caput breve des M. biceps brachii und der M. coracobrachialis

Propulsion: Anheben der Arme vor dem Körper mit Gewicht. Hauptsächlich beanspruchte Muskeln: M. deltoideus anterior, M. coracobrachialis, M. pectoralis major (obere Muskelbündel); zusätzlich M. biceps brachii und M. infraspinatus.

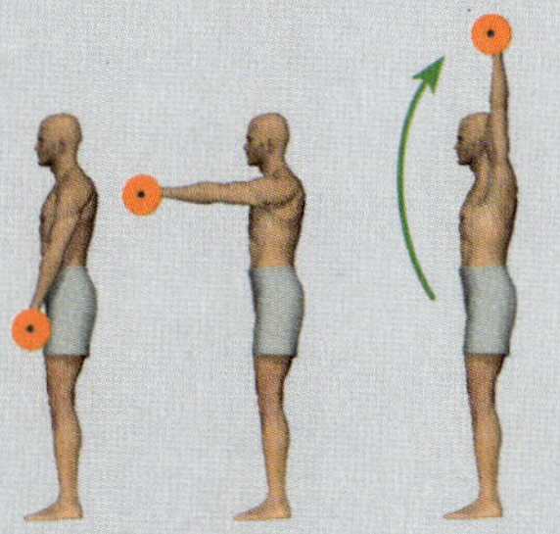

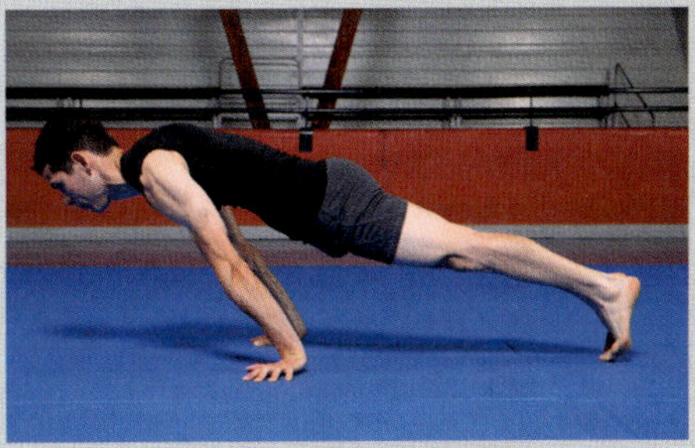

Front Plank (statischer Widerstand bei Antepulsion)

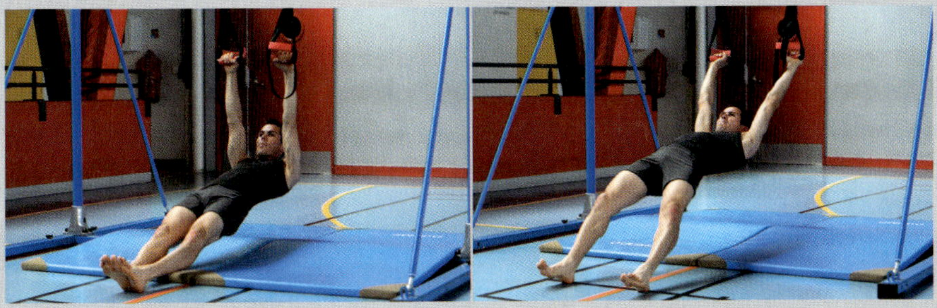

Bewegung mit dynamischem Schlingentrainer (Hebebewegung nach vorne und oben)

Retropulsion: Senken der Arme nach unten und hinten mit Gewicht. Hauptsächlich beanspruchte Muskeln: M. deltoideus posterior, M. latissimus dorsi, M. teres major, M. pectoralis major (untere Muskelbündel).

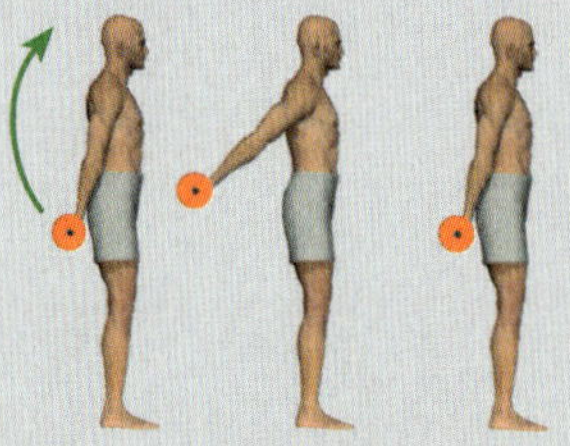

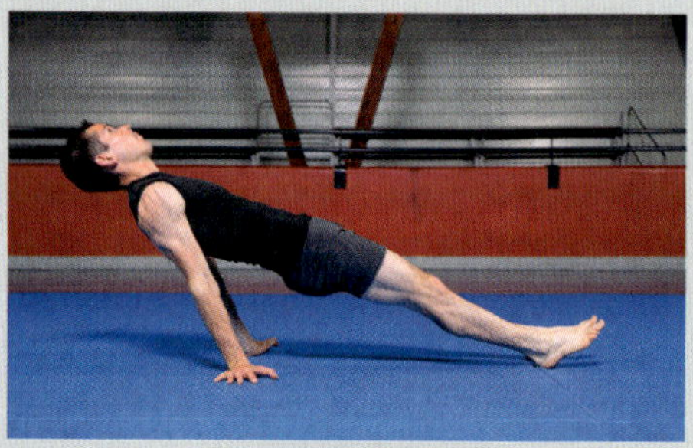

Back Plank (statischer Widerstand bei Retropulsion)

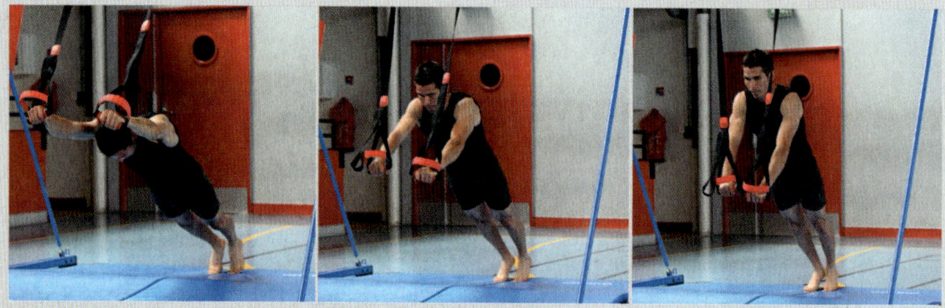

Bewegung mit Schlingentrainer (»Pull-over«-Bewegung oder Schließen von Armen-Rumpf)

Repulsion: Anheben des Körpers aus der Position mit gebeugten Armen in die Position mit gestreckten Armen. Hauptsächlich beanspruchte Muskeln: M. pectoralis major, M. triceps

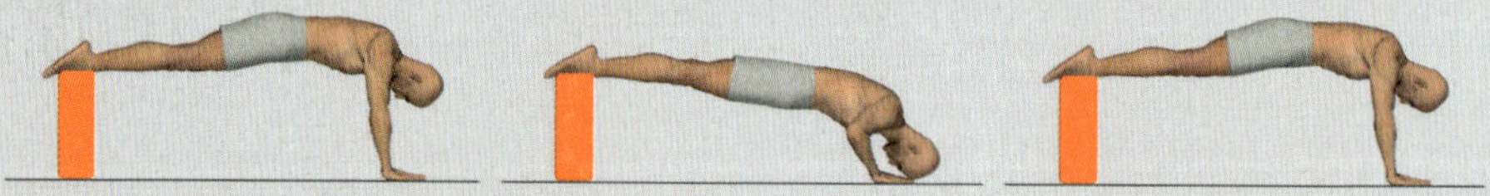

Schließen: Beine-Rumpf-Beugung. Hauptsächlich beanspruchte Muskeln: M. rectus abdominis, M. iliopsoas

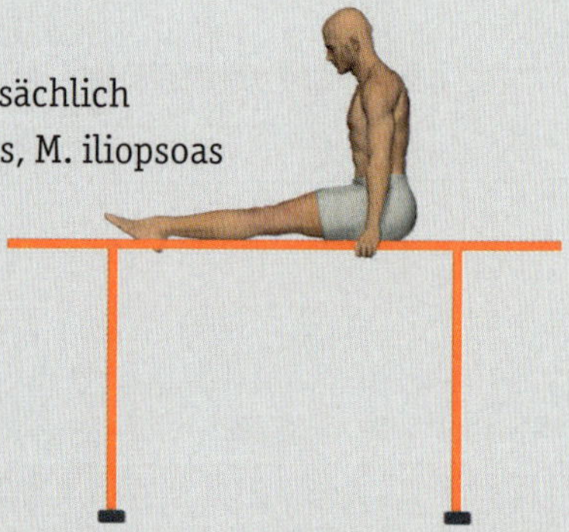

Öffnen: Hüftextension mit Öffnung von Beinen-Rumpf. Hauptsächlich beanspruchte Muskeln: M. gluteus maximus, Hamstrings (M. semitendinosus, M. semimembranosus und M. biceps femoris).

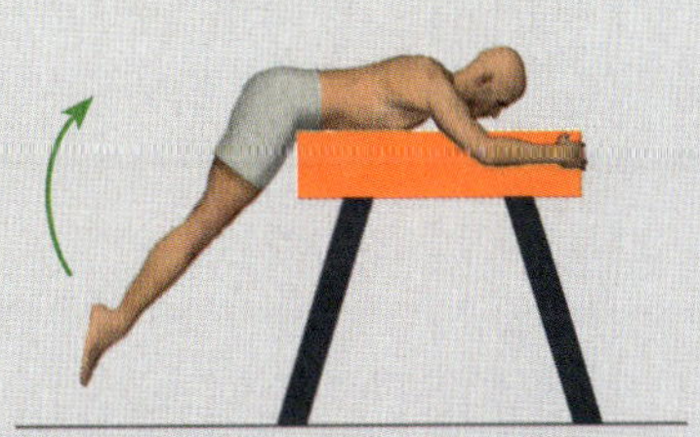

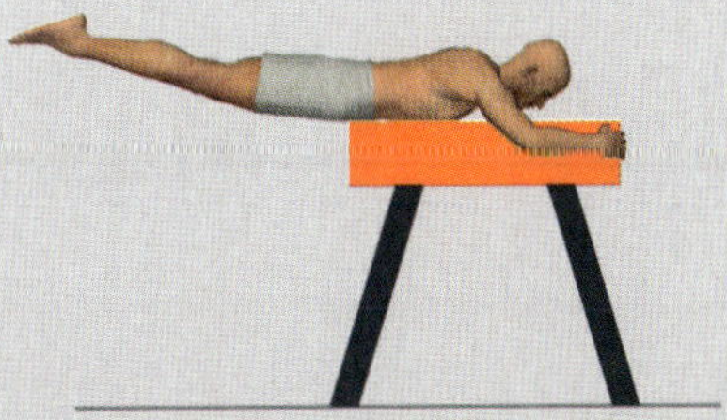

Übung Planche: Positionierung und Spannkraft des Körpers, für eine effiziente Bewegung und Kraftübertragung unverzichtbar.

Pronation (Einwärtsdrehung): *Liegen die Arme am Körper, werden die Handflächen nach hinten gedreht. Bei über den Kopf erhobenen Armen werden die Handflächen nach vorne gedreht*

Supination (Auswärtsdrehung): *Liegen die Arme am Körper, werden die Handflächen nach vorne gedreht. Bei über den Kopf erhobenen Armen werden die Handflächen nach hinten gedreht.*

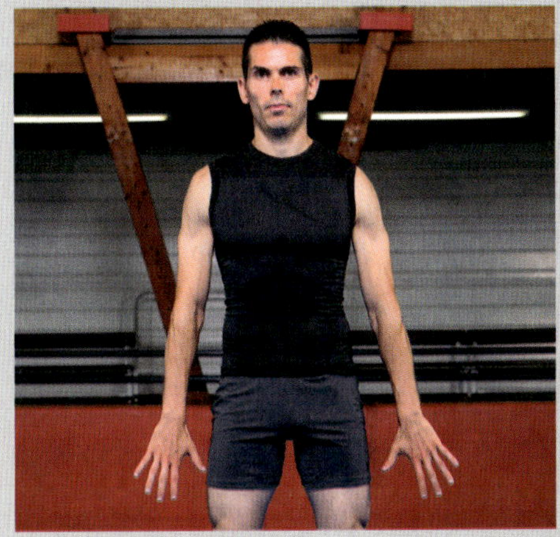

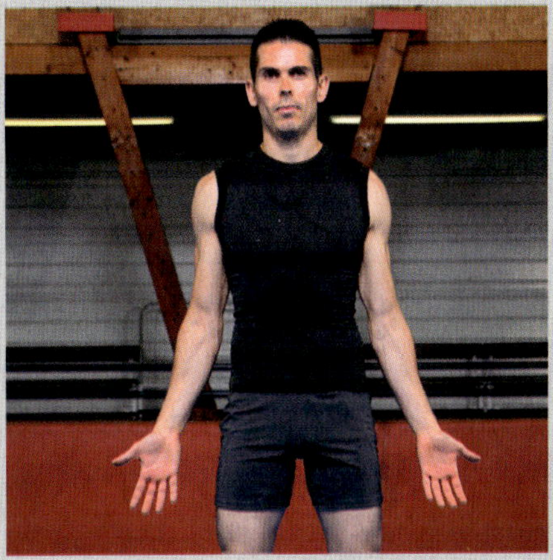

NEUROPHYSIOLOGIE

Isometrische Kraft

Die isometrische Kontraktion entspricht einer Muskelkontraktion, ohne dass dadurch eine Bewegung ausgelöst wird. Der Muskel kontrahiert sich, ohne seine Länge zu verändern, und die Person hält dagegen, ohne sich zu bewegen. Gelegentlich wird hierfür synonym der Begriff »statisch« verwendet. Die Arbeitsphysiologen Theodor Hettinger und Erich A. Muller waren die ersten, die diese Art des Trainings im Jahr 1953 erforschten.

Im Gegensatz zu den dynamischen Bewegungen gehört zu einer isometrischen Kontraktion die Fixierung eines Gelenks in einem bestimmten Winkel. Die isometrische Kontraktion ist auch mit der Entwicklung einer maximalen Kraft verbunden. Je größer die Belastung, desto unwichtiger ist die Anzahl der Wiederholungen. Bei maximaler Belastung ist die Kontraktion so groß, dass man sie nicht erträgt, aber nicht groß genug, um eine Bewegung zu erzeugen. Der Haupttrumpf bei dieser Art von Training ist die Kraftzunahme – und zwar in allen motorischen Einheiten.

Der Muskel kann so tatsächlich stärker gefordert werden als bei einer Bewegung: Die maximale Kraft lässt sich durch isometrisches Training eher steigern als durch ein dynamisches Training; Forschungen ergaben eine Kraftzunahme von 35 Prozent durch isometrisches Training; beobachtet wurde zudem eine Zunahme der Muskelgröße um fünf Prozent, die mit der Kraftzunahme nicht in Zusammenhang stand.

Eine isometrische Kontraktion ist für das Muskelwachstum aus zwei Gründen besonders nutzbringend:

- zum einen aktiviert sie rasch die größten motorischen Einheiten, da es sich um eine willkürliche maximale Kontraktion handelt;
- zum anderen erhöht die Isometrie die Aktivierung der Neuronen zwischen dem motorischen Kortex im Gehirn und dem Arbeitsmuskel.

Wenn Sie eine komplette Bewegung wiederholen, ist die Spannung im Arbeitsmuskel wegen der biomechanischen Veränderungen durch die Bewegung variabel. Wenn Sie bisher mit der Isometrie wenig Erfolg hatten, liegt es wahrscheinlich daran, dass Sie bereits müde waren, als Sie sie ausgeführt haben – etwa am Ende einer Trainingseinheit, dem am wenigsten wirksamen Zeitpunkt für isometrische Übungen!

Um mit isometrischen Übungen das höchste Wachstum auszulösen, ist es wichtig, sie dann auszuführen, wenn Ihr »Neuronenleser« und die größten motorischen Einheiten hellwach sind. Üben Sie also am besten einige Stunden nach einer Trainingseinheit oder an einem Tag, an dem Sie kein Street Workout machen, für jede Muskelgruppe 5 bis 10 Serien maximaler isometrischer Kontraktionen von jeweils 10 bis 20 Sekunden (länger könnten Sie sie nicht halten). Diese Trainingsweise ist ideal, wenn Sie Ihre Leistungen bei Haltefiguren trainieren und verbessern wollen.

Schnellkraft (Explosivkraft)

Leistung, ausgedrückt in Watt, ist das Produkt von Kraft und Geschwindigkeit. Schnellkraft wird definiert als die »Fähigkeit, die größte Beschleunigung bei sich selbst oder einem Gerät zu erzeugen«. Das Training der Schnellkraft erlaubt verschiedene Anpassungen:

- Reorganisation der Muster der Muskelaktivierung (Strategie der wirksamsten Kontraktion);
- Optimierte Nervenleitung;
- Verbesserte Erregbarkeit des Motoneurons (Neuron, das den Muskel steuert);
- selektive Aktivierung der Muskelfasern;
- Vergrößerung der motorischen Faser.

Dieses Training verlangt eine perfekte Ausführung der Bewegung in Höchstgeschwindigkeit. Daher sollte man während der Lernphase nicht anstreben, zu viele Wiederholungen auszuführen. Am Ende einer langen Übungsserie verschlechtert sich die Bewegung in der Regel automatisch.

»Das Training der Schnellkraft erfordert die Aktivierung der spezialisierten schnellen Muskelfasern, die man durch ein qualitativ gutes Training zu aktivieren verstehen muss.« Die Schnellkraft gehört zum qualitativen Training. Diese Qualität muss gemeinsam mit der Geschwindigkeit gepflegt werden. Ein Ausdauer-Schnellkrafttraining könnte ein Widerspruch in sich sein. Bedenken Sie, dass die Schnellkraft immer ein kurzer Vorgang ist.« (Reiss et Prévost, *La bible de la préparation physique*, 2013.)

Um speziell an dieser körperlichen Qualität zu arbeiten, können Sie die folgenden Methoden bei bestimmten Übungen anwenden, die vorgestellt werden:

- Bulgarian Bag oder verschiedene Gewichte:

$$(3 \times 80\,\% \rightarrow 5 \times 30\,\%\ \text{Schnellkraft}) \times 3$$

Erholungszeit : 3 Min.

- Reine Schnellkraft:

$$(1 \times 30\,\% \times 5) \times 3$$

Erholung zwischen den Wiederholungen: 10 Sek./
Erholung zwischen den Sätzen: 3 Min.

- Abnehmender Kraftaufwand

$$(5 \times 60\,\%/5 \times 40\,\%/5 \times 20\,\%) \times 3$$

Erholungszeit : 2 Min.

Berechnungshilfe für Ihre Trainingsbelastungen entsprechend dem Körpergewicht (KG):
> je nach Körpergewicht: Benützen Sie einen Gürtel mit Schlinge oder eine Gewichtsweste, um den ausreichenden Prozentsatz zu erreichen.
< je nach Körpergewicht: Benützen Sie eine Trainingsbank mit regulierbaren Gewichten oder elastischen Schlingen, um den ausreichenden Prozentsatz zu erreichen.

Ich mache .... bei meinem KG	0–3 MW	4–7 MW	8–13 MW	14–19 MW	20–30 MW	30–40 MW	+ 40 MW
20 %	– 35 kg	– 30 kg	– 25 kg	– 15 kg	– 10 kg	– 5 kg	KG
30 %	– 30 kg	– 25 kg	– 20 kg	– 10 kg	– 5 kg	KG	KG
40 %	– 25 kg	– 20 kg	– 15 kg	– 5 kg	KG	KG	+ 5 kg
50 %	– 20 kg	– 15 kg	– 10 kg	KG	KG	+ 5 kg	+ 10 kg
60 %	– 15 kg	– 10 kg	– 5 kg	KG	+ 5 kg	+ 10 kg	+ 15 kg
70 %	– 10 kg	– 5 kg	KG	+ 5 kg	+ 10 kg	+ 15 kg	+ 20 kg
80 %	– 5 kg	KG	KG	+ 10 kg	+ 15 kg	+ 20 kg	+ 25 kg
90 %	KG	KG	+ 5 kg	+ 15 kg	+ 20 kg	+ 25 kg	+ 30 kg
100 %	KG	+ 5 kg	+ 10 kg	+ 20 kg	+ 25 kg	+ 30 kg	+ 35 kg

MW : maximale Wiederholungen

KG: Körpergewicht

KÖRPERLICHE GRUNDLAGEN, UM IN ALLER SICHERHEIT ZU BEGINNEN

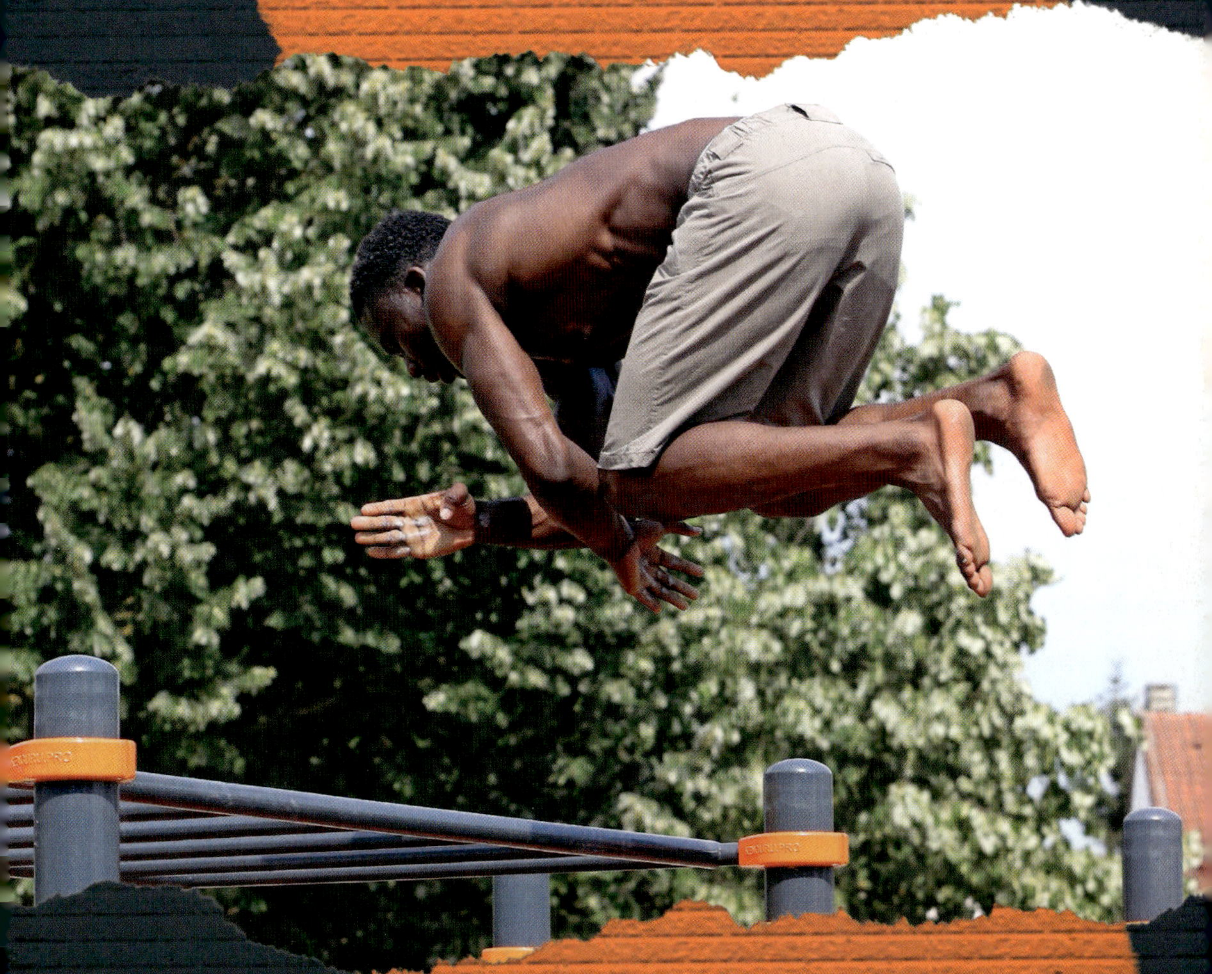

AUFWÄRMEN

Das Aufwärmen regt die wichtigen Organfunktionen im menschlichen Körper an, um die Systeme in ihren besten Arbeitszustand zu bringen (hauptsächlich das Nervensystem, das Herz-Kreislaufsystem und das Atmungssystem).

Das Aufwärmen setzt sich aus verschiedenen Übungen zusammen und erlaubt es dem Körper, aus dem Ruhe- in den Arbeitsmodus zu schalten – und zwar unter optimalen Bedingungen und ohne Risiko.

Unter »Aufwärmen« versteht man alle Maßnahmen, die es erlauben, eine optimale psychische und motorische Vorbereitung vor dem Training oder einem Wettkampf zu erreichen. Zudem spielt das Aufwärmen eine wichtige Rolle in der Prävention von Verletzungen.

Das allgemeine Aufwärmen dauert zwischen 15 und 30 Minuten (je nach Kursdauer, Wetter ...).

Es umfasst:
- Herz-Kreislauf- und Atmungsaktivierung (kurzes Joggen, verschiedene Bewegungen);
- Aufwärmen der Gelenke durch Bewegungen von oben nach unten, seitlich und Rotation in alle möglichen Gelenkrichtungen (Hals, Schulter, Ellenbogen, Handgelenke, Becken, Knie, Knöchel);
- Aufwärmen der Muskeln durch Sätze mit Muskelkontraktion (große Muskelketten: Schultern, Rücken, Bauchmuskeln, Oberschenkel, Beine);
- Muskelstreckungen durch Sätze. Eine wirksame Streckung soll zwischen 7 und 10 Sekunden dauern. Die Streckung kann passiv sein (d.h. sie wird statisch ausgeführt und sollte zu Beginn des Aufwärmens vermieden werden), aktiv-passiv (7 Sekunden statische Kontraktionen – nicht gestreckter Muskel, gefolgt von 3 Sekunden Lockerung, dann 7 Sekunden passive Streckung), oder aktiv-dynamisch (7 Sekunden statische Kontraktionen in gestreckter Position, gefolgt von 7 Sekunden dynamischen Kontraktionen).

Das spezielle Aufwärmen dauert zwischen 10 und 15 Minuten. Es bereitet auf das folgende spezifische Training vor. Der Hauptfokus liegt auf den Muskelaktivitäten, dem Kraftaufwand und den Streckungen, die bei den jeweiligen Figuren ins Spiel kommen.

VORSTELLUNG DER FIGUREN

Die Figuren sind ihrem jeweiligen Niveau entsprechend in vier Kategorien geordnet (N1–N4), je nach körperlichen und technischen Anforderungen. Jede Figur wird wie folgt beschrieben:

- Name
- Definition: Sie erklärt anhand präziser Fachbegriffe, was man sieht.
- Voraussetzungen: Mindestmaß an Fertigkeiten, um für das Erlernen der Figur gerüstet zu sein.
- Bild: Visuelle Unterstützung, um sich die Figur besser vorstellen zu können.
- Beschreibung: Schriftliche Erklärung der Figur mit präzisen Fachbegriffen.
- Praxistipp: Einige Kernpunkte, um die Figur erfolgreicher auszuführen.
- Vorbereitungsübungen/Tutorials: Um an der Technik zu arbeiten oder die wichtigsten Muskelaktionen zu vertiefen.
- Eventuelle Varianten

VORBEREITENDE ÜBUNGEN

Es handelt sich um Tutorials oder »Übungsroutinen«, bei denen Fortschritte erreicht und einzelne Figuren gezielt erarbeitet werden können. Um das Erlernen zu fördern, können die vorgestellten Übungen durch Veränderungen an drei Parametern mehr oder weniger erleichtert werden:

- Verringerung der Gesamtbelastung (leichteres Gummiband oder Schlingentrainer);
- Stabilisierung des Gleichgewichts;
- Verringerung des Hebelarms.

Jede Übung wird durch ein oder mehrere Fotos illustriert, gefolgt von einer Beschreibung. Eine progressive Tabelle, deren dritte Spalte die schwierigste Übungsserie angibt, präzisiert dann noch, wie die Übung ausgeführt wird.

Beispiel: Statische Übung (ohne Bewegung) mit 3–5 Sätzen à 5–15 Sekunden

Sätze	3	4	5
Übungszeit	5 Sek.	10 Sek.	15 Sek.
Trainingsmodus	Statisch		

Beispiel: Dynamische Übung (Bewegung) mit 3–5 Sätzen und 5–15 Wiederholungen

Sätze	3	4	5
Wiederholungen	× 5	× 10	× 15
Trainingsmodus	Dynamisch		

Bei der Übung statischer Figuren die Bewegung langsam ausführen und die Kontraktion maximal kontrollieren.
Bei der Übung dynamischer Figuren die Betonung auf die Schnellkraft und die Kontraktionsgeschwindigkeit legen.

Beispiel: Statisch-dynamische Übung (Pause nach jeder Wiederholung) mit 3–5 Sätzen und 5–15 Wiederholungen, getrennt durch 2 Sekunden Pause.

Sätze	3	4	5
Wiederholungen	× 5	× 10	× 15
Trainingsmodus	Statisch-dynamisch (2 Sek.)		

Sie können von einer erfolgreichen Ausführung der Figur ausgehen, wenn Sie wenigstens drei der vorgeschlagenen Übungsmodalitäten beherrschen (drei gut ausgeführte Sätze und geringe Ermüdung). Nun können Sie versuchen, eine Figur des nächsthöheren Niveaus zu trainieren (aus derselben Kategorie = Planche, Gleichgewicht ...).

In der Regel umfasst eine Trainingssequenz 2–4 Figuren. Es ist wichtig, die Tutorials einer Figur mit denen anderer Figuren abzuwechseln, um nicht ein und dieselbe Muskelkette zu schnell zu ermüden (und eine frühzeitige Überlastung zu vermeiden). Die Gesamtdauer liegt bei einer bis eineinhalb Stunden (inklusive Aufwärmen).

DIE BASIS (NIVEAU 0)

Vor einem gründlichen Training ist es unerlässlich, sich eine solide Basis zu schaffen. Zum einen, um sicher zu sein, einen ausreichend widerstandsfähigen Körper zu haben (Gelenke, Sehnen ...), um den Figuren gewachsen zu sein und Verletzungen zu vermeiden. Zum anderen, um sich in dieser Sportart umfassend weiterzuentwickeln. Es ist enttäuschend, wenn man bei einer Figur feststellen muss, dass es einem an Kraft und Kondition fehlt, und man sieht, dass man auf ein Grundtraining zurückschalten muss, um diesen Mangel zu beheben. Schafft man sich von Anfang an eine solide Grundlage, werden rasche Fortschritte möglich, man wird nicht blockiert und muss nicht wieder von vorne anfangen.

Um diese Voraussetzungen zu schaffen, können mehrere Methoden und Programme angewendet werden. Es gibt zwar keine exakten Zahlen, aber die zu erbringenden Leistungen erfordern es, mindestens folgende Übungen in vollständigem Umfang ausführen zu können:

- 30 Sekunden im Tuck-Sit;
- 2 Minuten jede Variante der Planche;
- 30 Push-ups (Liegestützen);
- 20 Dips (Barrenstützen);
- 10 Pull-ups (Klimmzüge).

Um so weit zu kommen, brauchen Sie mehr oder weniger lange, je nach Ihrer Motivation und vor allem auch Ihrer sportlichen Vorgeschichte. Je disziplinierter Sie sind, desto schneller werden Sie die nötige Grundlage geschaffen haben und desto schneller können Sie folglich beginnen. Sie müssen mit drei bis zwölf Monaten rechnen, abhängig von Ihrem Ausgangsniveau. Diese Zeitspanne ist von Sportler zu Sportler sehr unterschiedlich, je nach seiner Erfahrung mit körperlichem Training. Die Bauchmuskeln und Muskeln des unteren Rückens müssen von Anfang an trainiert werden, damit es dort in der Folgezeit zu keinem Kraftmangel kommt. Diese Muskeln sind für die Kraftübertragung bei bestimmten dynamischen Figuren und auch für das Beibehalten bestimmter Gelenkwinkel bei statischen Figuren entscheidend.

Warten Sie vor allem ab, bis Sie diese Grundlagen erworben haben. Nur dann können Sie wirkliche Fortschritte machen und sich bei dieser Aktivität entfalten. Es bringt nichts, sich unter Zeitdruck zu setzen, zu früh zu beginnen und sich dabei im Endeffekt vielleicht sogar noch zu verletzen.

Statische Figuren

TUCK SIT

* **Definition:** L-Sit mit gebeugten Beinen, am Boden.
* **Beschreibung:** Mit einer isometrischen Anspannung die gebeugten Knie über dem Becken halten, abgestützt auf den Händen zu beiden Seiten der Oberschenkel.
* **Hauptsächlich beanspruchte Muskeln:** M. rectus abdominis, M. iliopsoas.

FRONT PLANK ODER ELLBOW FRONT PLANK

* **Definition:** Planche, Gesicht zum Boden.
* **Beschreibung:** Durch eine isometrische Anspannung werden Kopf-Rumpf-Beine vollständig in einer horizontalen Linie gehalten; dabei entweder mit gestreckten Armen auf den Händen abstützen oder mit gebeugten Ellenbogen auf den Unterarmen; das Gesicht schaut zum Boden.
* **Hauptsächlich beanspruchte Muskeln:** M. rectus abdominus, M. pectoralis major, M. rectus femoris, M. deltoideus (vorderer Anteil).

BACK PLANK ODER ELLBOW BACK PLANK

* **Definition:** Planche mit dem Rücken zum Boden.
* **Beschreibung:** Durch eine isometrische Anspannung werden Kopf-Rumpf-Beine vollständig in deiner horizontalen LInie gehalten; dabei entweder mit gestreckten Armen auf den Händen abstützen oder mit gebeugten Ellenbogen auf den Unterarmen; der Rücken zeigt zum Boden.
* **Hauptsächlich beanspruchte Muskeln:** Lendenmuskulatur, M. latissimus dorsi, Mm. glutei, Hamstrings, M. deltoideus (hinterer Anteil), M. triceps brachii.

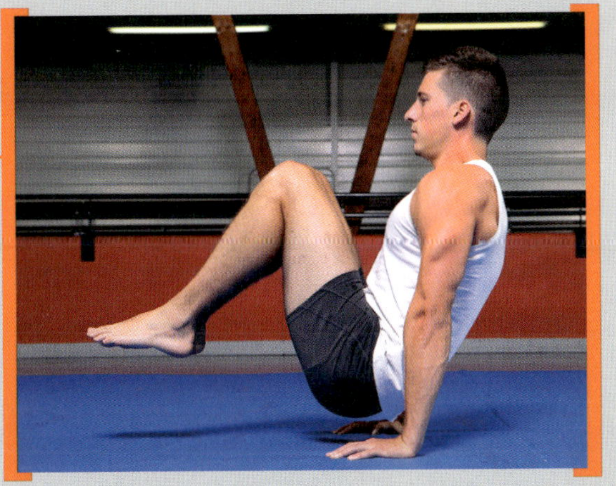

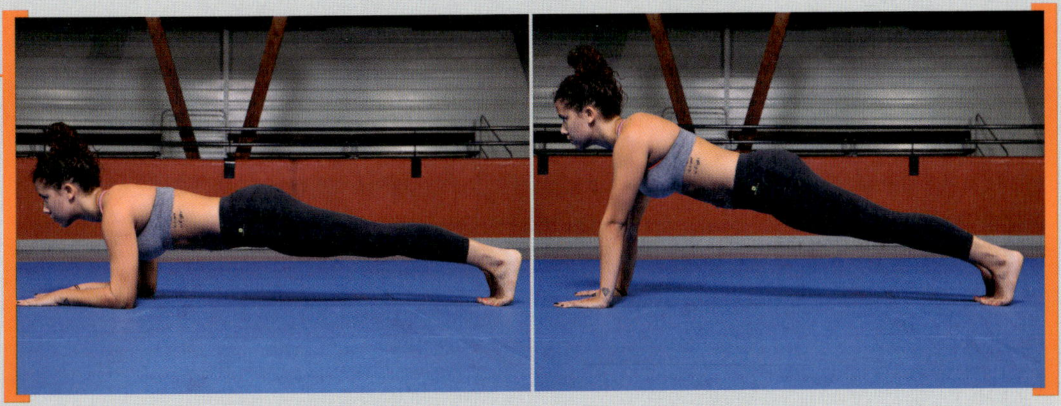

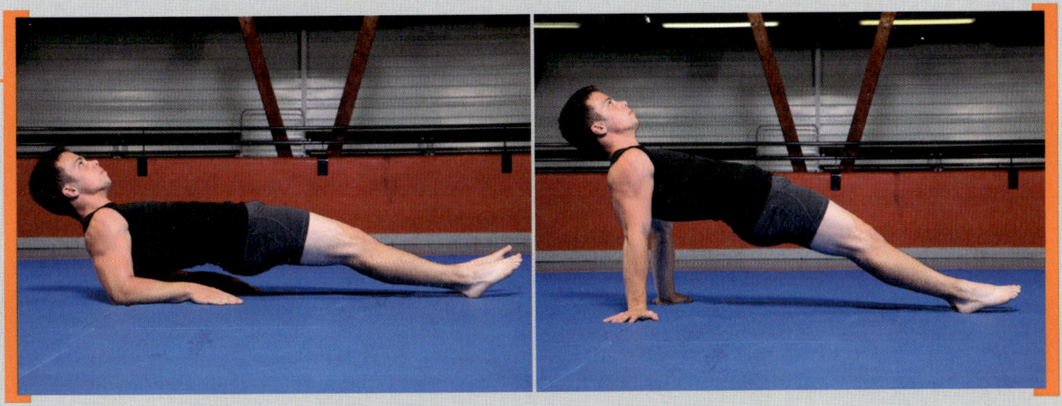

Dynamische Figuren

PUSH-UP (Liegestütz)

- **Definition:** Repulsion der Arme beim Front Plank mit Abstützung auf den Händen.
- **Beschreibung:** Flexion-Extension der Arme, Körper in Bretthaltung vollständig in einer Linie (Kopf-Rumpf-Beine) ausgerichtet, abgestützt auf den Händen, Arme angespannt, Bauch zum Boden.
- **Hauptsächlich beanspruchte Muskeln:** M. rectus abdominus, M. pectoralis major, M. rectus femoris (vorderer Anteil), M. deltoideus (vorderer Anteil), M. triceps brachii.

Varianten

Hände geschlossen
(diamond)

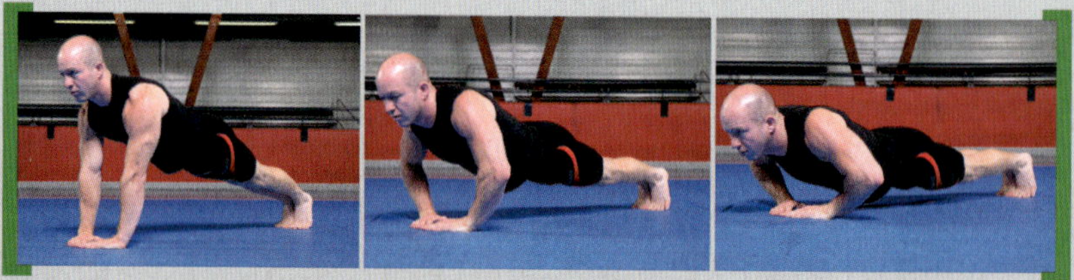

Hände weit auseinander
(wider grip)

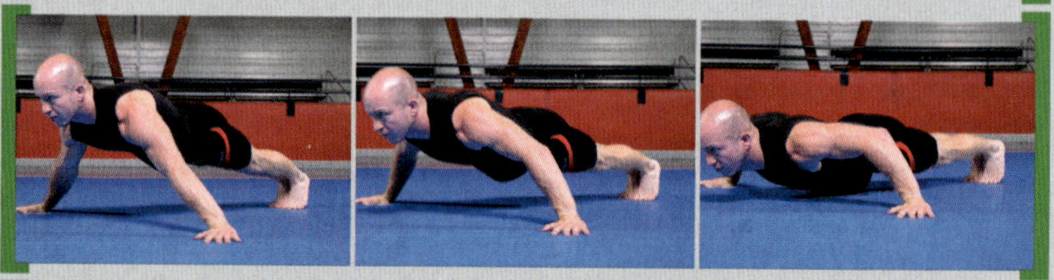

Hände versetzt
(spartiat push-up)

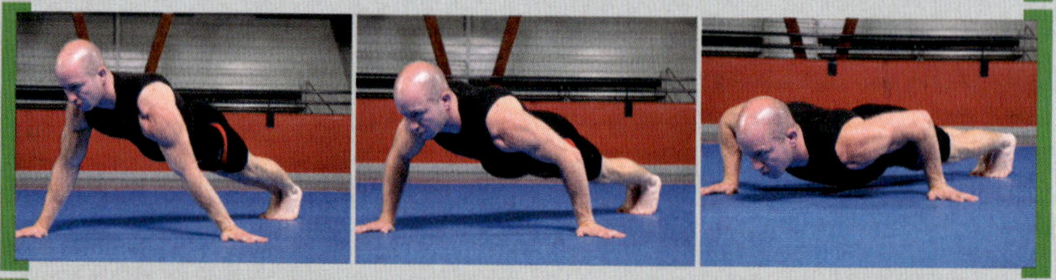

Mit In-die-Hände-Klatschen
(clapping push-up)

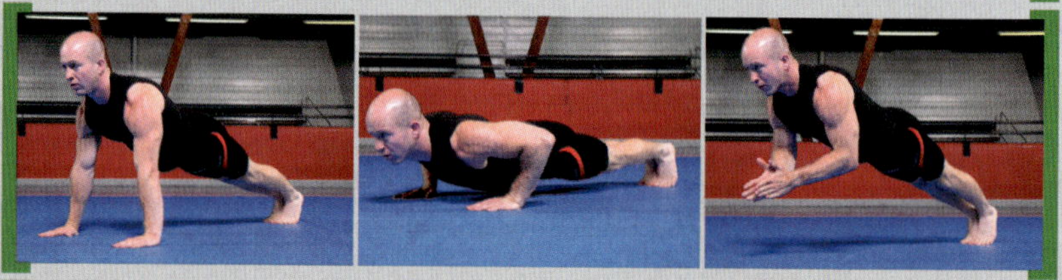

Scheibenwischer
(archer push-up)

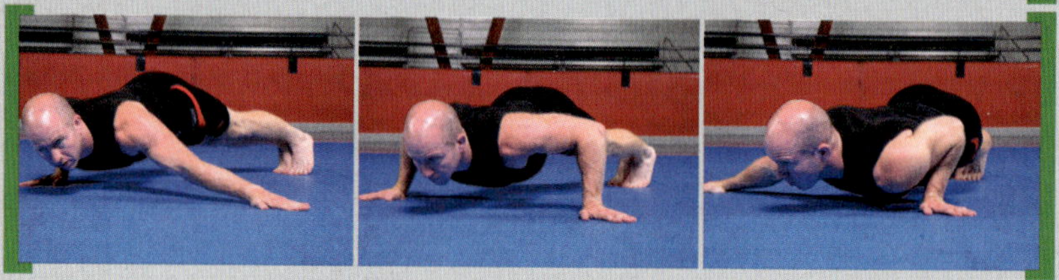

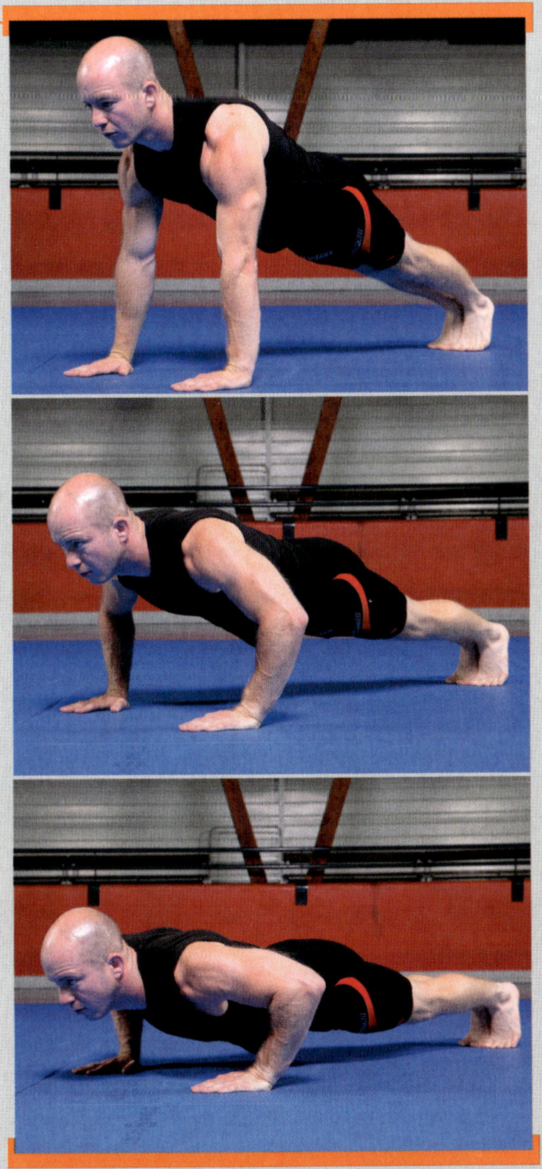

ÜBUNGSERLEICHTERUNGEN

Schräg *(incline push-up)*

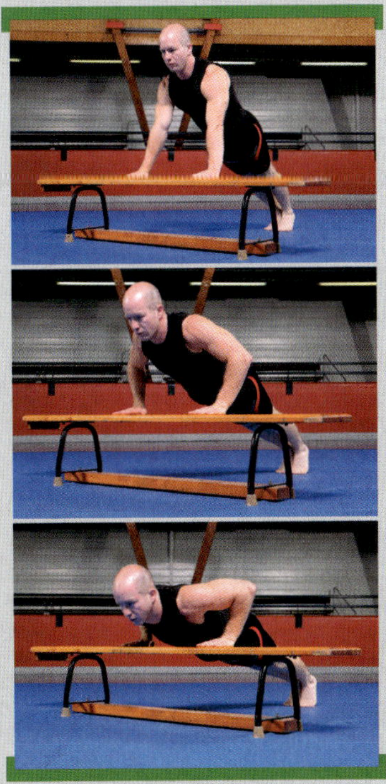

Auf den Knien *(knee push-up)*

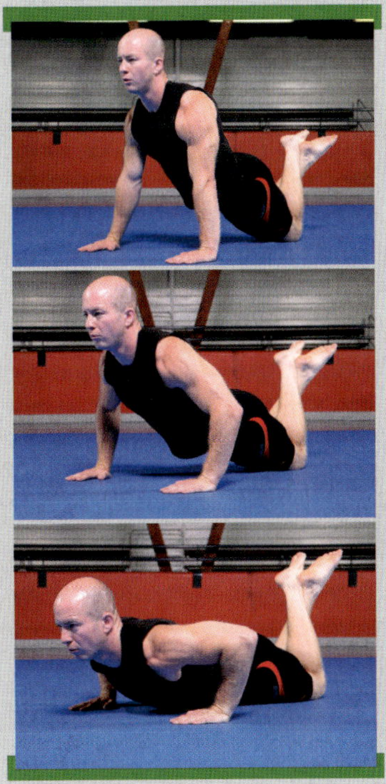

PULL-UP (Klimmzug) Hände in Einwärtsdrehung/Pronation) Hände in Auswärtsdrehung/Supination

- **Definition:** Hochziehen (Klimmzug) des Körpers mit den Armen.
- **Beschreibung:** Streckung und Beugung der Arme, der Körper hängt gerade an einer festen Stange, die Hände schulterbreit in Pronation oder Supination, um das Kinn über die Stange zu heben. Anschließend mit gestreckten Armen zurückkommen.
- **Hauptsächlich beanspruchte Muskeln:** M. latissimus dorsi, M. biceps brachii, M. brachialis (vorderer Anteil), M. teres major, M. supinator.

Varianten

Enge Handhaltung in Pronation

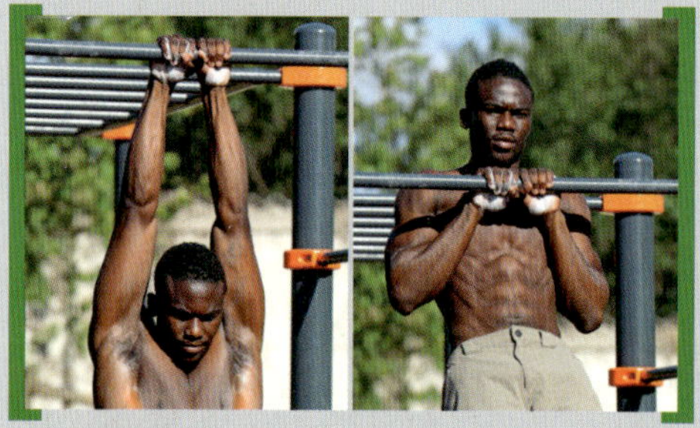

Enge Handhaltung in Supination

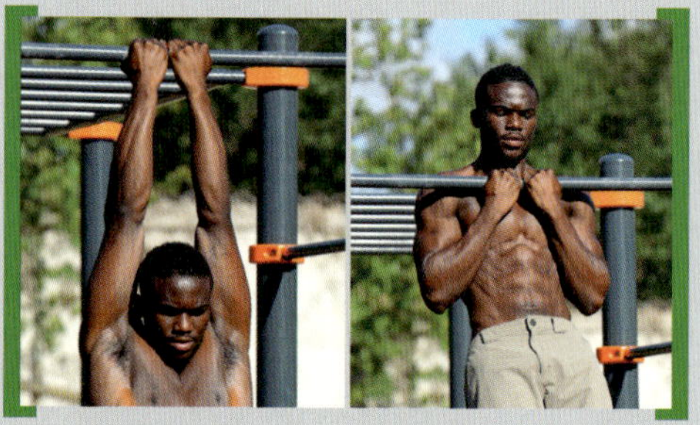

Weite Handhaltung in Pronation

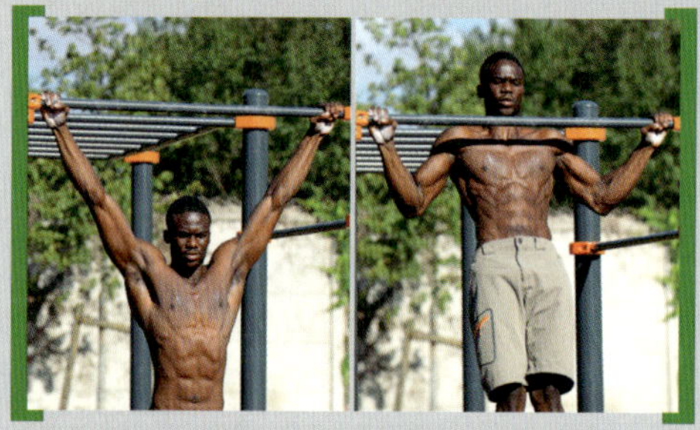

Weite Handhaltung in Supination

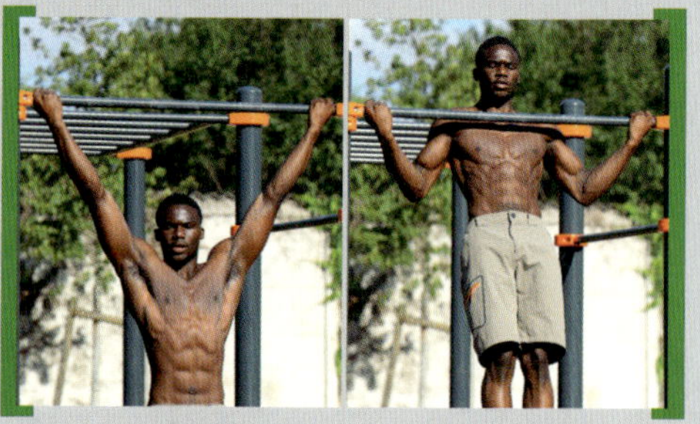

Wechselgriff (Pronation/Supination)

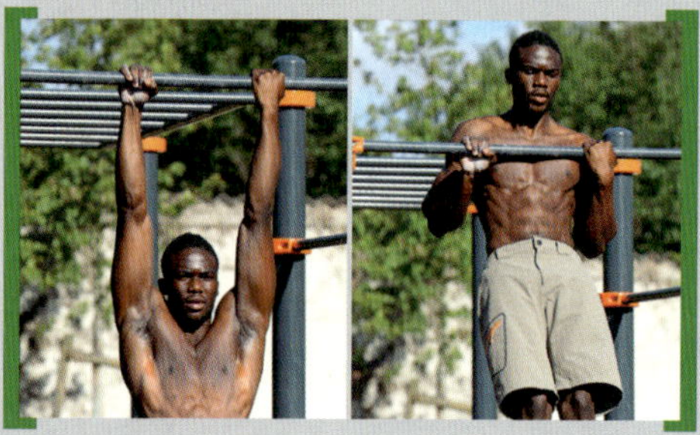

Enge Handhaltung (Typ Hammergriff)

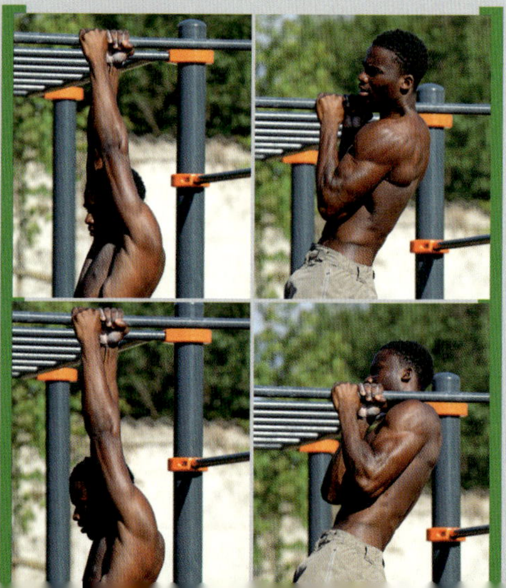

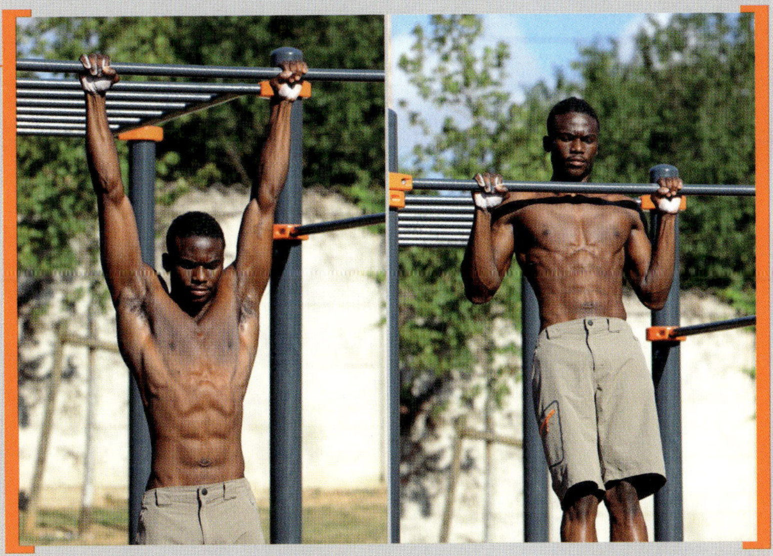

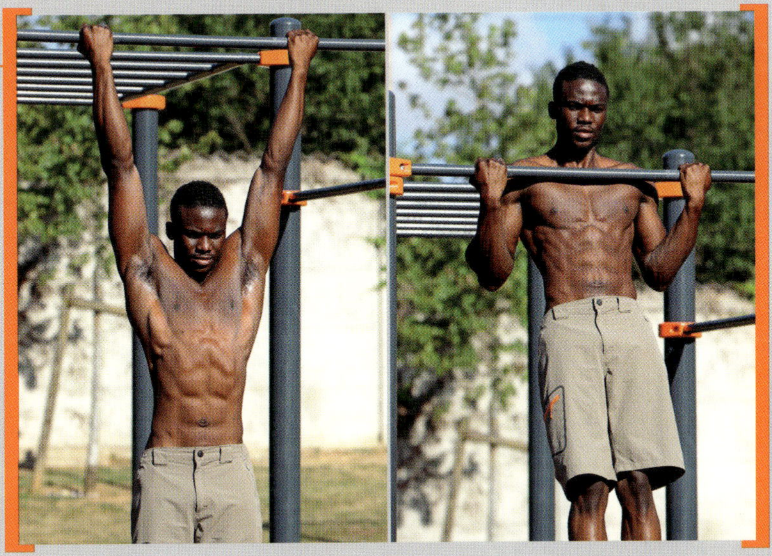

ÜBUNGSERLEICHTERUNGEN

Körper nach hinten geneigt, Beine gestreckt

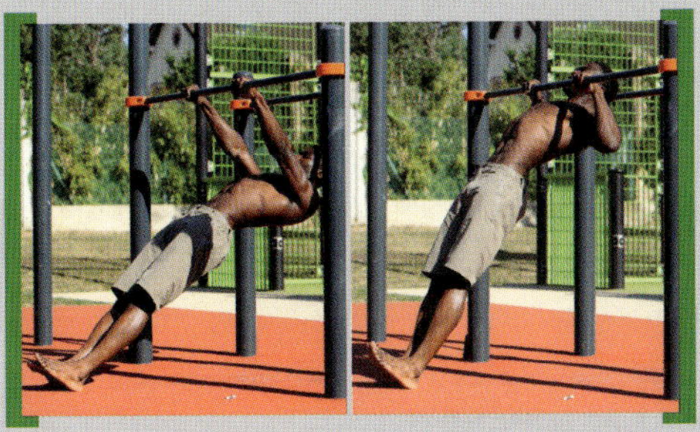

Körper nach hinten geneigt, Beine gebeugt

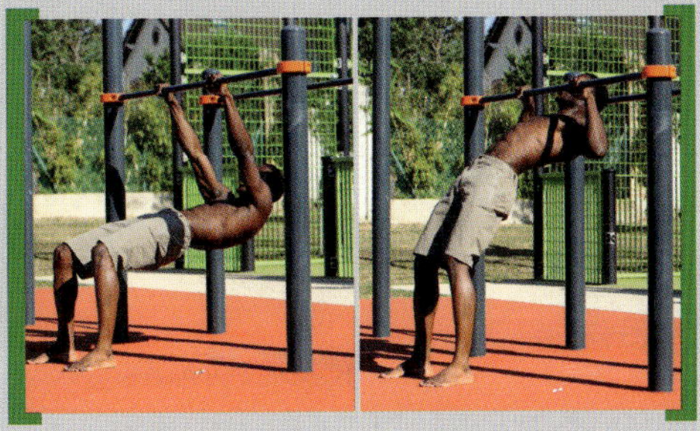

DIP (BARRENSTÜTZ)

- **Definition:** Repulsion der Arme, die Hände sind auf parallelen oder festen Stangen aufgestützt.
- **Beschreibung:** Zwischen zwei parallelen Stangen Flexion-Extension der Arme, wobei die Hände auf den Stangen abgestützt werden.
- **Hauptsächlich beanspruchte Muskeln:** M. pectoralis major (unterer Anteil), M. deltoideus (vorderer Anteil), M. triceps brachii.

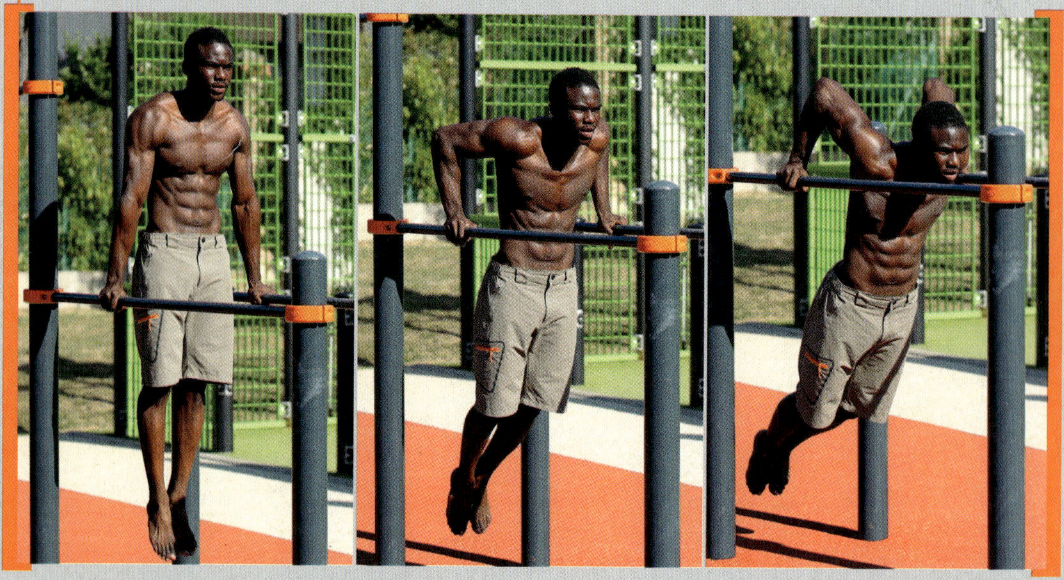

ÜBUNGSERLEICHTERUNGEN

Hände auf einer Bank, Füße am Boden oder Hände und Füße auf einer Bank.

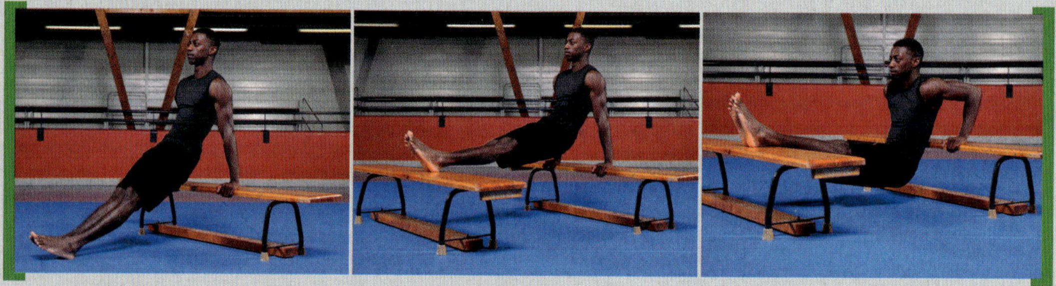

STATISCHE FIGUREN

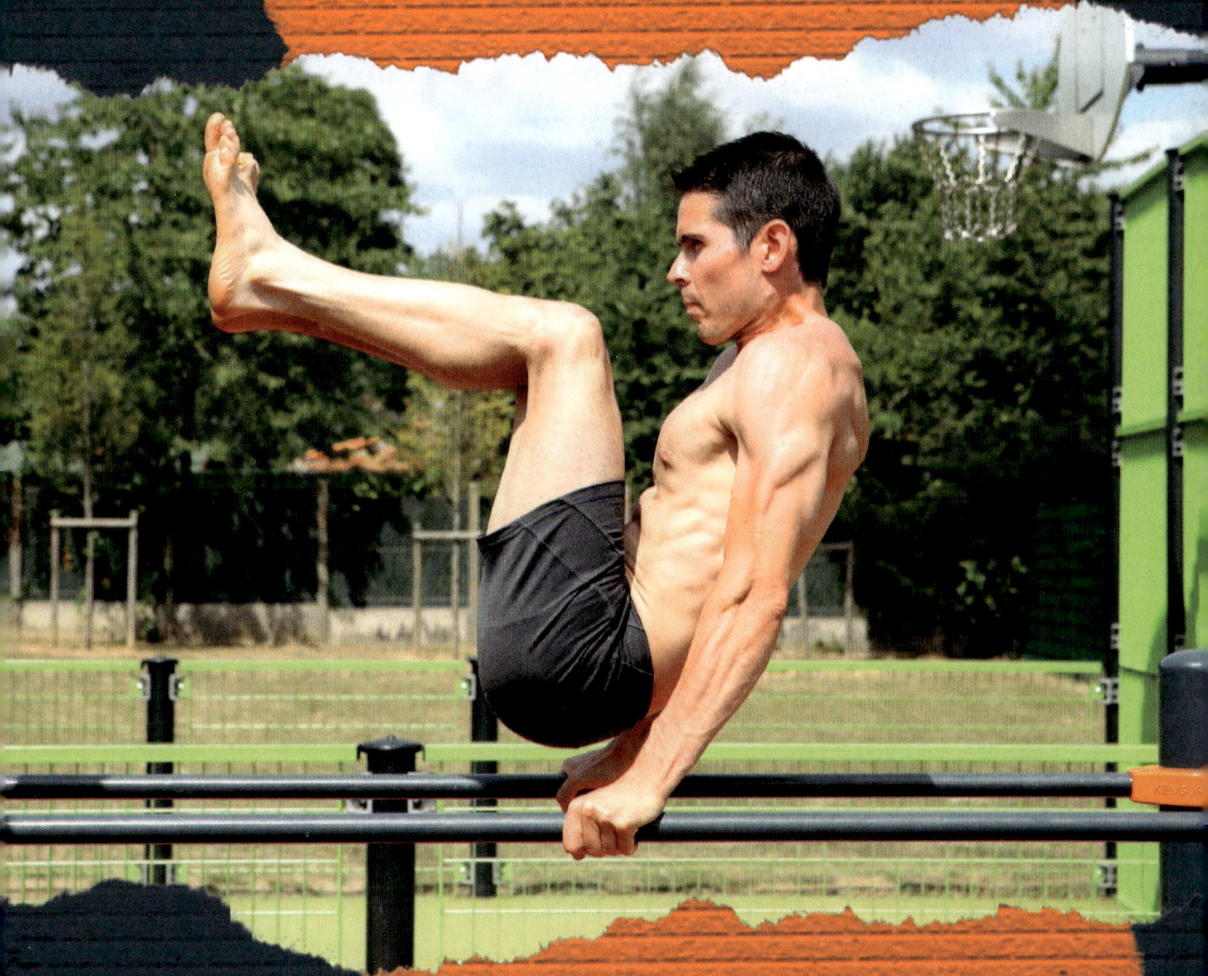

Die statischen Figuren (auch: Haltefiguren) sind sehr präzise Übungen, die mindestens 3 Sekunden lang beibehalten werden

L-SIT UND VARIANTEN

L-SIT *Niveau* 1

* **Definition:** L-Sit am Boden, an einer festen Stange oder an parallelen Stangen (Barren).
* **Voraussetzungen:** Tuck-Sit kann mindestens 5 Sekunden lang gehalten werden,

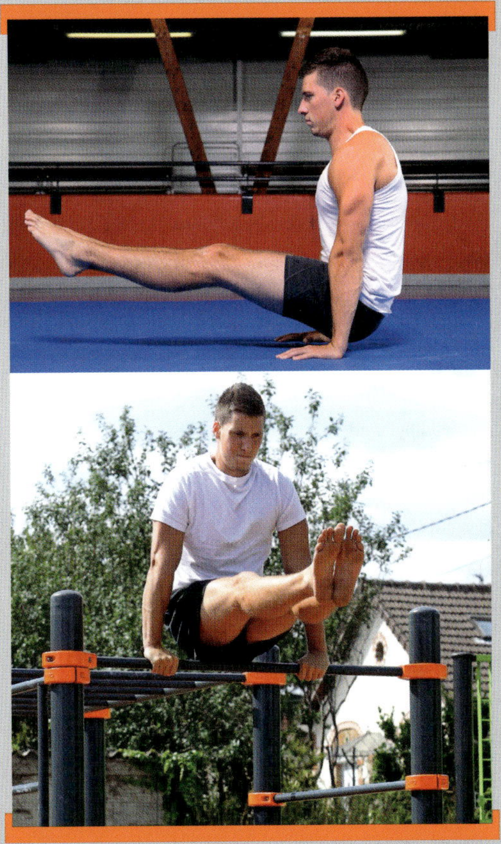

* **Beschreibung:** Durch isometrische Anspannung werden die Beine im rechten Winkel zum Rumpf und parallel zum Boden gehalten, die Hände sind beidseits der Oberschenkel am Boden abgestützt.
* **Praxistipp:** Um das Gleichgewicht besser halten zu können, die Hände vor dem Becken abstützen, die Schultern leicht nach vorne bringen. Ellenbogen gut verriegeln.
* **Vorbereitungsübungen auf den folgenden Seiten.**

1 MOUNTAIN CLIMBER

Am Boden, die Knie im Liegestütz abwechselnd anheben.

Sätze	3	4	5
Übungszeit	20 Sek.	40 Sek.	1 Min.
Trainingsmodus	Dynamisch		

2 TUCK UP

An einer festen Stange hängend die Knie gleichzeitig auf Bauchhöhe anheben, anschließend zur Brust bringen und wieder auf Bauchhöhe senken.

Sätze	3	4	5
Übungszeit	20 Sek.	40 Sek.	1 Min.
Trainingsmodus	Statisch		
Wiederholungen	× 10	× 20	× 30
Trainingsmodus	Dynamisch		

3 CRUNCH MIT AUFGEHÄNGTEN BEINEN

Am Boden, mit aufgestützten Händen, beide Beine in Liegestützposition beugen und strecken; dabei sind die Füße erhöht, die Knöchel im Schlingentrainer eingehängt.

Sätze	3	4	5
Wiederholungen	× 10	× 20	× 30
Trainingsmodus	Dynamisch		

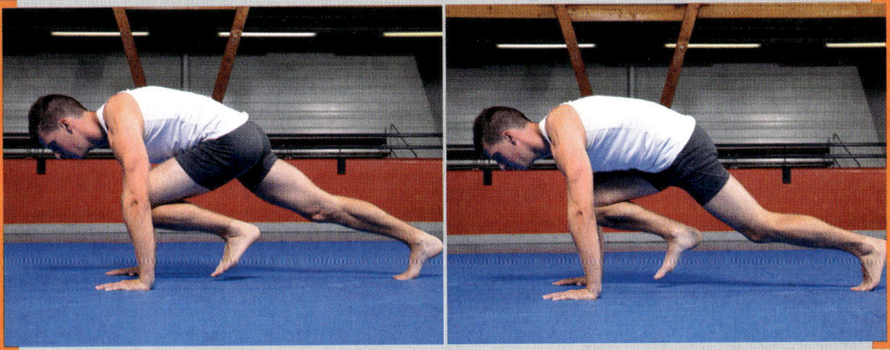

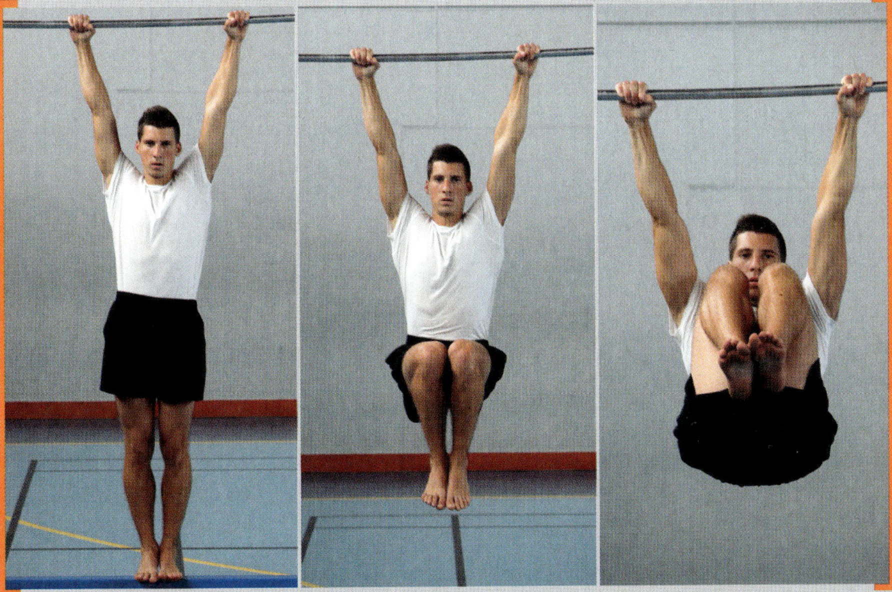

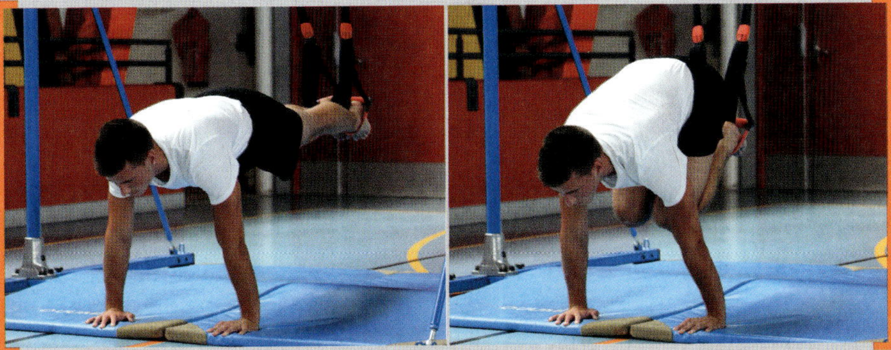

4 L-SIT AUF EINEM BEIN

Mit den Händen auf zwei parallelen Stangen, zwischen zwei Bänken oder Stühlen, ein Bein gestreckt in L-Sit-Position halten, das andere ist gebeugt.

Sätze	3	4	5
Übungszeit/jambe	5 s	10 Sek.	15 Sek.
Trainingsmodus	Statisch		

5 PIKE COMPRESSION

Aus der Position mit aufgestützten Händen auf parallelen Stangen in eine gehechtete Position kommen, dabei Beine und Rumpf schließen und so nah wie möglich zum Gesicht bringen.

Sätze	3	4	5
Wiederholungen	× 5	× 10	× 15
Trainingsmodus	Dynamisch		

VARIANTE L-SIT-VARIANTE IN SCHERE

Scherenbewegung der Beine im L-Sit, unter einer festen Stange hängend oder aufgestützt auf zwei parallelen Stangen (Barren).

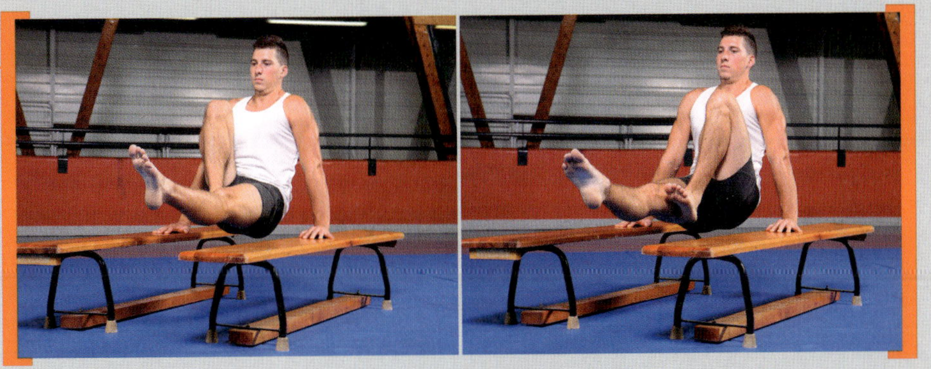

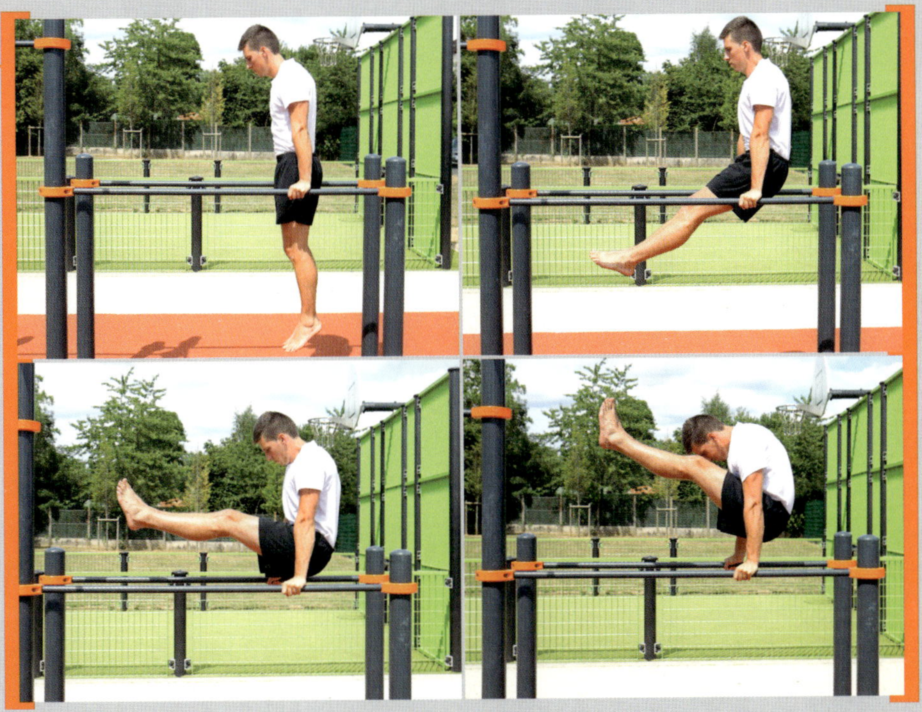

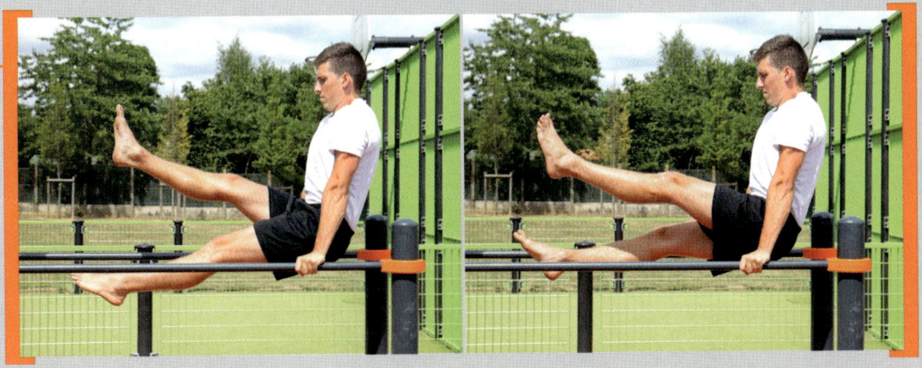

L-SIT UND VARIANTEN

V-SIT *Niveau* 3

- **Definition:** Umgekehrter L-Sit am Boden oder an parallellen Stangen.
- **Voraussetzungen:** L-Sit kann mindestens 5 Sekunden gehalten werden.

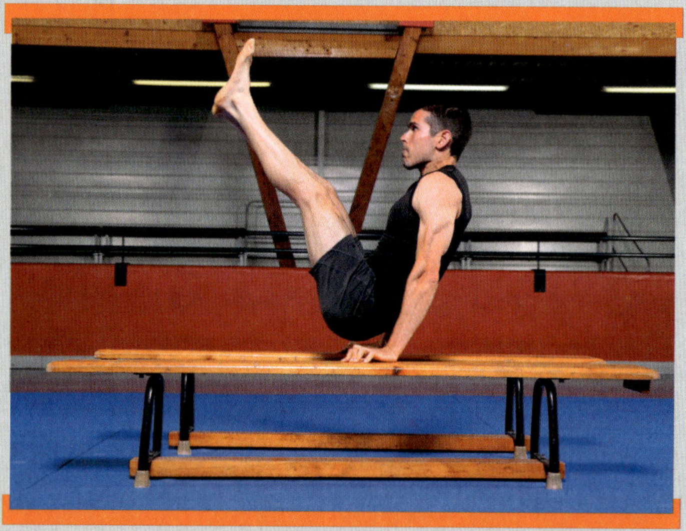

- **Beschreibung:** Auf den Händen abgestützt, der Körper mit maximalem Beine-Rumpf-Schluss, um ein V zu bilden, der Blick ist zu den Beinen gerichtet.
- **Praxistipp:** Spüren und Halten einer maximalen Spannung in den hinteren Rumpf- und Armmuskeln – M. deltoideus (hinterer Anteil), M. latissimus dorsi, M. trapezius, M. rhomboideus –, um zu verhindern, dass der Körper nach hinten abkippt.
- **Vorbereitungsübungen auf den folgenden Seiten.**

1 WALL V-SIT

Mit auf dem Boden abgestützten Händen die gestreckten Beine mit den Fersen hoch an eine Wand bringen; Beine und Rumpf sind dabei geschlossen.

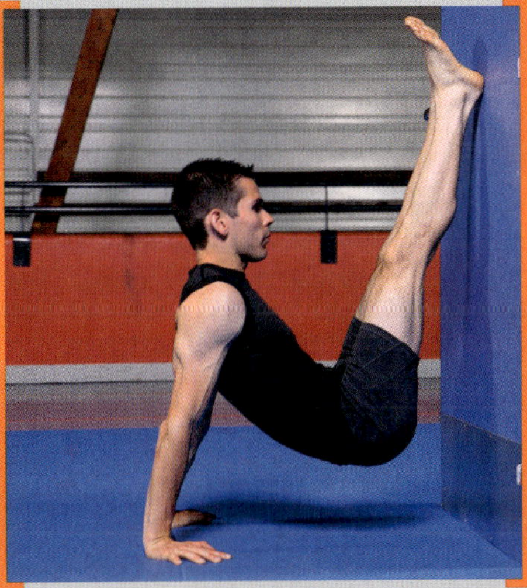

Sätze	3	4	5
Übungszeit	10 Sek.	20 Sek.	30 Sek.
Trainingsmodus	Statisch		

2 BACK TUCK-SIT

Mit den Händen auf parallelen Stangen oder zwischen zwei Bänken abgestützt die Knie so hoch wie möglich anziehen, dabei die Schultern nach hinten bringen und die Kippung kontrollieren.

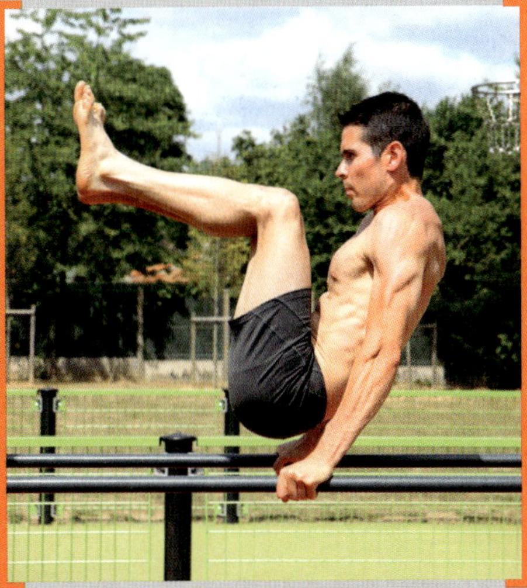

Sätze	3	4	5
Übungszeit	5 Sek.	10 Sek.	15 Sek.
Trainingsmodus	Statisch		

3 ABDOMINALE PIKE COMPRESSION

Aus einer Sitzposition am Boden in eine gehechtete Position kommen und das Gesicht durch den Schluss von Beinen und Rumpf so nah wie möglich zu den Knien bringen.

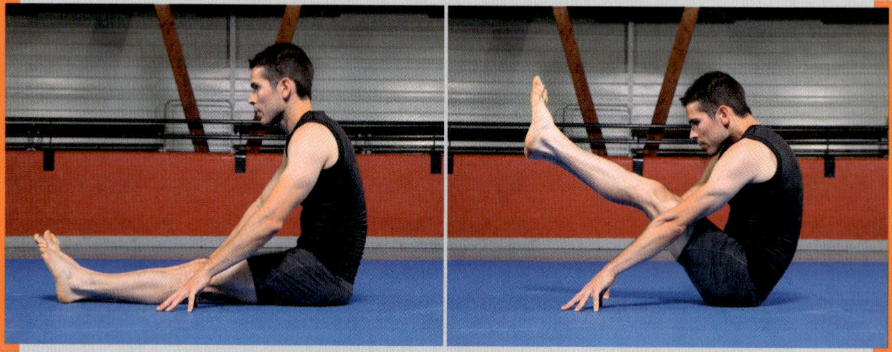

Sätze	3	4	5
Wiederholungen	× 5	× 10	× 15
Trainingsmodus	Dynamisch		

VARIANTE FOREARM V-SIT

Mit den Unterarmen auf parallelen Stangen abgestützt mit dem Körper im maximalen Schluss von Beinen und Rumpf ein V bilden, der Blick ist zu den Knien gerichtet.

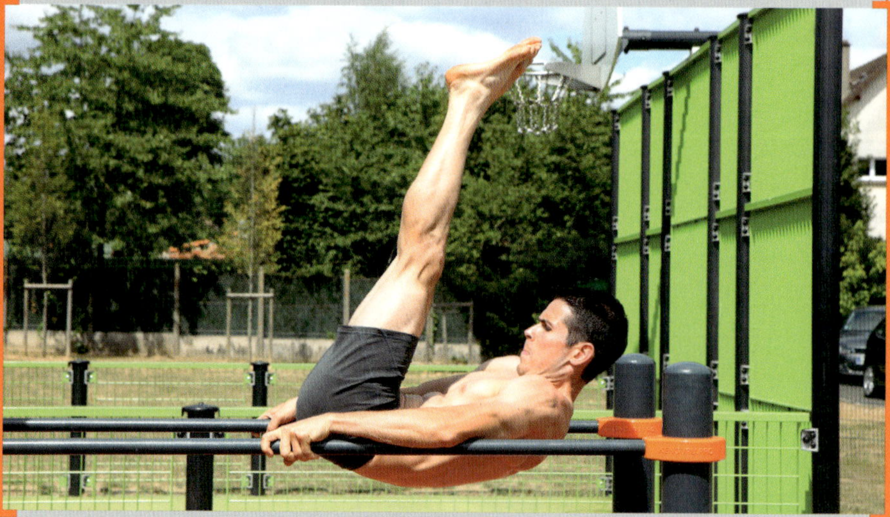

L-SIT UND VARIANTEN

IRON CROSS *Niveau* 4

- **Definition:** Kreuzstütz an Ringen oder zwischen zwei festen Stangen.
- **Voraussetzungen:** Mindestens 40 Liegestützen und 20 Klimmzüge.

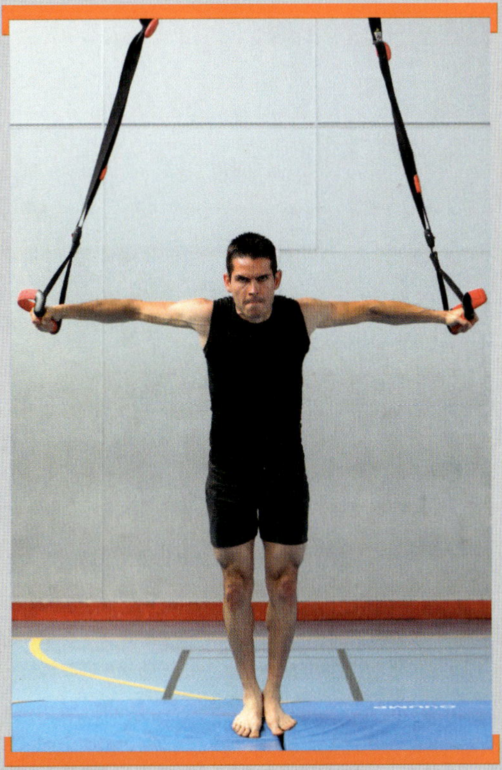

- **Beschreibung:** Durch eine isometrische Anspannung werden Kopf-Rumpf-Beine vollständig in einer vertikalen Linie gehalten; beide Arme sind in einem Winkel von ca. 90 ° gestreckt, die Hände umgreifen die Ringe, die Schlingen oder die Stangen.
- **Praxistipp:** Die gestreckten Arme nach innen (einwärts/Pronation) drehen und die Handgelenke maximal anspannen (verriegeln).
- **Vorbereitungsübungen auf den folgenden Seiten.**

1 T-CHEST RAISES

Die Füße sind am Boden abgestützt, die Arme werden in den Schlingen gestreckt und angezogen (Adduktion-Abduktion).

Sätze	3	4	5
Wiederholungen	× 9	× 12	× 15
Trainingsmodus	Dynamisch		

2 RING DIPS

Mit den Händen in den Schlingen abgestützt die Ellenbogen beugen und strecken (Flexion-Extension), dabei die Hände weiter auseinanderbringen (um das Iron Cross zu beherrschen, versuchen Sie, die Hände immer weiter auseinanderzubringen).

Sätze	3	4	5
Wiederholungen	× 9	× 12	× 15
Trainingsmodus	Dynamisch		

3 IRON CROSS MIT UNTERSTÜTZUNG

Mit den Händen in den Schlingen abgestützt die Arme bis zum Iron Cross auseinander- und zusammenbringen (Adduktion-Abduktion), mit einem Assistenten, der beim Anheben der Beine hilft (Entlastungshilfe).

Sätze	3	4	5
Wiederholungen	× 5	× 10	× 15
Trainingsmodus	Stato-Dynamisch (2 Sek.)		

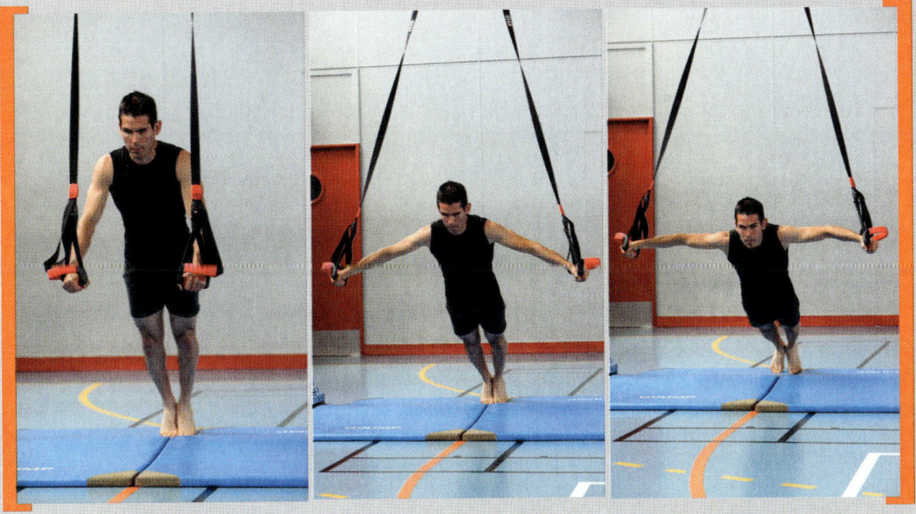

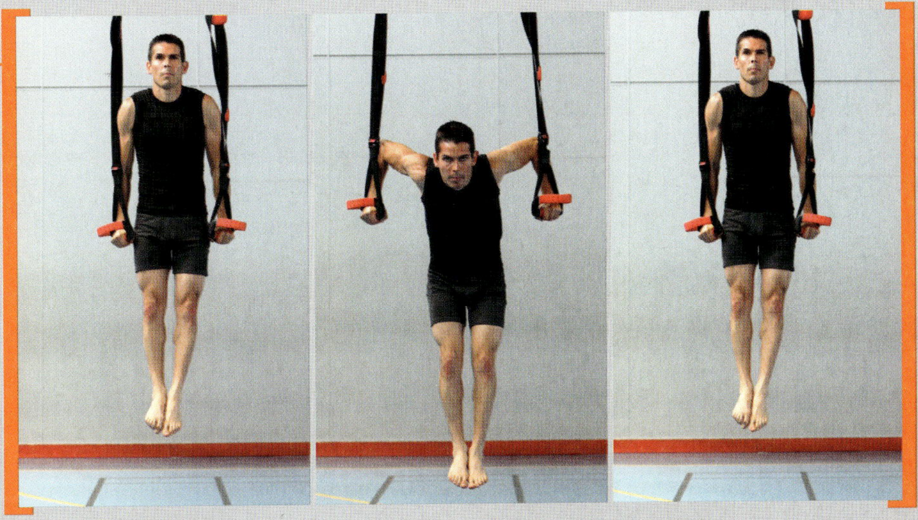

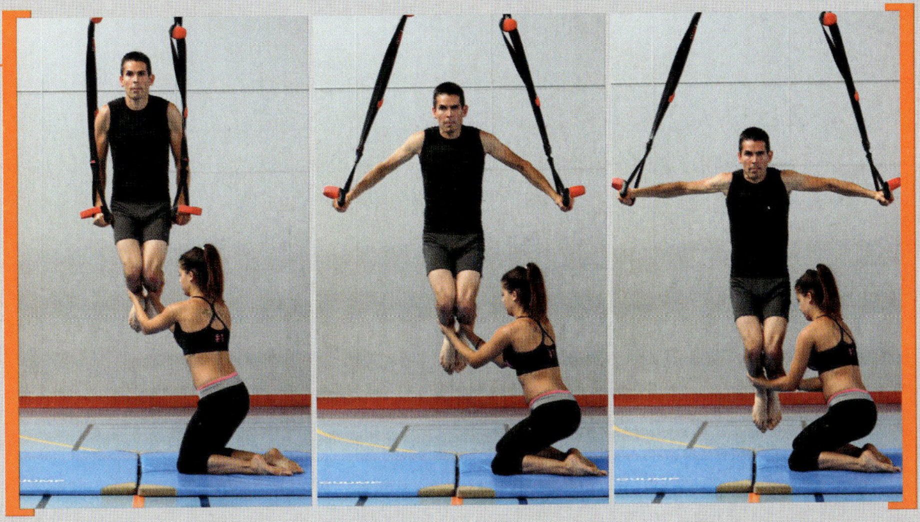

4 SEMI IRON CROSS

Mit den Händen in den Schlingen abgestützt, die Füße weit vor dem Körper auf dem Boden stehend, die Arme auseinander- und zusammenbringen.

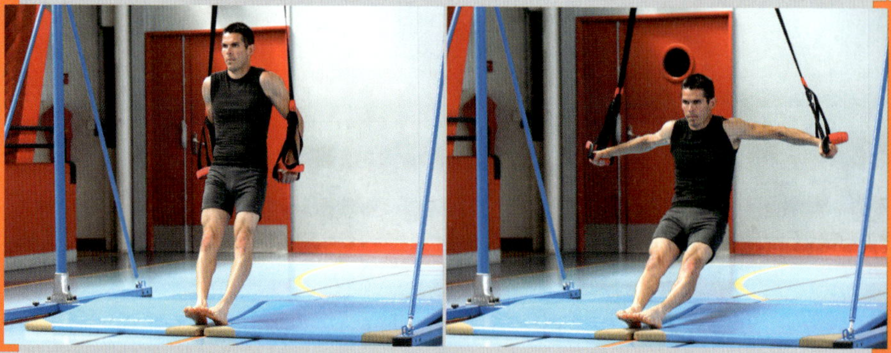

Sätze	3	4	5
Wiederholungen	× 5	× 10	× 15
Trainingsmodus	Stato-Dynamisch (2 Sek.)		

5 ELBOW IRON CROSS

Die gleiche Position wie beim Iron Cross. Die Schlingen befinden sich näher an der Rumpfachse auf Höhe der Ellenbogen.

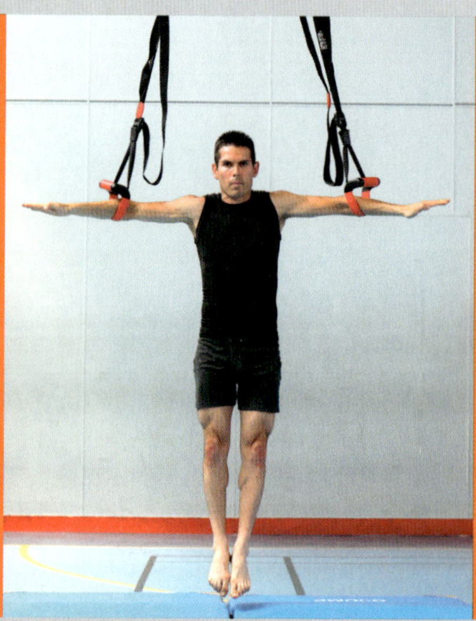

Sätze	3	4	5
Übungszeit	5 Sek.	10 Sek.	15 Sek.
Trainingsmodus	Statisch		

6 HALF IRON CROSS

Aus der Position mit abgestützten Händen auf den Ringen oder Schlingen die Arme in die Position Iron Cross auseinanderbringen, bei 45° aufhören und in die Ausgangsposition zurückkehren.

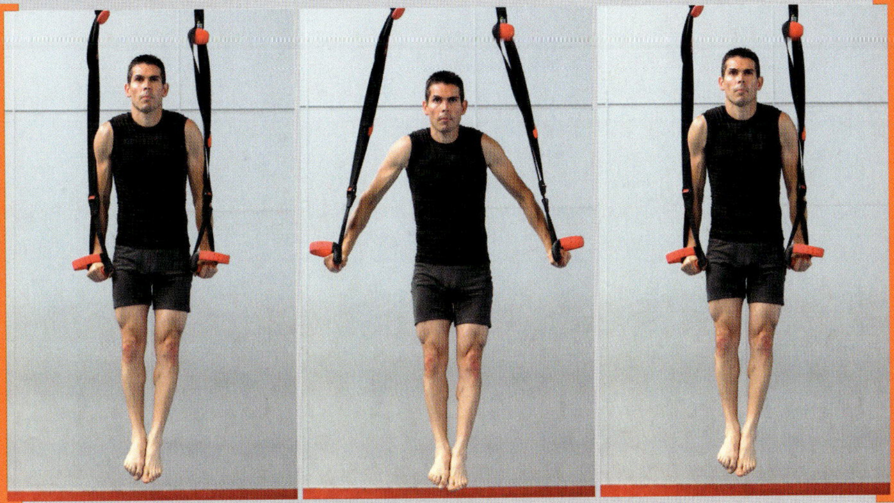

Sätze	3	4	5
Wiederholungen	× 5	× 10	× 15
Trainingsmodus	Stato-Dynamisch (2 Sek.)		

VARIANTE IRON CROSS L-SIT

L-Sit in der Position Kreuzstütz.

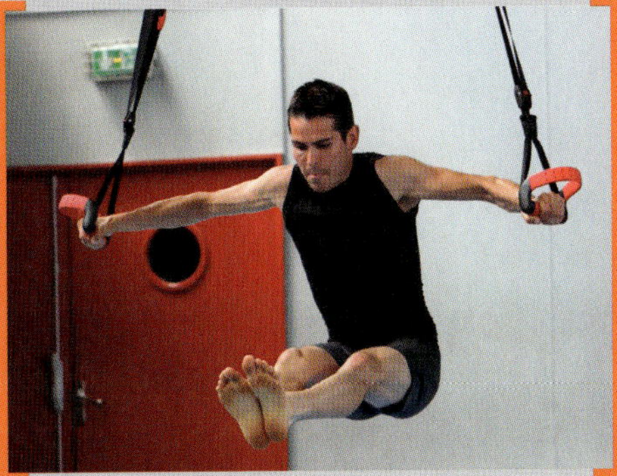

DRAGON FLAG *Niveau* 1

- **Definition:** Körper in schräger Position wie eine Flagge, die Schulterblätter haben Kontakt zum Boden oder zu einer Unterlage.
- **Voraussetzungen:** Die Positionen Front Plank und Back Plank können mindestens 2 Minuten gehalten werden.

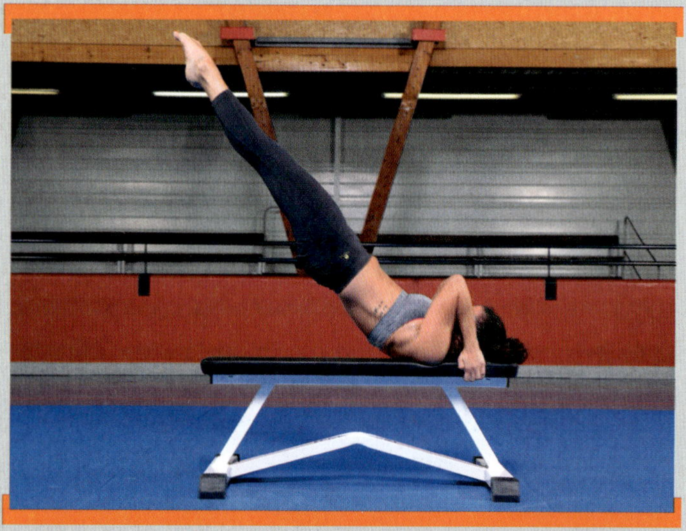

- **Beschreibung:** : Durch eine isometrische Anspannung wird der Körper im Winkel zwischen 15° und 45° vollständig in einer Linie (Kopf-Rumpf-Beine) ausgerichtet; die Arme sind gebeugt, die Hände umfassen über dem Kopf die Unterlage.
- **Praxistipp:** Die Unterlage in Kopfhöhe fest umgreifen und nach oben ziehen, um ein Gegengewicht zu bilden.
- **Vorbereitungsübungen auf den folgenden Seiten.**

1 SPIN ROLL

Mit den Schulterblättern auf dem Boden oder einer Bank abgestützt die Wirbelsäule durch Heben und Senken des Beckens vor- und zurückrollen, um mit den Knien schließlich das Gesicht zu erreichen.

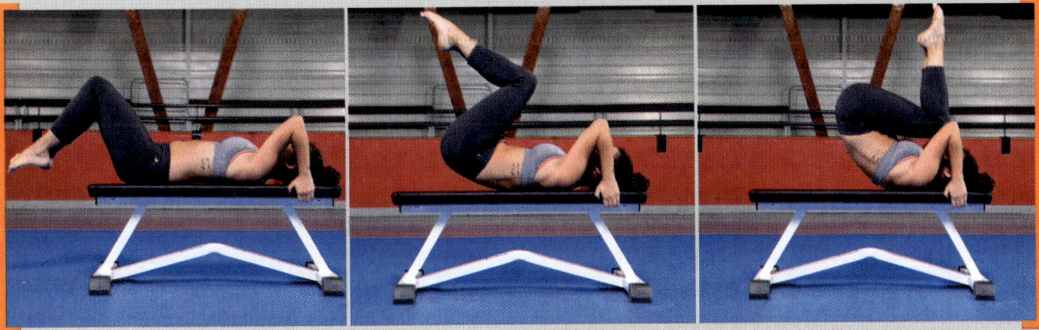

Sätze	3	4	5
Wiederholungen	× 10	× 20	× 30
Trainingsmodus	Dynamisch		

2 BENT KNEE DRAGON FLAG

Mit den Schulterblättern auf dem Boden oder einer Bank abgestützt in der Position Dragon Flag mit gebeugten Beinen durch Heben und Senken des Beckens schaukeln, Oberkörper und Oberschenkel in einer Linie.

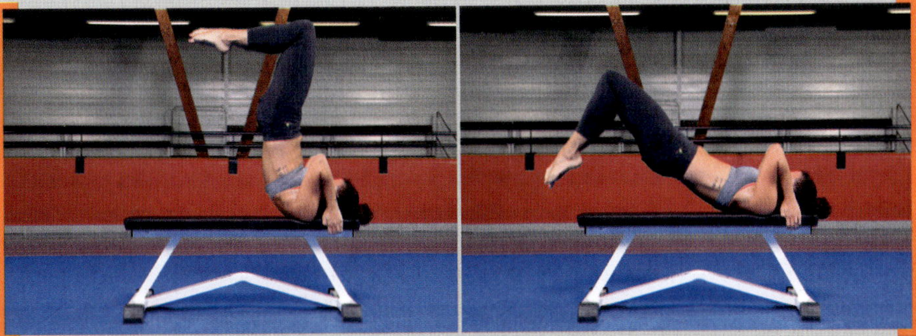

Sätze	3	4	5
Wiederholungen	× 5	× 10	× 15
Trainingsmodus	Stato-Dynamisch (2 Sek.)		

3 DRAGON FLAG ONE LEG

Mit den Schulterblättern auf dem Boden/einer Bank abgestützt das Becken heben/senken, Oberkörper mit gestrecktem Bein in einer Linie, anderes Bein gebeugt.

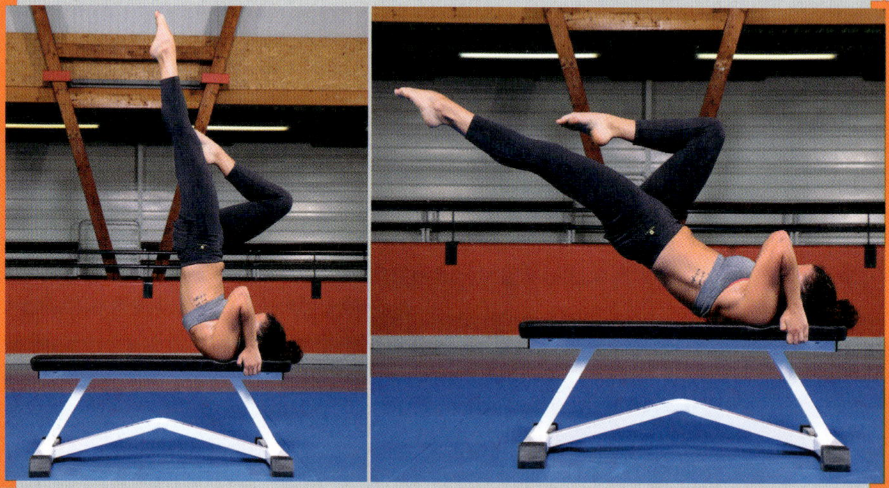

Sätze	3	4	5
Übungszeit/Bein	9 Sek.	12 Sek.	15 Sek.
Trainingsmodus	Statisch		

VARIANTE DRAGON FLAG SCISSOR

Beine führen in der Position Dragon Flag eine Scherenbewegung aus.

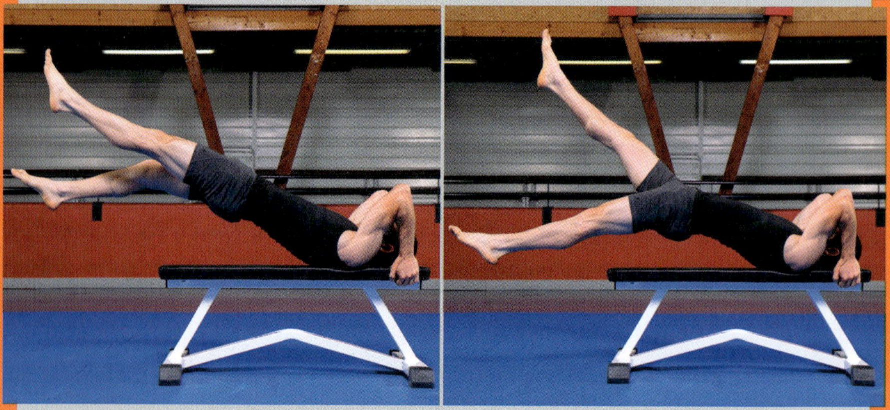

SHOULDER FLAG Niveau 2

- **Definition:** Flagge mit den Trapezmuskeln an der senkrechten Stange.
- **Voraussetzungen:** Dragon Flag kann mindestens 5 Sekunden gehalten werden.

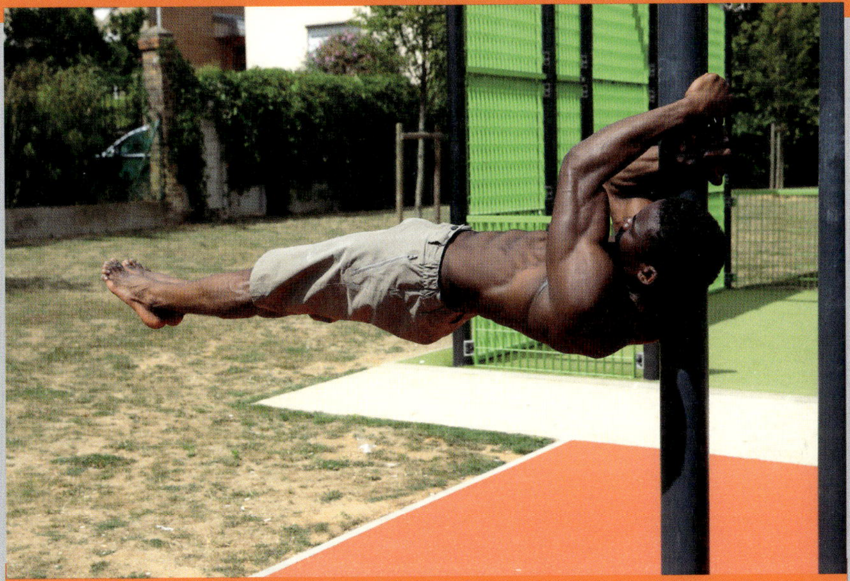

- **Beschreibung:** Durch eine isometrische Anspannung werden Kopf-Rumpf-Beine vollständig in der Horizontalen gehalten, die Arme sind gebeugt. Die Hände greifen über dem Kopf die senkrechte Stange, die Trapezmuskeln und die Schultern stützen sich an der senkrechten Stange ab.
- **Praxistipp:** Dem Druck der Stange auf Höhe der Trapezmuskeln so fest wie möglich Widerstand entgegensetzen, die Kontaktkraft durch deutlichen Zug mit den Händen an der Stange erhöhen, um ein Gegengewicht zu bilden.
- **Vorbereitungsübungen auf den folgenden Seiten.**

1 TUCK SHOULDER FLAG

In der gleichen Position wie bei der Shoulder Flag die Beine beugen, um in eine liegende Hocke zu kommen.

Sätze	3	4	5
Übungszeit	5 Sek.	10 Sek.	15 Sek.
Trainingsmodus	Statisch		

2 SHOULDER FLAG ONE LEG

In der gleichen Position wie bei der Shoulder Flag ein Bein mit gebeugtem Knie anheben, das andere Bein bleibt gestreckt

Sätze	3	4	5
Übungszeit/Bein	5 Sek.	10 Sek.	15 Sek.
Trainingsmodus	Statisch		

3 NEGATIVE SHOULDER FLAG

Der Körper ist gestreckt, die Beine sind oben, der Kopf unten, nun Beine und Oberkörper langsam in die Horizontale absenken und in die Shoulder Flag kommen.

Sätze	3	4	5
Wiederholungen	× 3	× 5	× 7
Trainingsmodus	Stato-Dynamisch (2 Sek.)		

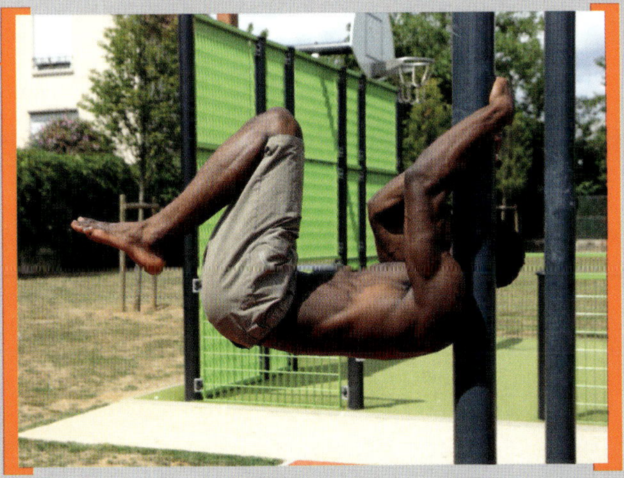

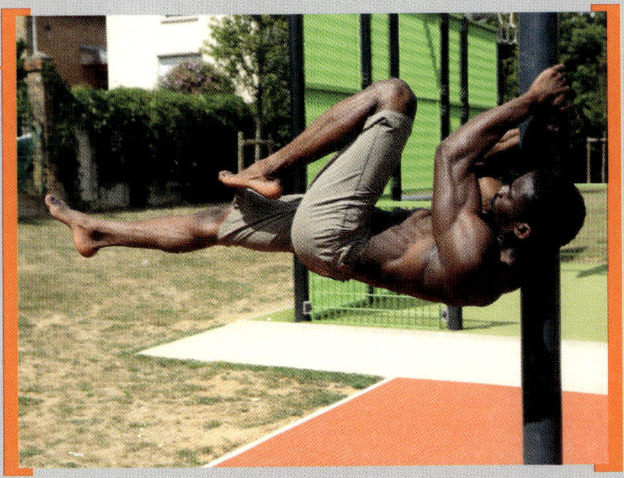

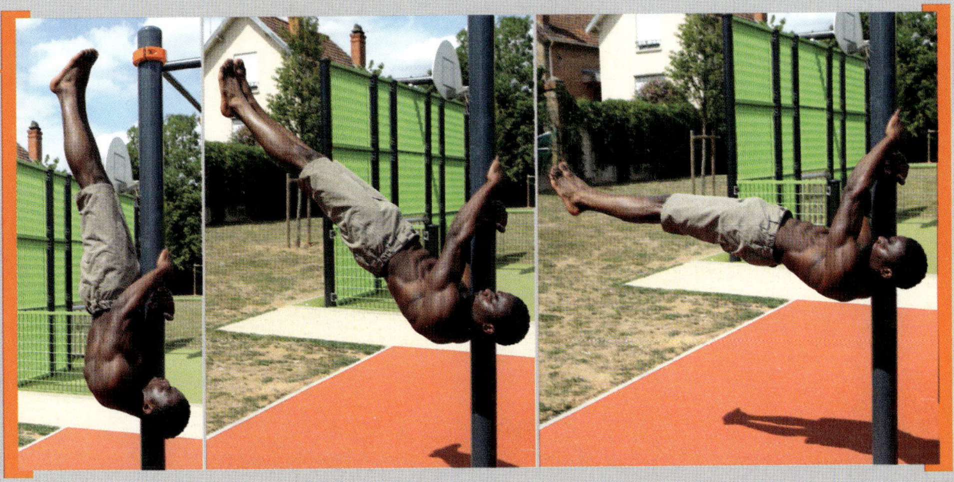

4 CLUTCH LEVER FLAG

An einer senkrechten Stange eine Flagge ausführen; das Körpergewicht ruht auf dem Unterarm, der hinter dem Rücken liegt. Durch eine isometrische Anspannung des Körpers in der Horizontalen den unteren Rücken auf den gebeugten Unterarm gestützt halten, dessen Hand die Stange hinten umgreift; die andere Hand liegt über dem Kopf und umgreift ebenfalls die Stange.

Sätze	3	4	5
Übungszeit	5 Sek.	10 Sek.	15 Sek.
Trainingsmodus	Statisch		

VARIANTE 1 WALKING STEP TO SHOULDER FLAG

Treppensteigen bis zur Shoulder Flag.

VARIANTE 2 SHOULDER FLAG ONE ARM

Shoulder Flag mit einem Arm.

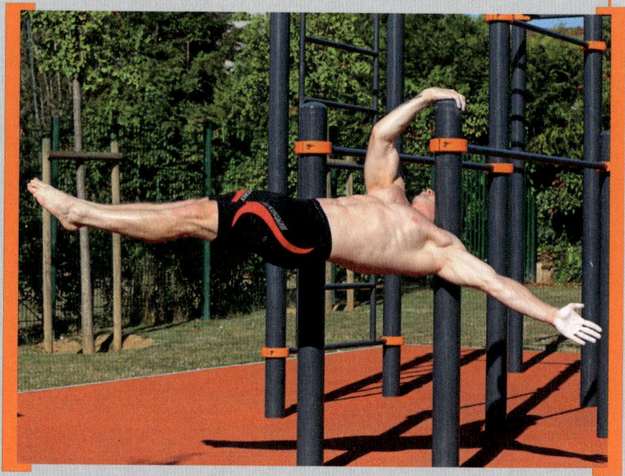

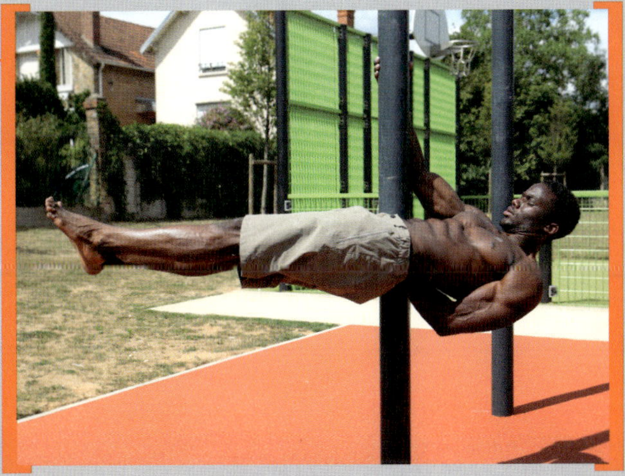

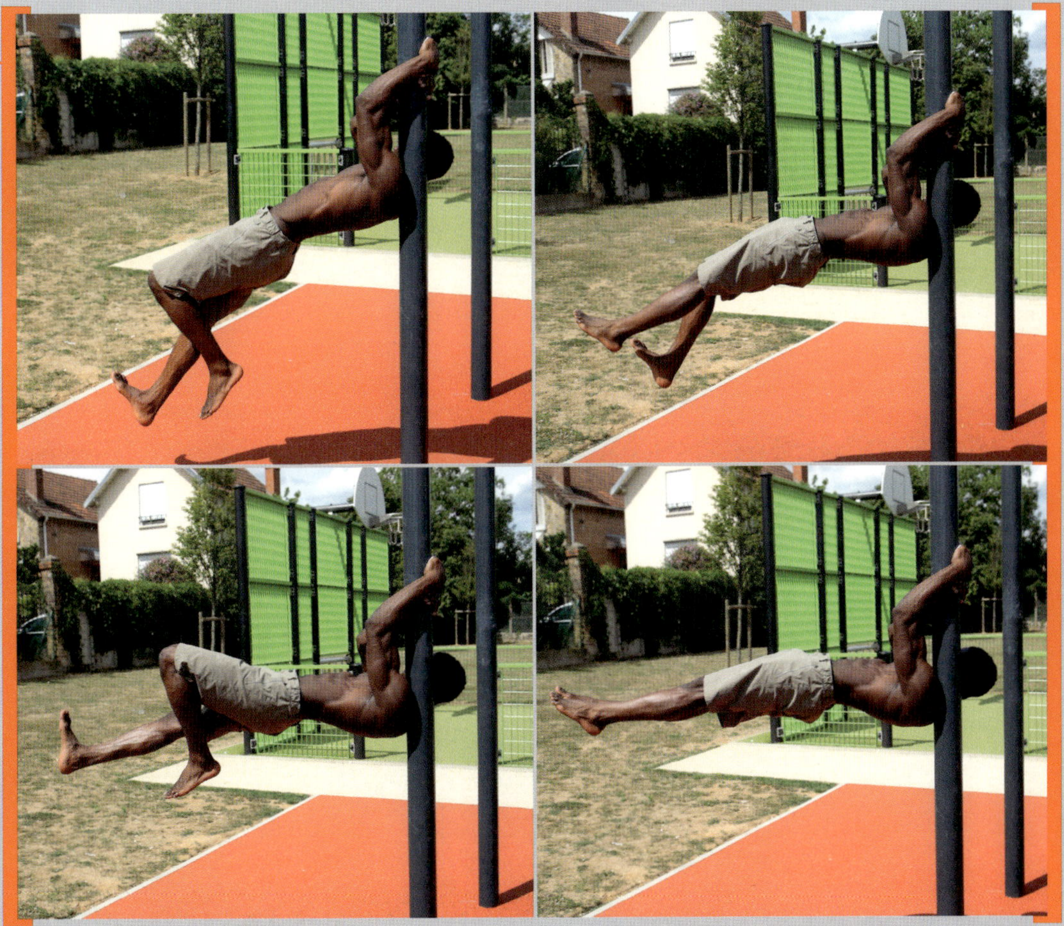

HUMAN FLAG *Niveau* 3

- **Definition:** Human Flag an einer senkrechten Stange oder Sprossenwand
- **Voraussetzungen:** Dragon Flag kann mindestens 5 Sek. gehalten werden.

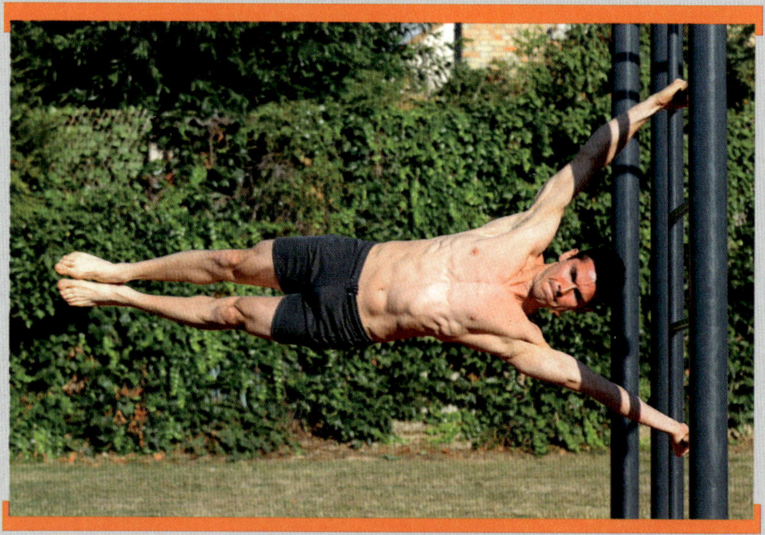

- **Beschreibung:** Durch eine isometrische Anspannung werden Kopf-Rumpf-Beine vollständig in einer horizontalen Linie gehalten, beide Arme sind weit geöffnet. Die Hände umgreifen die senkrechte Stange (obere Hand in Pronation, untere Hand in Supination) oder die Sprossenwand (Hände im – auch »Neutralgriff« genannten – Hammergriff); der Oberkörper zeigt zur Seite.
- **Praxistipp:** Beide Arme bleiben angespannt, die Ellenbogen verriegelt. Der M. latissimus dorsi auf der Seite des oben liegenden Armes, der M. triceps und die Muskeln der unten liegenden Schulter sind maximal angespannt.
- **Vorbereitungsübungen auf den folgenden Seiten.**

1 HUMAN FLAG MIT UNTERSTÜTZUNG

Die gleiche Position wie bei der Human Flag einnehmen, dabei im Bereich der Hüften oder des Oberkörpers auf einer Bank oder einem Ball abstützen.

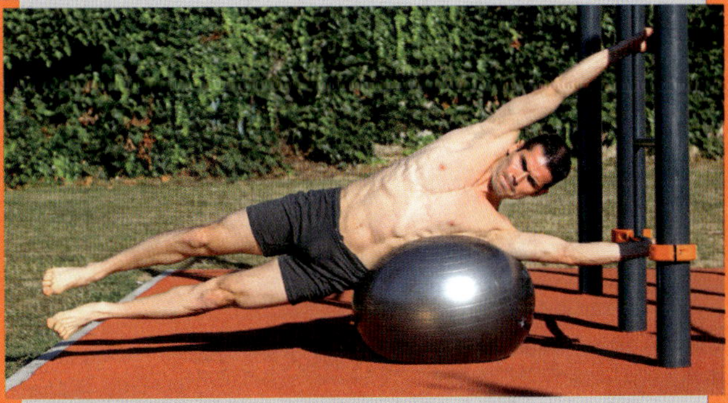

Sätze	3	4	5
Übungszeit	5 Sek.	10 Sek.	15 Sek.
Trainingsmodus	Statisch		

2 START-UP

An einer senkrechten Stange/Sprossenwand die Hände wie zur Human Flag ansetzen, die Füße wenige Zentimeter vom Boden heben und wieder zurücksetzen.

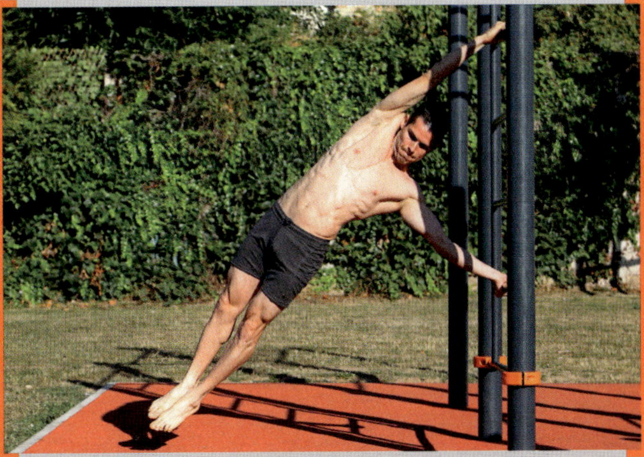

Sätze	3	4	5
Wiederholungen	× 5	× 7	× 9
Trainingsmodus	Stato-Dynamisch (2 Sek.)		

3 TUCK oder STRADDLE HUMAN FLAG

Die gleiche Position wie bei der Human Flag einnehmen, dabei die Beine schließen oder grätschen.

Sätze	3	4	5
Übungszeit	5 Sek.	7 Sek.	9 Sek.
Trainingsmodus	Statisch		

4 NEGATIVE HUMAN FLAG

An einer senkrechten Stange oder Sprossenwand die Hände wie zur Human Flag ansetzen, die Beine schließen und über die Hände bringen, anschließend allmählich zur Human Flag absenken. Dabei ist der Oberkörper anfangs nach oben gerichtet, anschließend senkt er sich allmählich zur Seite.

Sätze	3	4	5
Wiederholungen	× 3	× 5	× 7
Trainingsmodus	Stato-Dynamisch (2 s)		

VARIANTE 1 ELBOW FLAG oder FOREARM FLAG

Human Flag; der Körper befindet sich in der Horizontalen, die untere Hüfte stützt sich auf den Ellenbogen, der andere Ellenbogen stützt sich gegen die Stange, wobei die Hand dieses Armes die Stange von der anderen Seite umgreift. Bizeps und Unterarm sind gegen die Stange gepresst.

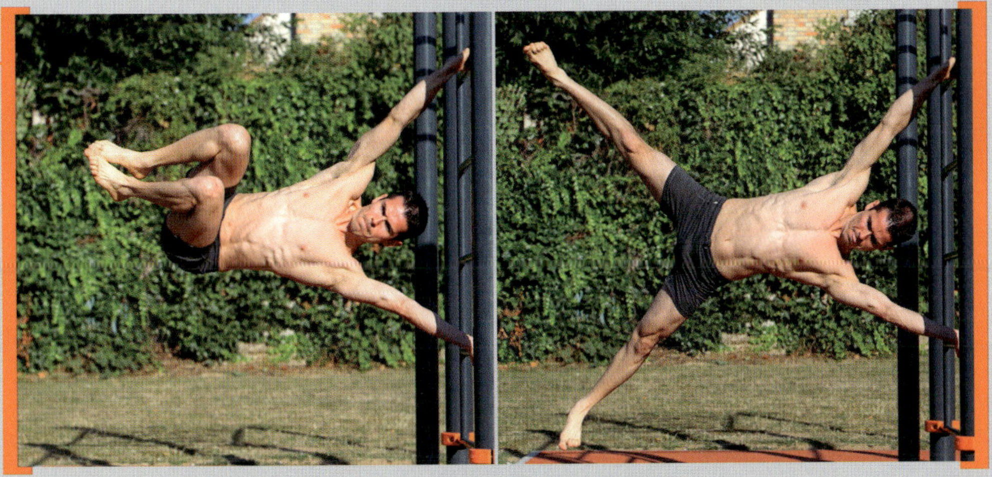

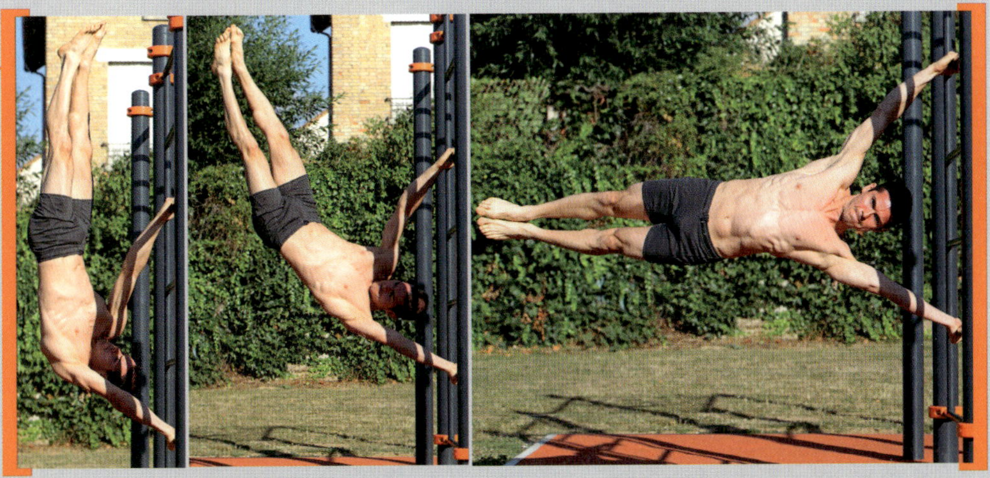

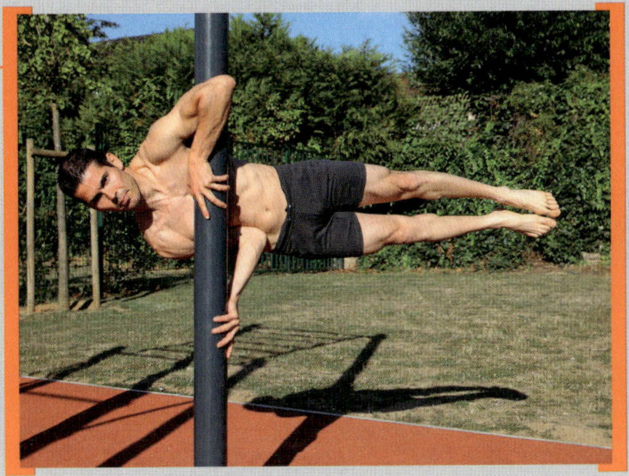

VARIANTE 2 DOUBLE ELBOW FLAG oder DOUBLE FOREARM FLAG

Human Flag; beide Ellenbogen stützen sich an der Stange ab, beide Arme sind gebeugt. Die untere Hand umgreift die Stange auf Höhe des Kinns, die obere Hand auf Höhe des Brustmuskels, der Arm legt sich um die Stange. Bizeps und Unterarm sind gegen die Stange gepresst.

VARIANTE 3 SCAPULA HUMAN FLAG

Human Flag, die Arme sind entlang einer Stange gestreckt, die Stange befindet sich auf Höhe der Schulterblätter.

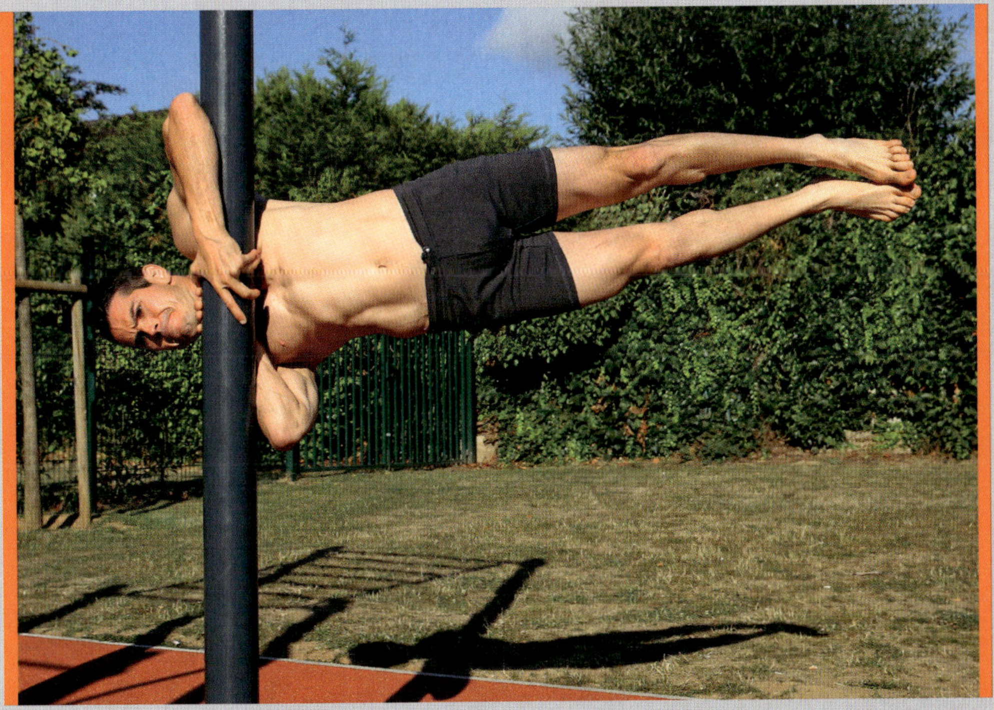

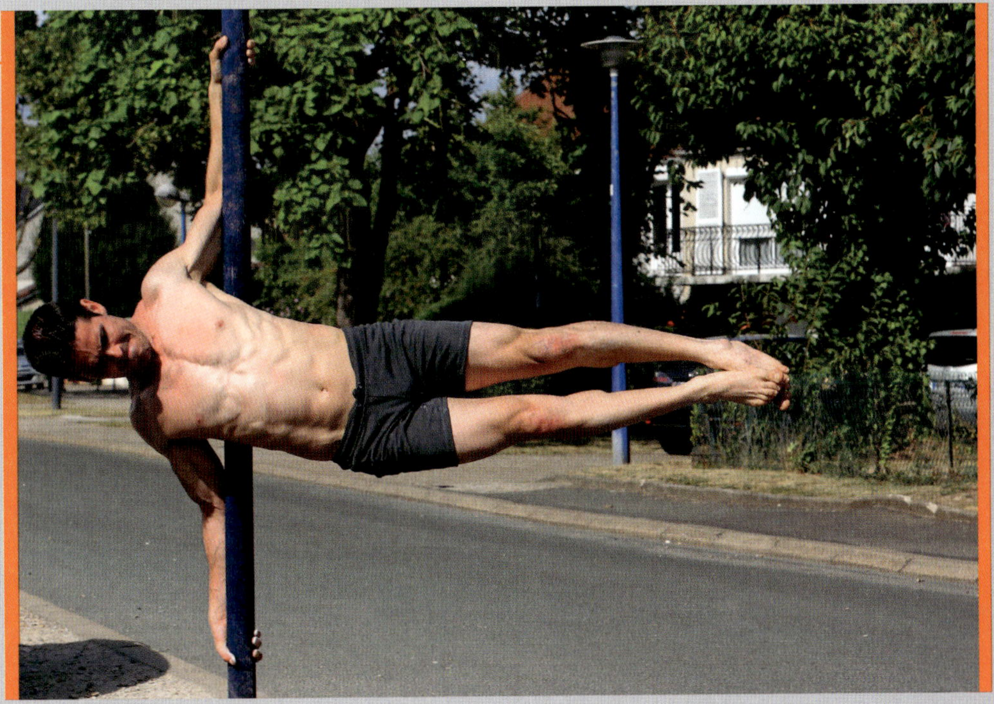

VARIANTE 4 PRAYER HUMAN FLAG

Human Flag, die beiden Handflächen liegen aneinander.

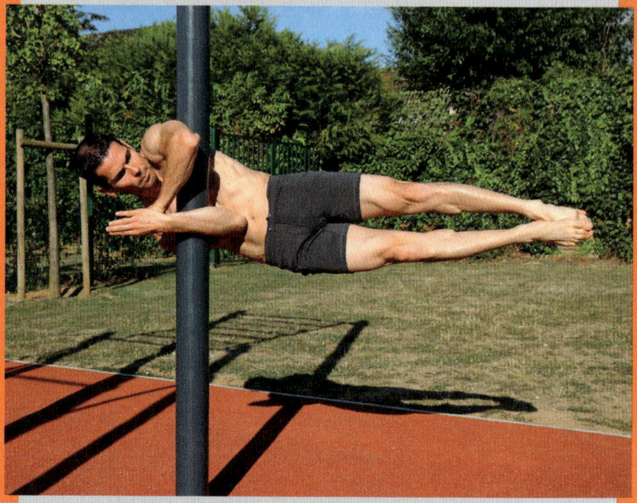

VARIANTE 5 ELBOW HUMAN FLAG

Human Flag, die Stange befindet sich hinter dem Rücken, an der Innenseite der Ellenbogen.

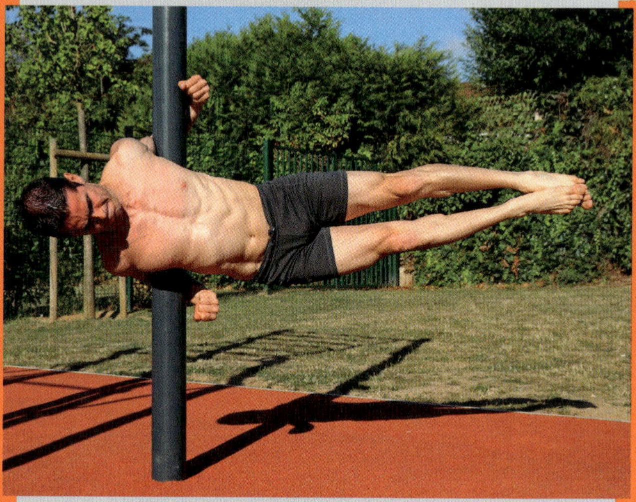

VARIANTE 6 FRONT HUMAN FLAG

Human Flag, die Körpervorderseite ist an die Sprossenwand oder an die Stange gedrückt.

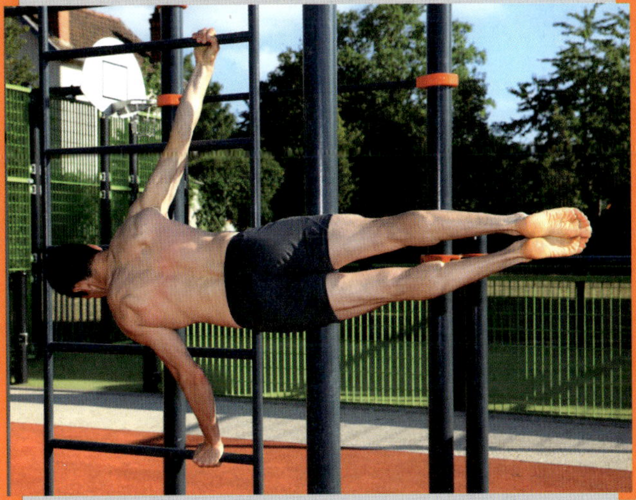

VARIANTE 7 BACK HUMAN FLAG

Human Flag, die Körperrückseite ist an die Sprossenwand oder an die Stange gedrückt.

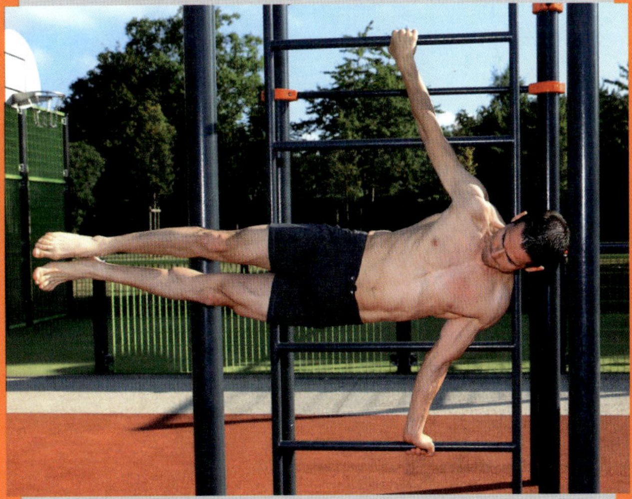

PLANCHE UND VARIANTEN

ELBOW LEVER *Niveau* 2

- **Definition:** Front Planche, auf den Ellenbogen in Höhe der Hüften abgestützt, beide Hände am Boden oder an einer Stange.
- **Voraussetzungen:** Mindestens 30 Liegestützen mit den Ellenbogen am Körper, Front Planche kann mindestens 2 Min. gehalten werden.

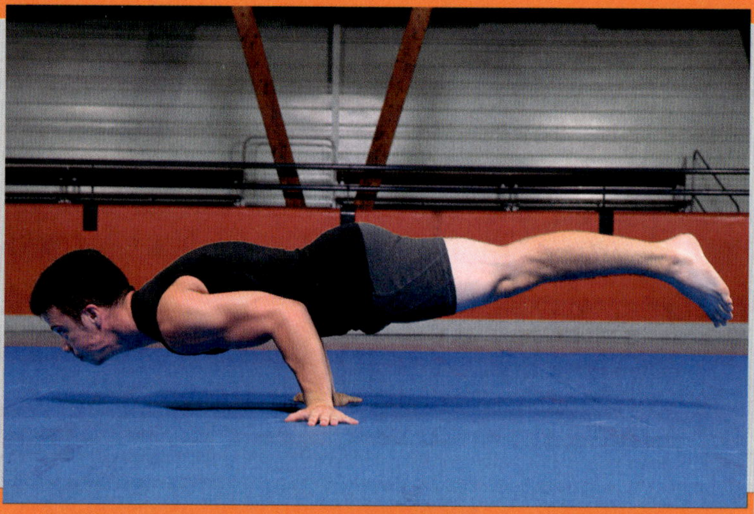

- **Beschreibung:** Durch eine isometrische Anspannung werden Kopf-Rumpf-Beine vollständig in der Horizontalen gehalten, Hände unter dem Becken, Finger gespreizt zur Seite oder nach hinten gerichtet, die Ellenbogen stützen sich auf den oberen Beckenkamm.
- **Praxistipp:** Die Hände so nah wie möglich nach hinten zum Becken setzen, um den Schwerpunkt über die Stütze zu bringen und das Gleichgewicht leichter zu finden.
- **Vorbereitungsübungen auf den folgenden Seiten.**

1 ABS STRETCH

Am Boden den Körper mit geschmeidiger Bauchmuskulatur komplett strecken, die Beine sind am Boden, die Knöchel gestreckt, die Arme gestreckt. Position »Robbe«.

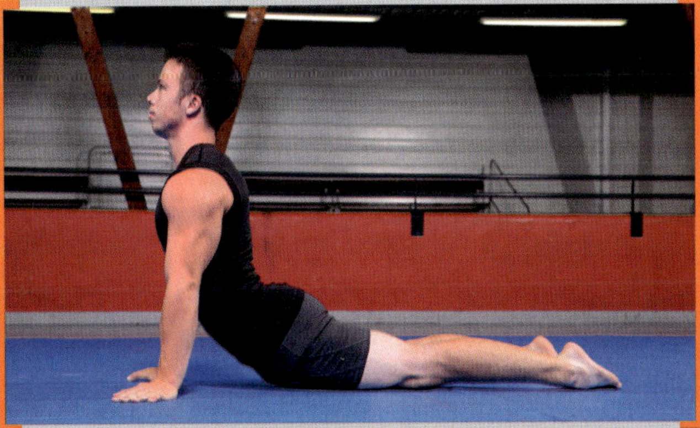

Sätze	3	4	5
Übungszeit	10 Sek.	20 Sek.	30 Sek.
Trainingsmodus	Statisch		

2 SUPERMAN PLANK

Am Boden, in Bauchlage Beine und Arme vom Boden abheben, um den Körper komplett zu strecken.

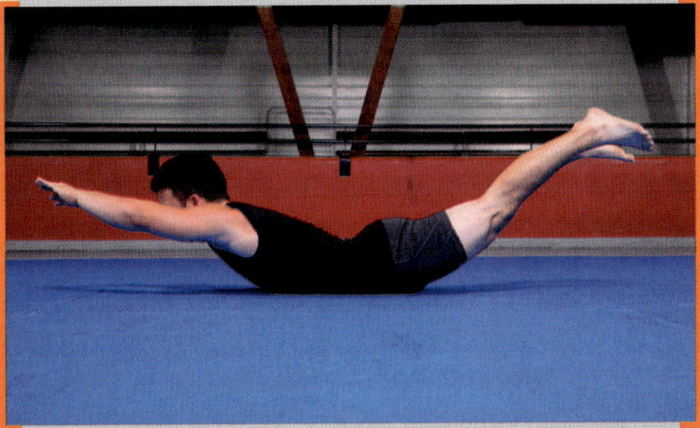

Sätze	3	4	5
Übungszeit	5 Sek.	10 Sek.	15 Sek.
Trainingsmodus	Statisch		

3 SPARTIAT LEVER (TUCK)

Am Boden das Gleichgewicht auf einem Ellenbogen halten, der mit der Hand am Boden die Hüfte stützt. Die andere Hand liegt auf Höhe des Kopfes am Boden, die Beine sind gebeugt oder gestreckt.

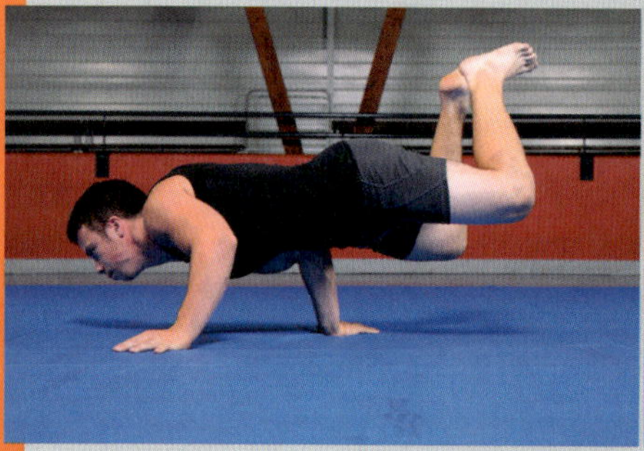

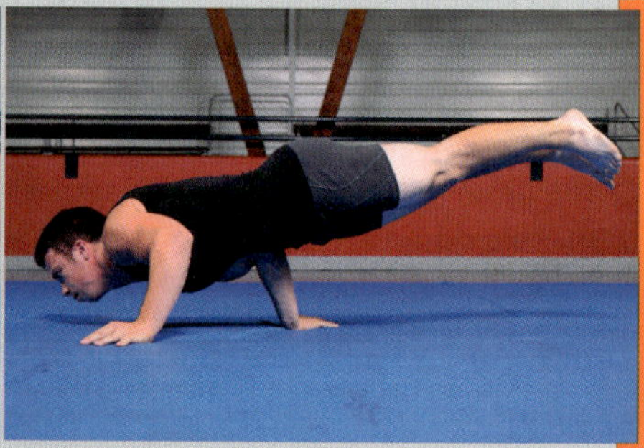

Sätze	3	4	5
Übungszeit/Seite	5 Sek.	10 Sek.	15 Sek.
Trainingsmodus	Statisch		

4 SEMI ELBOW LEVER

Gleiche Position wie beim Elbow Lever einnehmen, Füße an einer Wand abstützen.

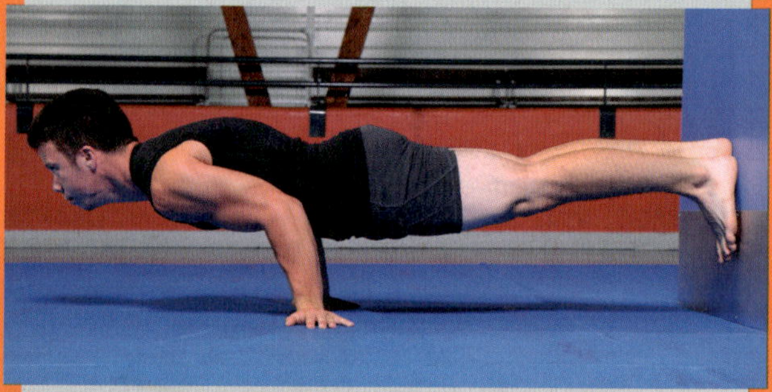

Sätze	3	4	5
Übungszeit	5 Sek.	7 Sek.	9 Sek.
Trainingsmodus	Statisch		

5 SWING ELBOW LEVER

Beginnend mit den Knien auf dem Boden einen Ellenbogen auf Höhe der Hüfte am Boden platzieren, die Hand des anderen Armes auf Höhe des Kopfes. Dann durch Beugen der Ellenbogen nach vorne kippen, mit den Beinen vom Boden, und wieder zurückkommen.

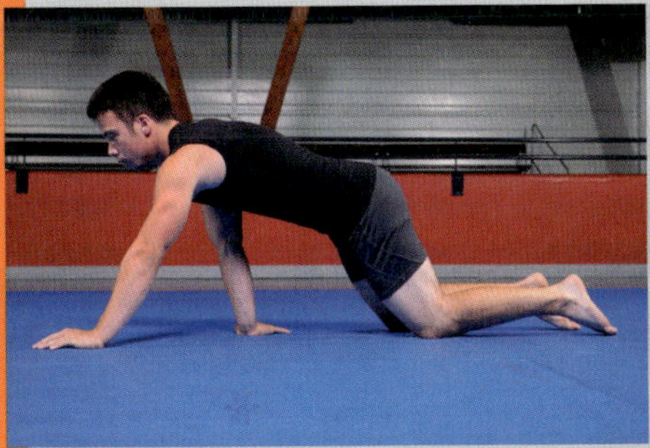

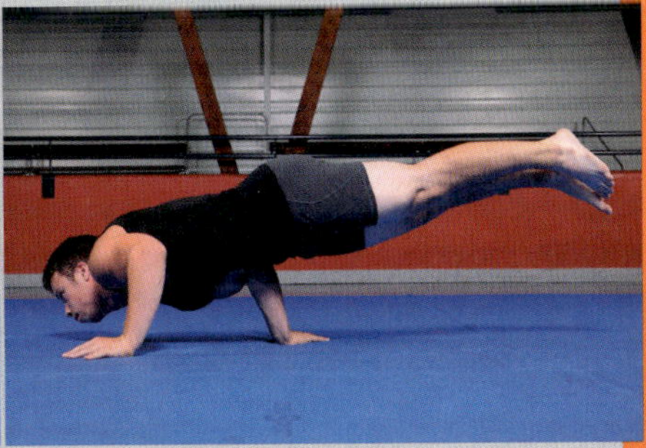

Sätze	3	4	5
Wiederholungen pro Seite	× 5	× 7	× 9
Trainingsmodus	Stato-Dynamisch (2 Sek.)		

VARIANTE ELBOW LEVER ONE HAND

Front Planche, abgestützt auf dem Ellenbogen des einen Armes, dessen Hand sich am Boden abstützt. Die Hand befindet sich unterhalb des Beckens, die Finger sind gespreizt und zeigen nach hinten. Der Ellenbogen stützt sich an den oberen Beckenkamm derselben Seite. Den anderen Arm und die Beine nach vorne strecken.

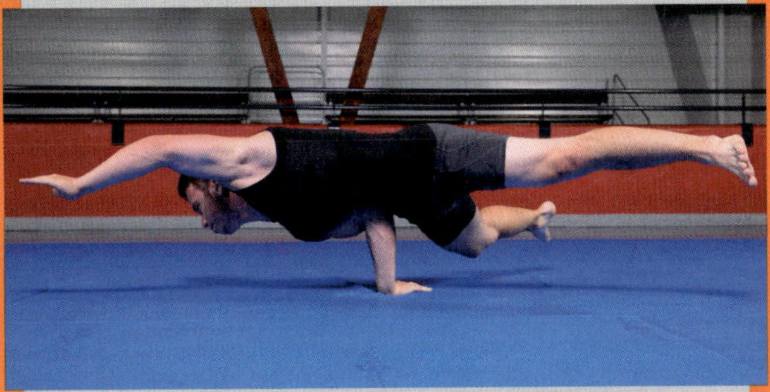

PLANCHE UND VARIANTEN

FULL PLANCHE *Niveau* 3

- **Definition:** Front Plank, abgestützt auf dem Boden oder auf parallelen Stangen.
- **Voraussetzungen:** Mindestens 40 Liegestützen mit den Ellenbogen am Körper; Front Plank kann mindestens 3 Minuten gehalten werden

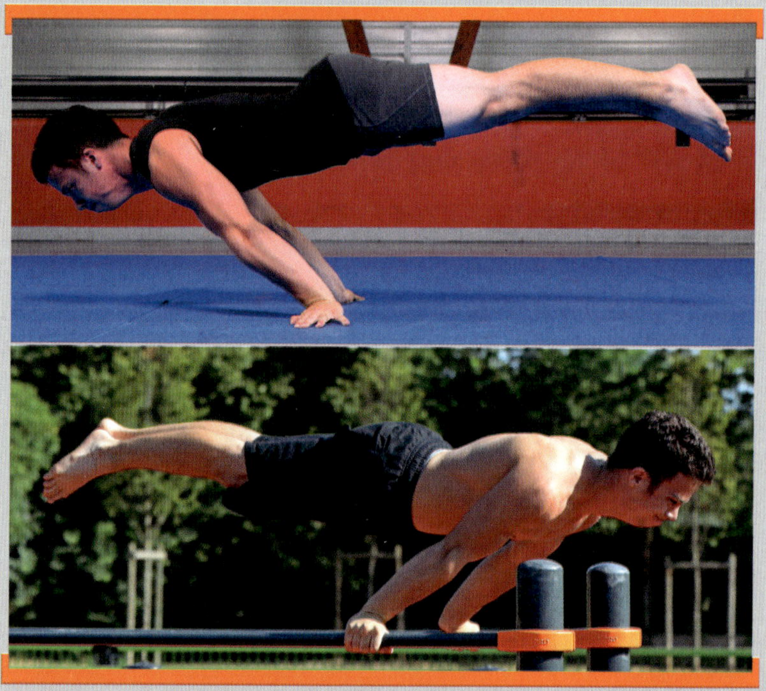

- **Beschreibung:** Durch eine isometrische Anspannung werden Kopf-Rumpf-Beine linear in der Horizontalen gehalten, die Schultern deutlich vor den am Boden (oder auf den parallelen Stangen) abgestützten Händen, die Füße vom Boden gehoben, um die geschlossenen Beine in eine Linie mit dem Oberkörper zu bringen
- **Praxistipp:** Die Ellenbogen verriegeln, indem die Arme maximal angespannt werden, die Schultern so weit wie möglich nach vorne bringen, um das Gleichgewicht zu finden. Die vorderen Anteile des M. deltoideus und die Muskeln der Körperrückseite (Lumbal-, Gesäß- und Ischiokruralmuskulatur) in maximale Anspannung bringen.
- **Vorbereitungsübungen auf den folgenden Seiten.**

1 RUBBER BAND FRONT RAISING

Auf dem Boden stehen, die elastischen Schlingen in den Händen halten (das Band läuft hinter dem Körper auf Gesäßhöhe). Die Hände befinden sich auf Hüfthöhe und werden nach vorn/oben gehoben (Übung in Propulsion).

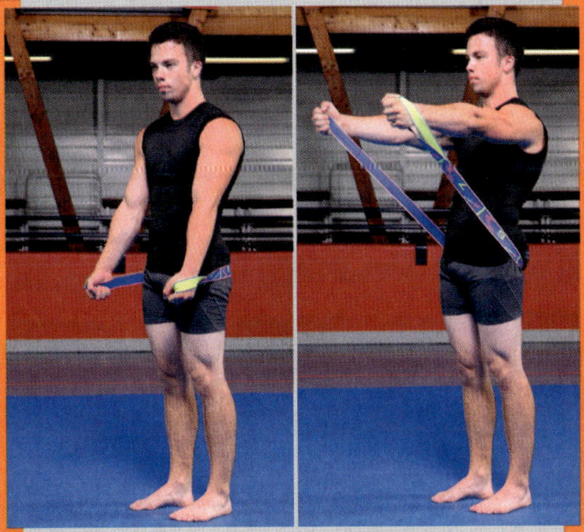

Sätze	3	4	5
Wiederholungen	× 5	× 10	× 15
Trainingsmodus		Dynamisch	

2 FROGSTAND

Die gleiche Position einnehmen wie bei der Full Planche, Beine geschlossen, die Knie an den Ellenbogen.

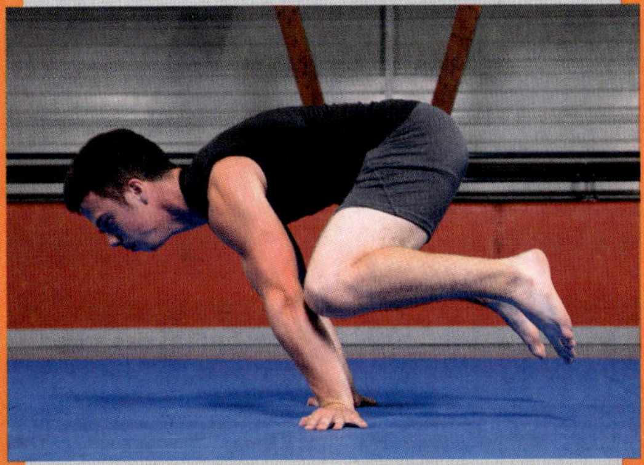

Sätze	3	4	5
Übungszeit	5 Sek.	7 Sek.	9 Sek.
Trainingsmodus		Statisch	

3 PSEUDO PLANCHE PUSH-UP

Liegestützen ausführen, wobei die Hände auf Hüfthöhe sind.

Sätze	3	4	5
Wiederholungen	× 10	× 15	× 20
Trainingsmodus	Dynamisch		

4 SCHERE IN DER FULL PLANCHE

Ausgehend vom Liegestütz mit den Schultern vor den Armen ein Bein heben. Während dieses Bein kraftvoll nach oben schwingt, sich auf dem anderen Bein abstoßen. Beine abwechseln.

Sätze	3	4	5
Wiederholungen	× 10	× 15	× 20
Trainingsmodus	Dynamisch		

5 TUCK PLANCHE

Die gleiche Position einnehmen wie bei der Full Planche; die Beine werden in der Luft gebeugt.

Sätze	3	4	5
Übungszeit	3 Sek.	5 Sek.	7 Sek.
Trainingsmodus	Statisch		

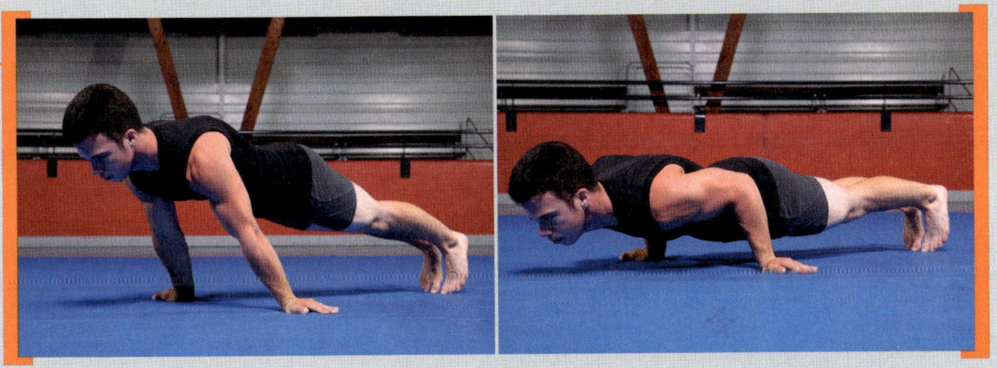

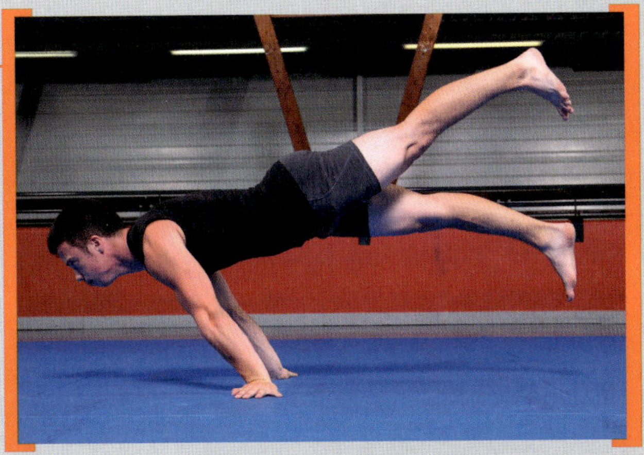

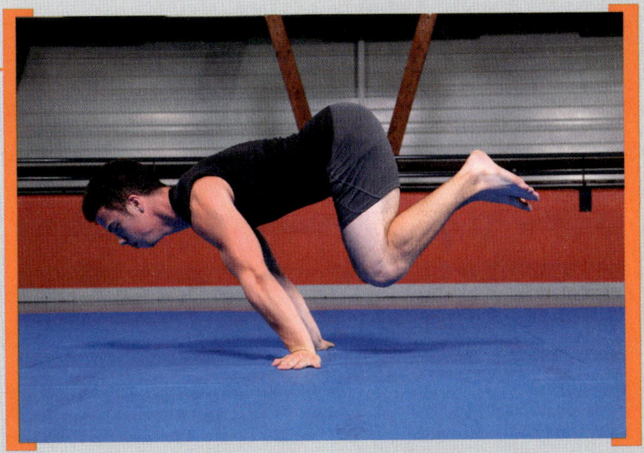

6 FULL PLANCHE MIT EINEM BEIN/STRADDLE PLANCHE

Die gleiche Position einnehmen wie bei der Full Planche, ein Bein gebeugt, das andere gestreckt oder beide Beine in der Grätsche.

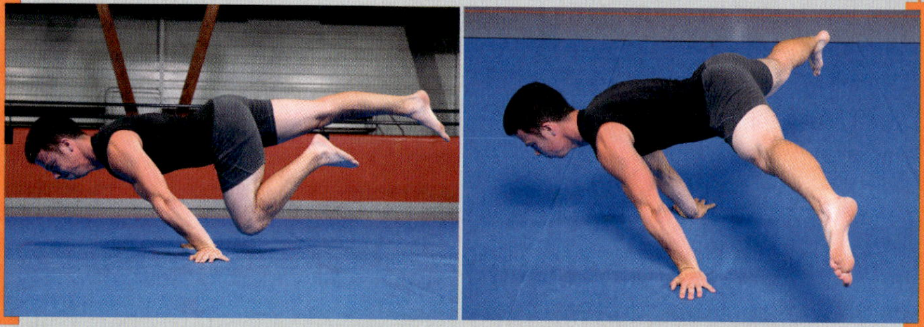

Sätze	3	4	5
Übungszeit	3 Sek.	5 Sek.	7 Sek.
Trainingsmodus	Statisch		

7 NEGATIVE FULL PLANCHE

Beginnend in der Hocke am Boden beide Beine gebeugt heben, dann im Winkel von 45° strecken, die Schultern sind vor den Händen, anschließend die Beine langsam senken in die Full Planche.

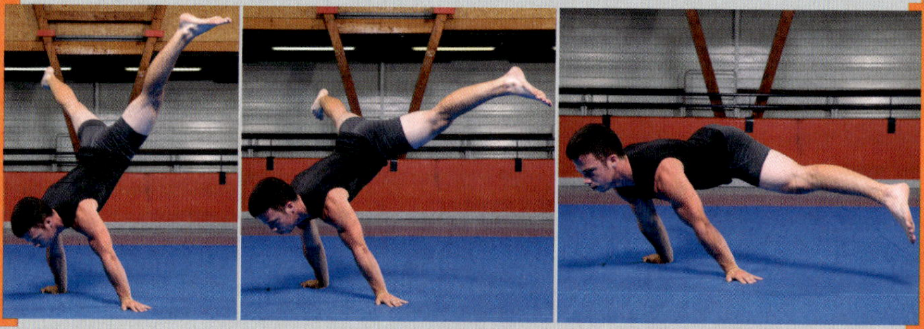

Sätze	3	4	5
Wiederholungen	× 5	× 7	× 9
Trainingsmodus	Stato-Dynamisch (2 Sek.)		

PLANCHE UND VARIANTEN

FRONT LEVER oder FOREARM FRONT LEVER *Niveau* 3

- **Definition:** Front Plank, an einer festen Stange oder zwei parallelen Stangen hängend, d.h. an den Unterarmen hängend.
- **Voraussetzungen:** L-Sit, Dragon Flag können mindestens 5 Sekunden gehalten werden.

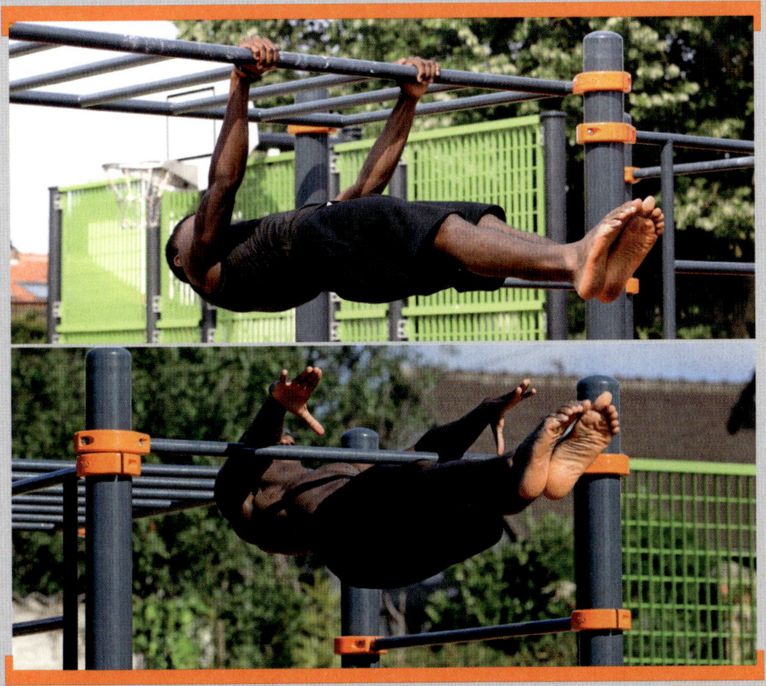

- **Beschreibung:** Unter der Stange hängend werden Kopf-Rumpf-Beine durch eine isometrische Anspannung vollständig in einer horizontalen Linie gehalten; der Bauch zeigt zur Stange, die Arme sind gestreckt. Die Hände in Pronation (oder die Unterarme auf die Stange gestützt).
- **Praxistipp:** Das Halten dieser komplexen Position wird durch eine allgemeine Anspannung des Körpers von den Zehen über den Nacken bis zu den Handgelenken begünstigt.
- **Vorbereitungsübungen auf den folgenden Seiten.**

1 TUCK, BENT KNEE oder STRADDLE FRONT LEVER

Die gleiche Position einnehmen wie beim Front Lever, die Beine sind angezogen (Knie zur Brust bringen), halb gebeugt (Knie im 90°-Winkel, Füße nach unten) oder gegrätscht (je breiter die Grätsche, desto einfacher die Übung).

Sätze	3	4	5
Übungszeit	5 Sek.	7 Sek.	9 Sek.
Trainingsmodus	Statisch		
Wiederholungen	× 3	× 4	× 5
Trainingsmodus	Stato-Dynamisch (2 Sek.)		

2 FRONT LEVER ONE LEG

Die gleiche Position einnehmen wie beim Front Lever, ein Bein ist gestreckt, das andere gebeugt.

Sätze	3	4	5
Übungszeit/Bein	3 Sek.	5 Sek.	7 Sek.
Trainingsmodus	Statisch		

3 NEGATIVE FRONT LEVER

An der festen Stange hängend das Becken heben, um die Oberschenkel an die Stange und den Kopf nach unten zu bringen (umgekehrte Aufhängung); anschließend den Körper in die Horizontale absenken (innerhalb von 5 Sek.) und wieder anheben.

Sätze	3	4	5
Wiederholungen	× 5	× 7	× 9
Trainingsmodus	Stato-Dynamisch (2 Sek.)		

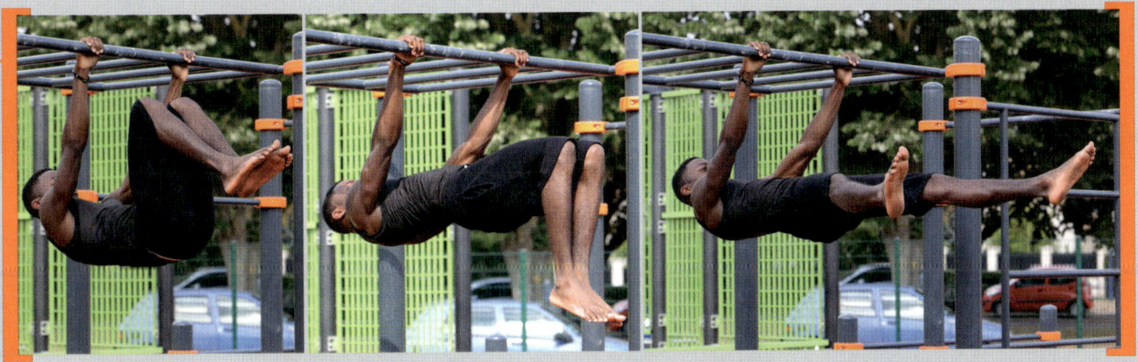

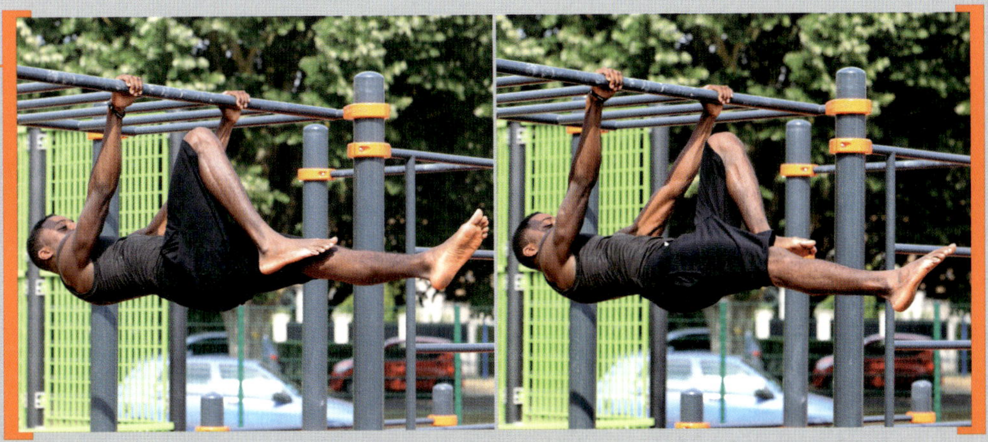

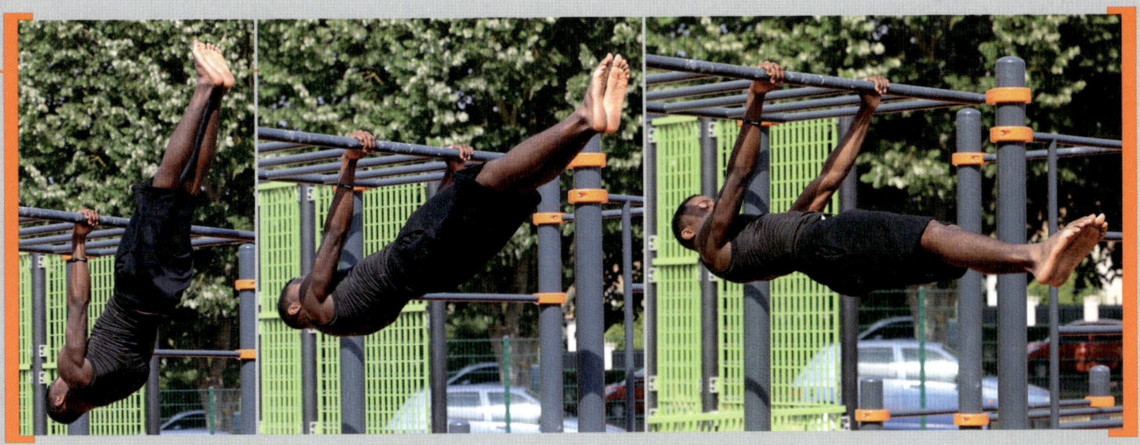

4 HIPS RAISING TO INVERTED HANG

An der festen Stange hängend die Knöchel durch Schließen von Beinen und Rumpf an die Stange bringen, dann das Becken heben, um die Oberschenkel an die Stange zu bringen (umgekehrte Aufhängung) und in die Ausgangsposition zurückkommen.

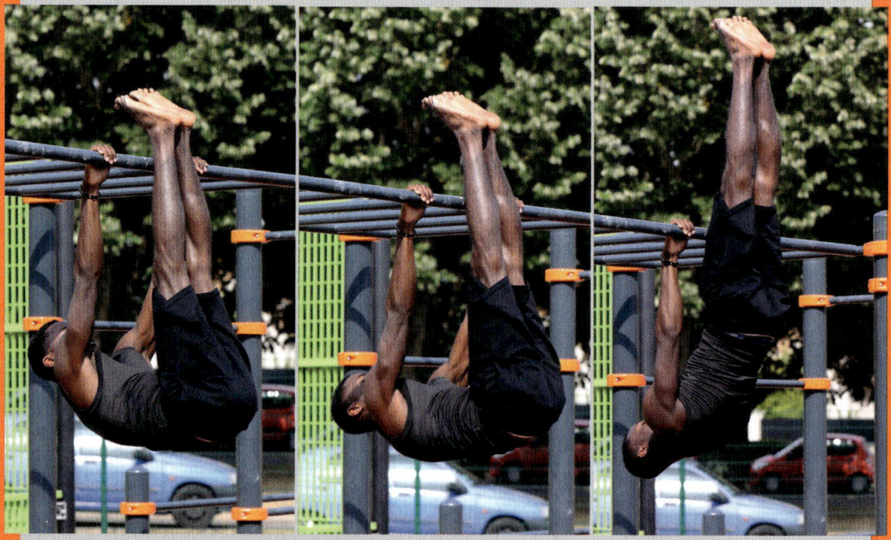

Sätze	3	4	5
Wiederholungen	× 5	× 7	× 9
Trainingsmodus	Dynamisch		

5 TUCKED (PIKE) WINDSHIELD WIPERS

An der festen Stange hängend die Knie von links nach rechts schwingen, das Gesäß dabei auf Schulterhöhe halten, die Beine sind gebeugt oder gestreckt.

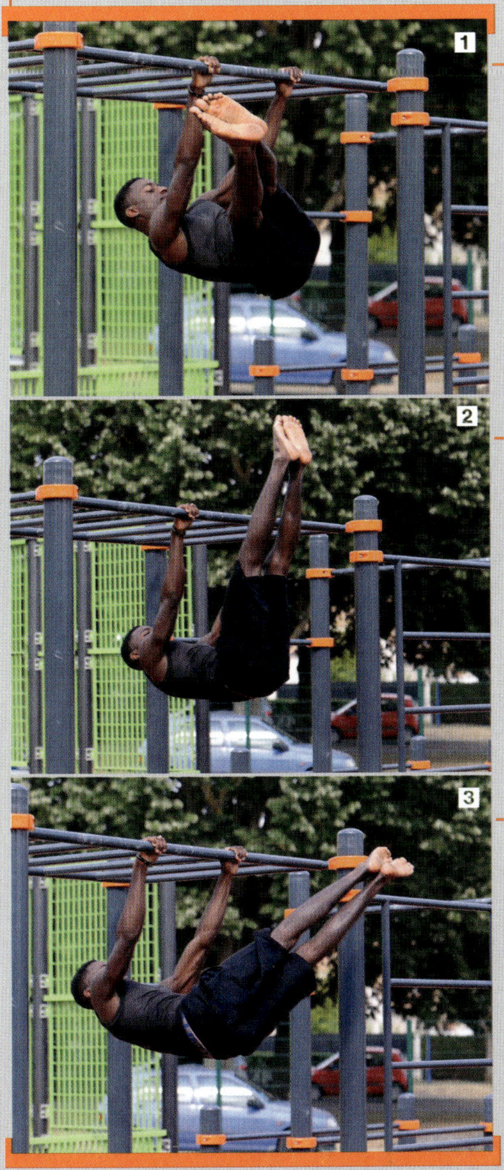

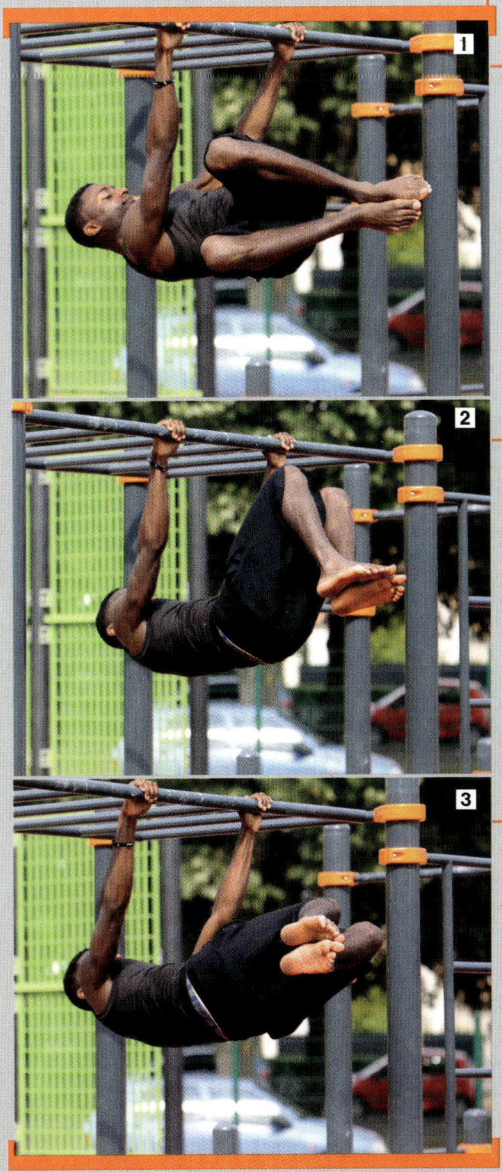

Sätze	3	4	5
Wiederholungen	× 5	× 10	× 15
Trainingsmodus	Dynamisch		

6 FRONT LEVER SWOOPS (BENT KNEE)

An der festen Stange hängend mit dem Körper Drehungen ausführen, der Oberkörper ist dabei mit den Hüften auf einer Linie, die Knie sind im 90°-Winkel gebeugt.

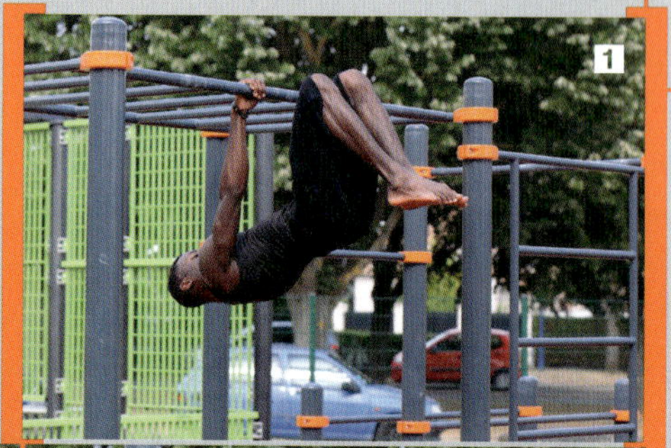

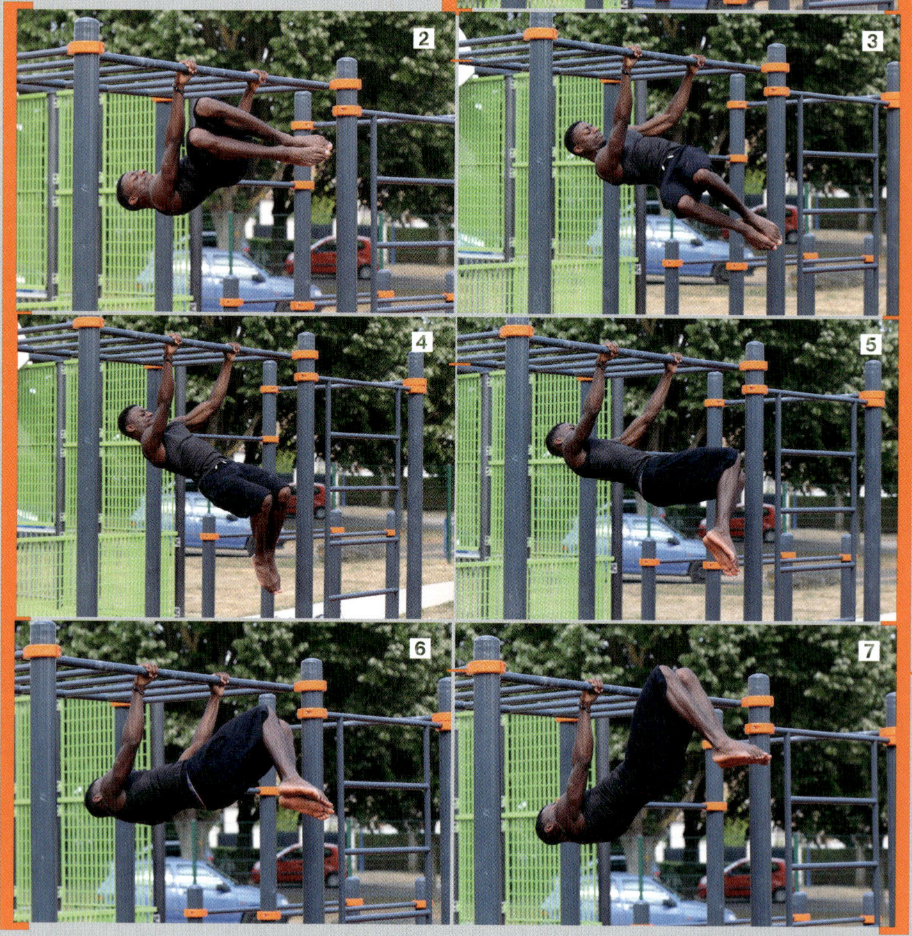

Sätze	3	4	5
Wiederholungen	× 5	× 7	× 9
Trainingsmodus	Dynamisch		

VARIANTE 1 FRONT LEVER SIDE TO SIDE

Im Hammergriff auf einer Seite in den Front Lever kommen, anschließend den Körper auf die andere Seite drehen.

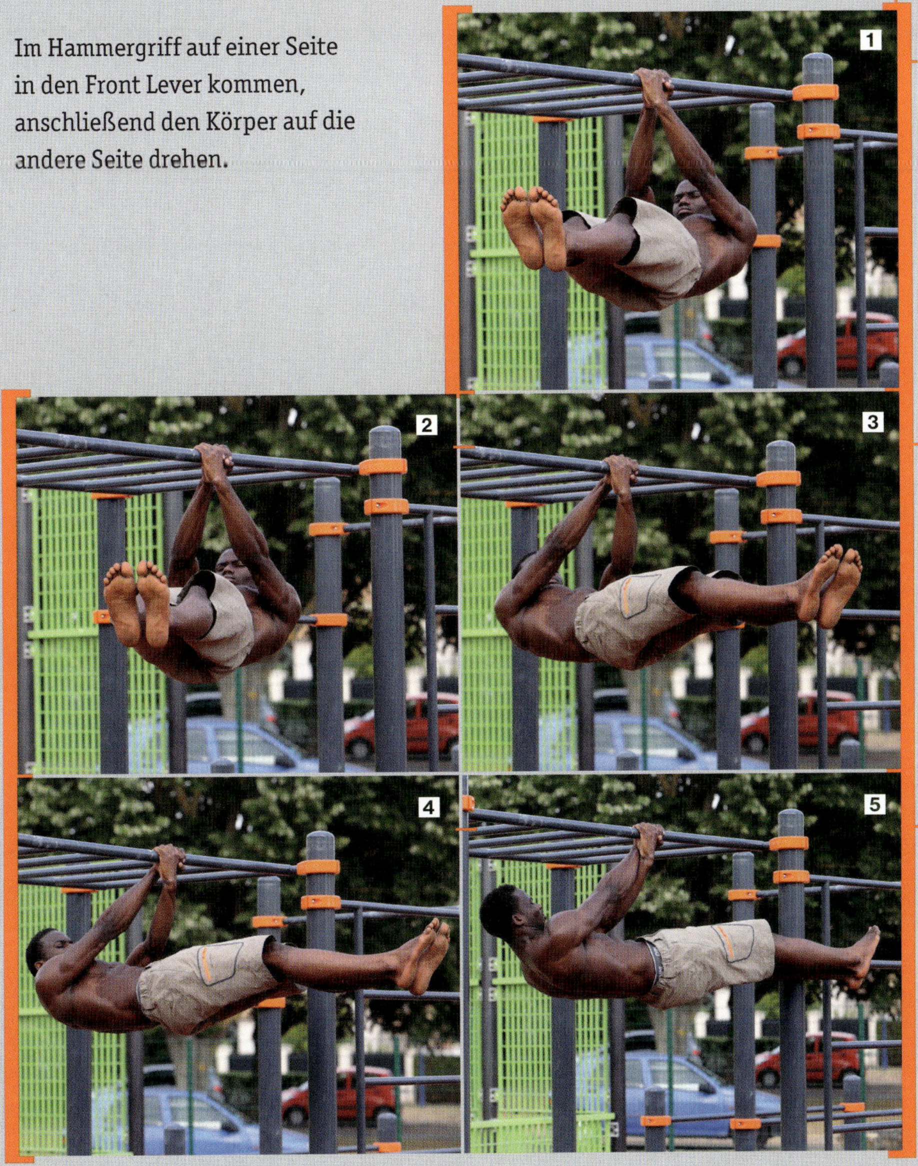

VARIANTE 2 WALKING STEP TO FRONT LEVER

»Treppensteigen« bis zur Position Front Lever.

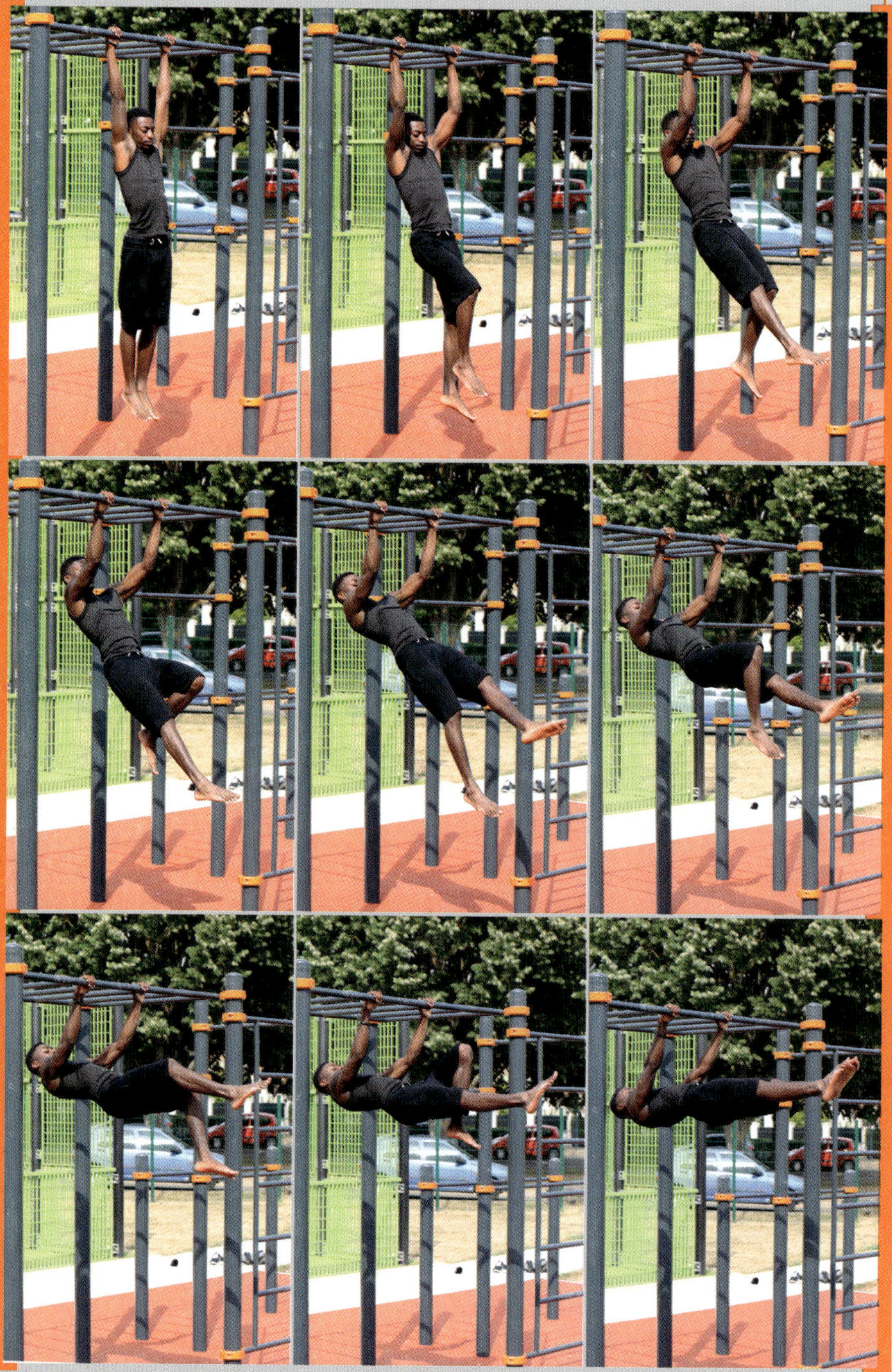

VARIANTE 3 SCISSOR FRONT LEVER

Scherenbewegung in der Position Front Lever.

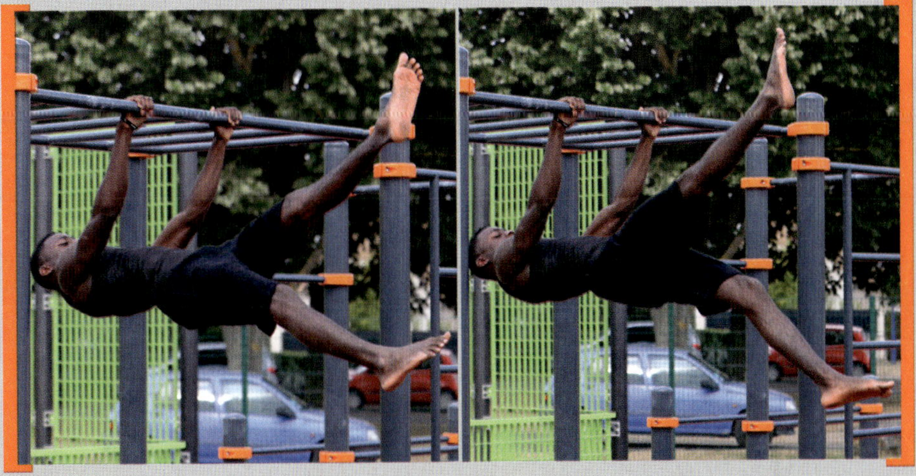

VARIANTE 4 X-GRIP FRONT LEVER

Front Lever mit überkreuzten Händen.

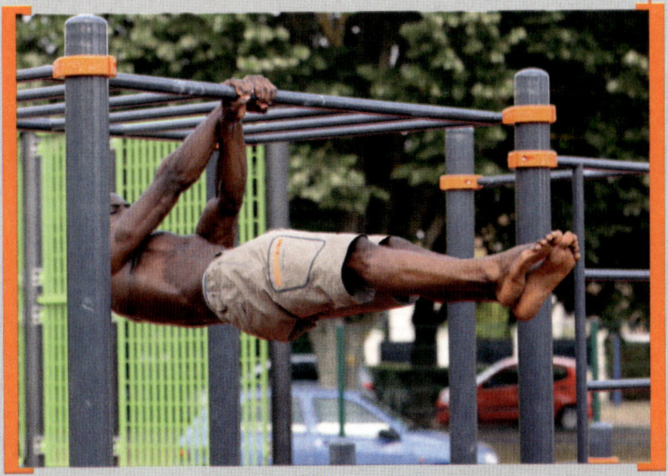

VARIANTE 5 CHIN FRONT LEVER

Front Lever mit den Händen in Supination.

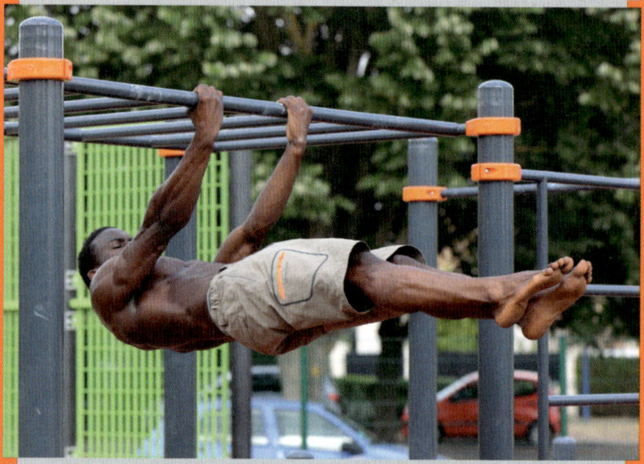

VARIANTE 6 SEMI FRONT MEATHOOK = SEMI FRONT LEVER ONE ARM (Fleischerhaken)

Front Lever mit nur einem Arm. Die Hand des anderen Arms umfasst das Handgelenk, um den ersten Arm zu stabilisieren.

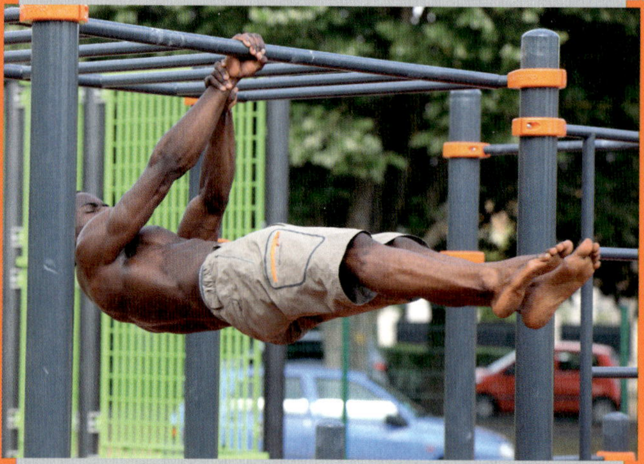

VARIANTE 7 VICTORIAN

Front Lever, die Unterarme sind auf den parallelen Stangen abgestützt.

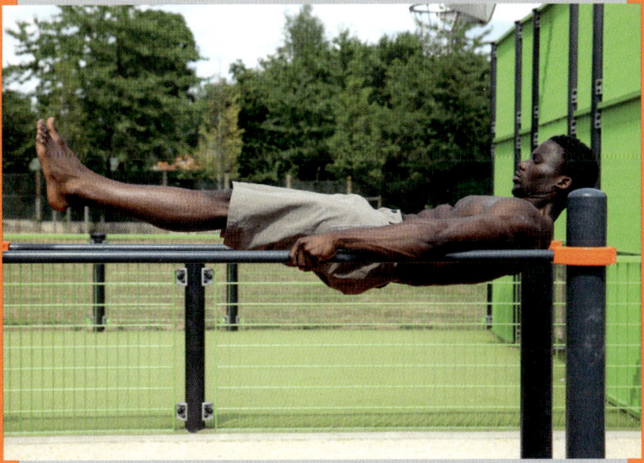

VARIANTE 8 CLOSE TO IMPOSSIBLE

Der Körper wird in der Vertikalen gehalten, dabei sind die Arme in der Horizontalen gestreckt.

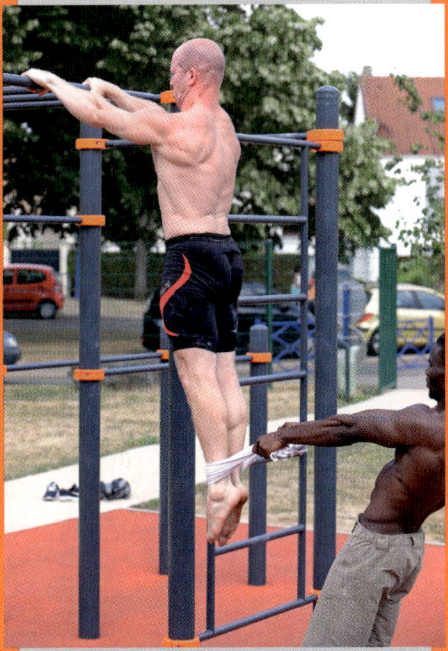

PLANCHE UND VARIANTEN

BACK LEVER oder FOREARM BACK LEVER *Niveau* 3

- **Definition:** Back Plank, an einer festen Stange oder an zwei parallelen Stangen hängend.
- **Voraussetzungen:** Front Plank / Back Plank mindestens 3 Minuten halten können.

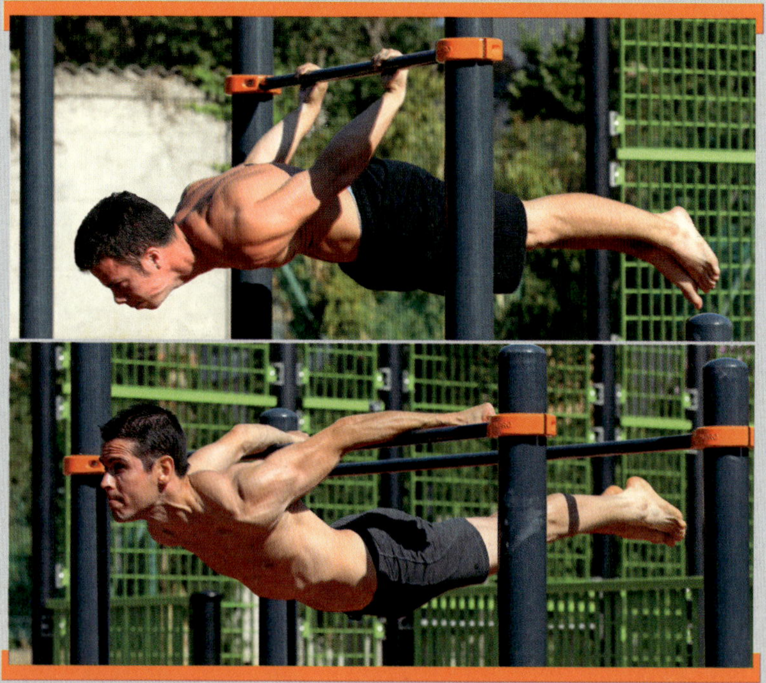

- **Beschreibung:** Unter der Stange hängend werden Kopf-Rumpf-Beine vollständig in einer horizontalen Linie gehalten gehalten, der Rücken zeigt zur Stange, die Arme sind gestreckt, die Hände in Pronation (oder die Unterarme auf die Stange gestützt).
- **Praxistipp:** Das Halten dieser komplexen Position wird durch eine allgemeine Anspannung des Körpers von den Zehen über den Nacken bis zu den Handgelenken begünstigt.
- **Vorbereitungsübungen auf den folgenden Seiten.**

1 STRETCH SCAPULA

Mit dem Rücken an einer niedrigen Stange stehend die Arme nach hinten bringen und mit dem Körper nach unten gehen, um eine Spannung in den vorderen Anteilen beider Deltamuskeln zu erzeugen.

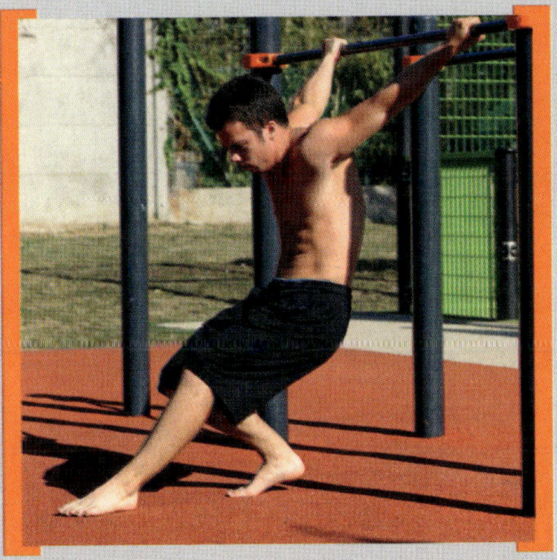

Sätze	3	4	5
Übungszeit	5 Sek.	10 Sek.	20 Sek.
Trainingsmodus	Statisch		

2 TUCK ROLL-UP

An einer festen Stange hängend die Knie zwischen die Arme bringen, Beine und Becken nach hinten und unten führen, dann in die Ausgangsposition zurückkommen.

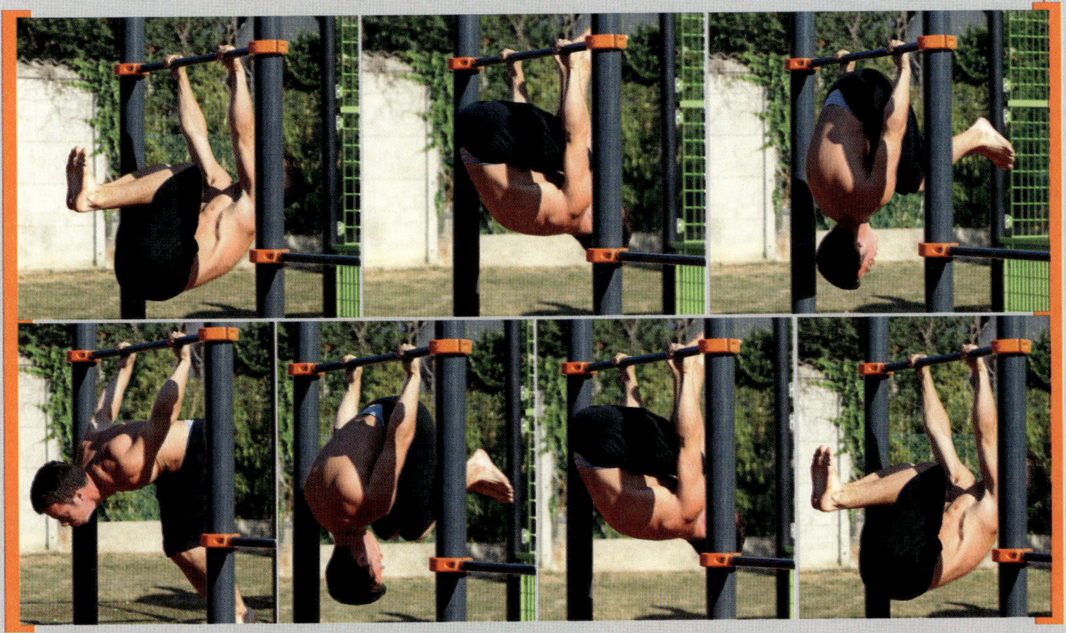

Sätze	3	4	5
Wiederholungen	× 5	× 10	× 15
Trainingsmodus	Dynamisch		

3 SKIN THE CAT (PIKE ROLL-UP)

An einer festen Stange hängend die gestreckten Beine zwischen den Armen hindurch nach hinten und unten führen, dann in die Ausgangsposition zurückkommen.

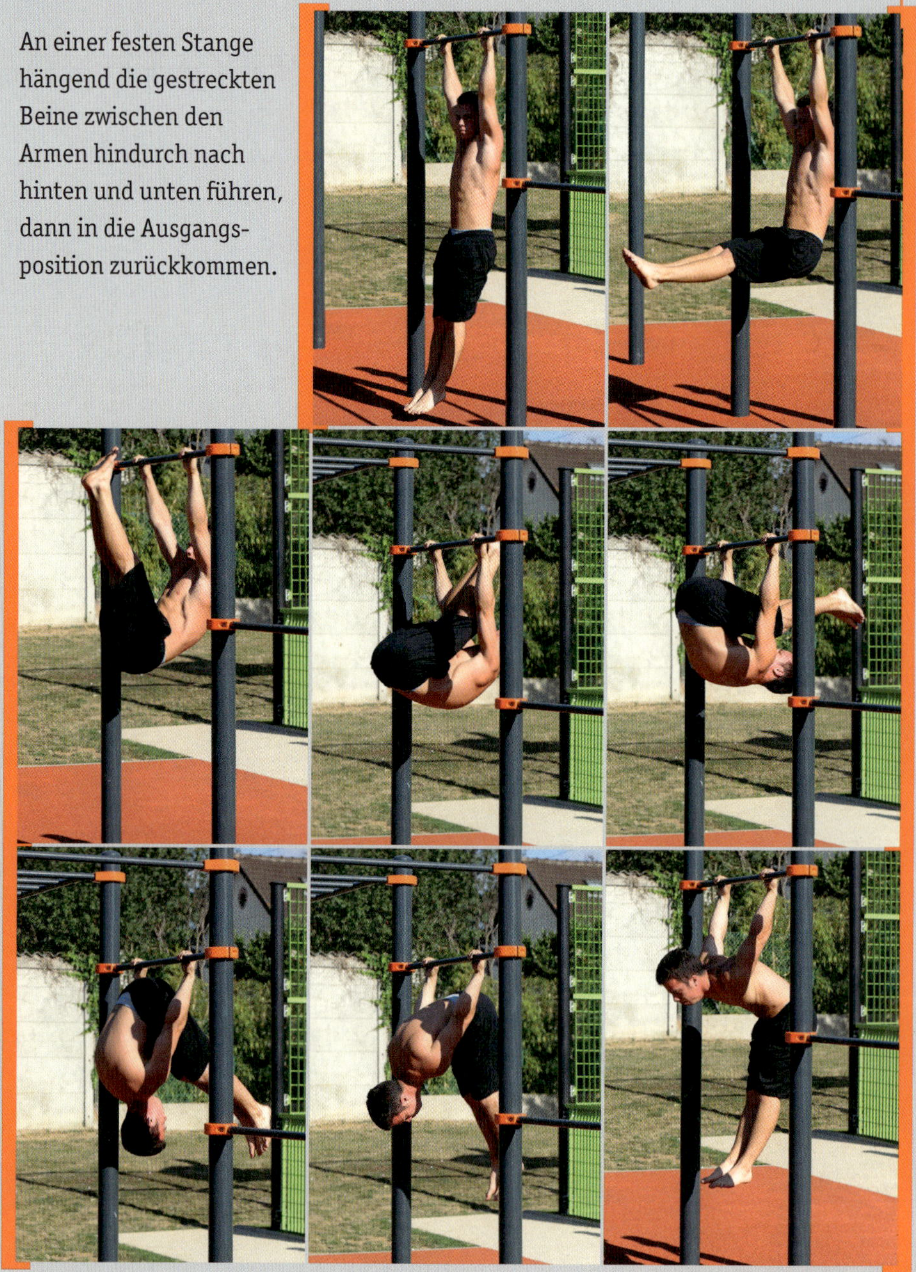

Sätze	3	4	5
Wiederholungen	× 5	× 10	× 15
Trainingsmodus	Dynamisch		

4 TUCK / STRADDLE BACK LEVER

Die gleiche Position einnehmen wie beim Back Lever, die Beine sind gebeugt oder gegrätscht.

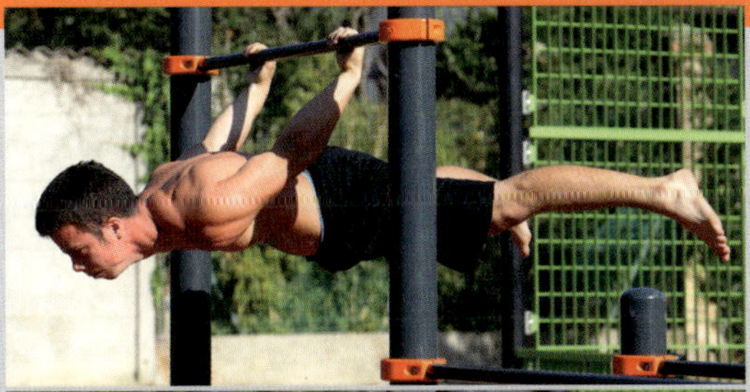

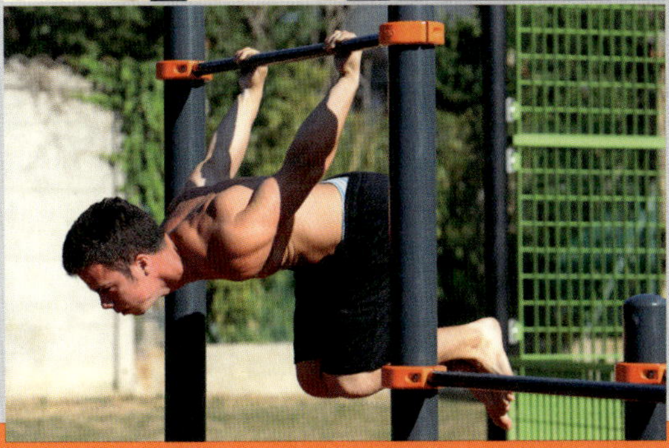

Sätze	3	4	5
Übungszeit	5 Sek.	7 Sek.	9 Sek.
Trainingsmodus	Statisch		

5 BACK LEVER ONE LEG

Die gleiche Position einnehmen wie beim Back Lever, ein Bein ist gebeugt, das andere gestreckt.

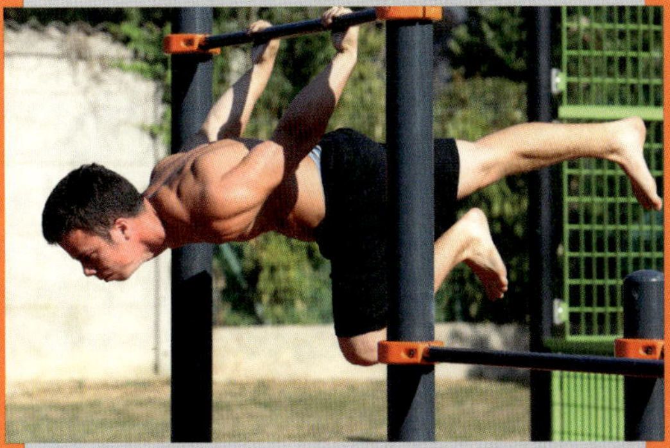

Sätze	3	4	5
Übungszeit/Bein	5 Sek.	7 Sek.	9 Sek.
Trainingsmodus	Statisch		

6 BACK LEVER RAISES

Mit umgekehrtem Armstütz (Kopf nach unten) auf den parallelen Stangen den Körper in die Horizontale absenken und in die Ausgangsposition zurückkommen.

Sätze	3	4	5
Wiederholungen	× 5	× 10	× 15
Trainingsmodus	Dynamisch		

VARIANTE 1 SEMI BACK MEATHOOK

Back Lever mit einem Arm, der andere Arm stützt sich auf dem Boden ab.

VARIANTE 2 BACK MEATHOOK (Fleischerhaken)

Back Lever mit einem Arm.

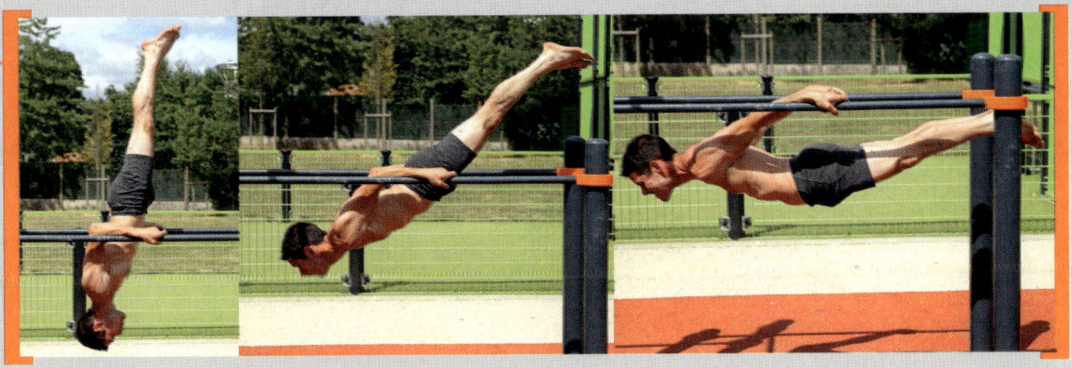

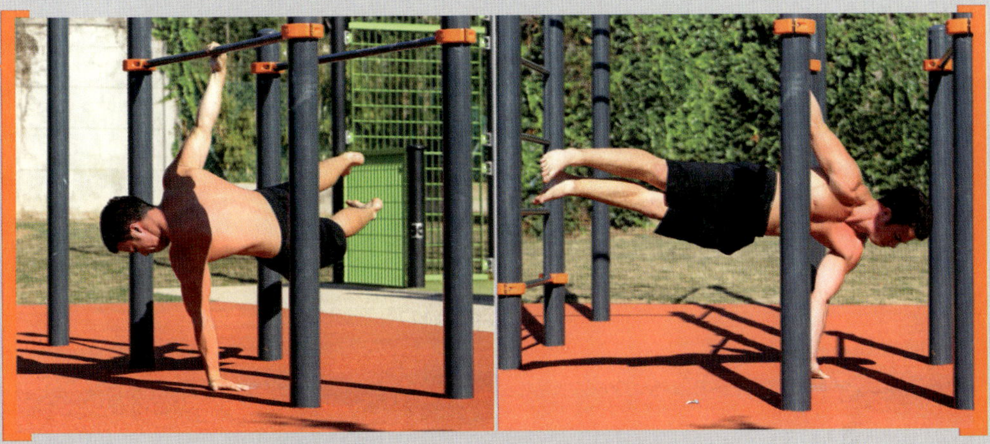

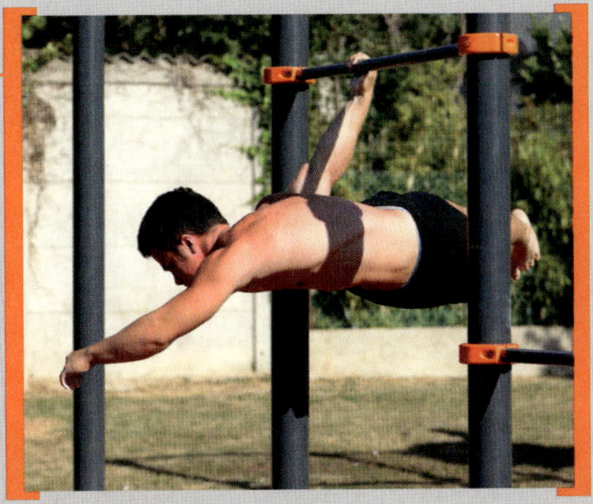

PLANCHE UND VARIANTEN

MALTESE *Niveau* 4

- **Definition:** Front Plank, abgestützt auf den nach außen gerichteten Armen, die Handflächen am Boden oder an der festen Stange (Schwalbe).
- **Voraussetzungen:** Full Planche mindestens 5 Sekunden lang halten können.

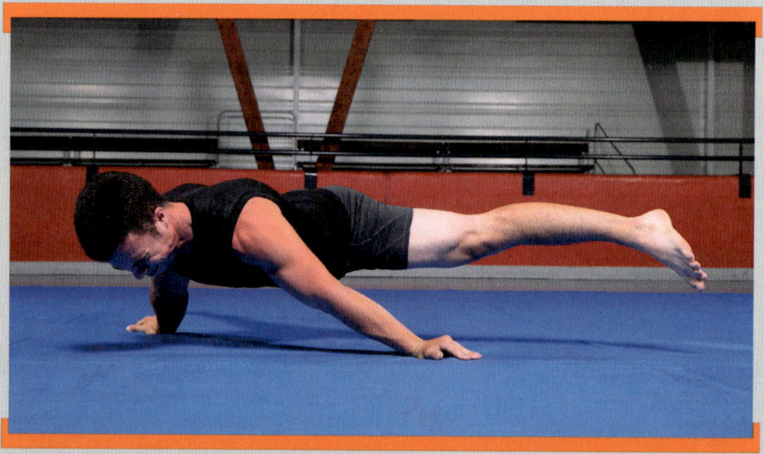

- **Beschreibung:** Durch eine isometrische Anspannung werden Kopf-Rumpf-Beine linear in der Horizontalen gehalten. Die Schultern befinden sich deutlich vor den am Boden abgestützten Händen, die Füße sind vom Boden abgehoben, damit die geschlossenen Beine eine Linie mit dem Oberkörper bilden. Die Arme sind gespreizt, die Finger zeigen nach hinten.
- **Praxistipp:** Die Ellenbogen verriegeln, indem die Arme maximal gestreckt werden, die Schulter so weit wie möglich nach vorne bringen, um das Gleichgewicht zu finden. Die vorderen Anteile der Deltamuskeln und die hinteren Muskeln (Lumbal-, Gesäß- und ischiocrurale Muskulatur) befinden sich in maximaler Kontraktion.
- **Vorbereitungsübungen auf den folgenden Seiten.**

1 STEP MALTESE

Die gleiche Position einnehmen wie beim Maltese, der Oberkörper ist auf einem Stepper abgestützt.

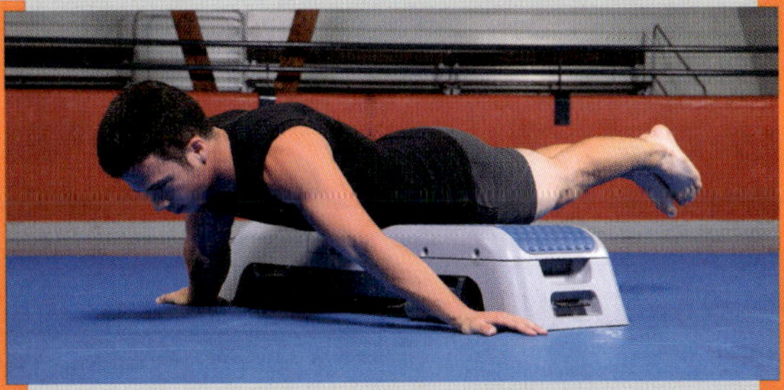

Sätze	3	4	5
Übungszeit	10 Sek.	15 Sek.	20 Sek.
Trainingsmodus	Statisch		

2 MALTESE PUSH-UP (FINGER TIPS BACKWARDS)

Liegestützen ausführen mit den Händen auf Hüfthöhe, die Finger zeigen nach hinten.

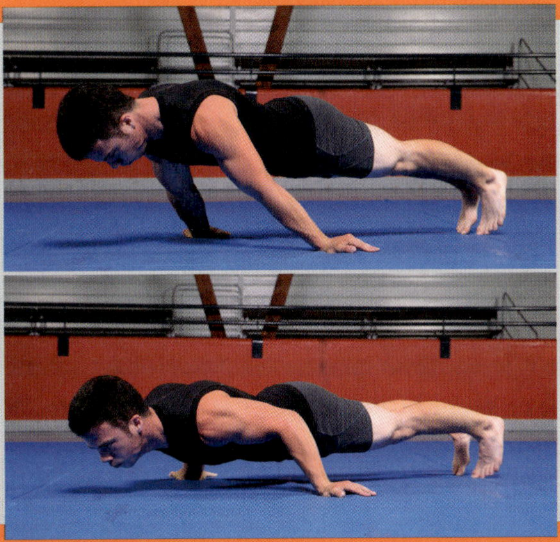

Sätze	3	4	5
Wiederholungen	× 5	× 10	× 15
Trainingsmodus	Dynamisch		

3 SUSPENSION TRAINING-FLY

Im Stand, die Hände auf die Schlingen oder Ringe gestützt, den gerade ausgerichteten Körper absenken, dabei die Arme kontrolliert nach außen und hinten führen. Sobald die Spannung in den vorderen Anteilen der Deltamuskeln spürbar wird (Propulsion), dagegen halten.

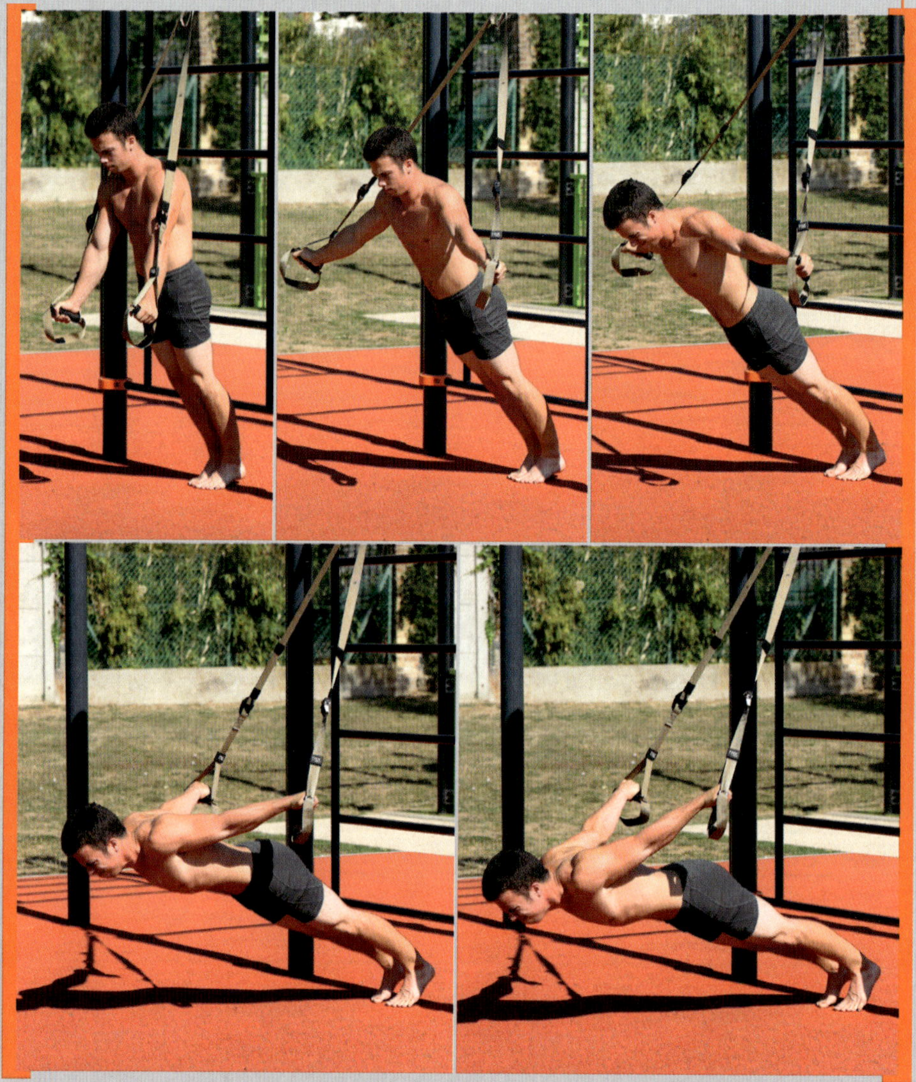

Sätze	3	4	5
Wiederholungen	× 5	× 7	× 9
Trainingsmodus	Stato-Dynamisch (2 Sek.)		

4 KNEE MALTESE

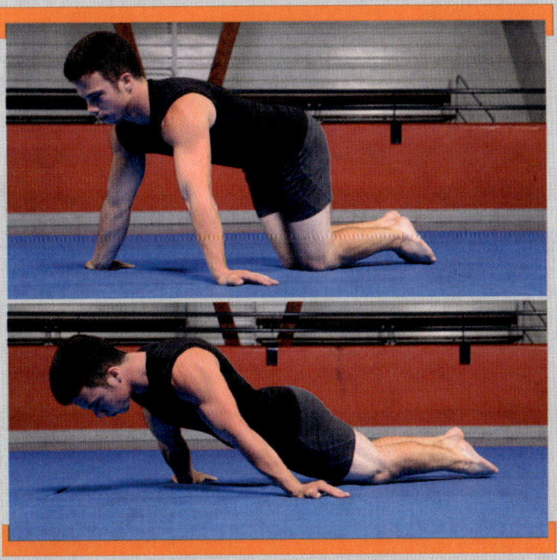

Im Knien die Schultern nach vorne bringen, bis man gerade noch im Gleichgewicht bleibt. Dagegen halten, dann in die Ausgangsposition zurückgehen.

Sätze	3	4	5
Wiederholungen	× 5	× 7	× 9
Trainingsmodus	Stato-Dynamisch (2 Sek.)		

5 SEMI MALTESE (PLANCHE LEAN)

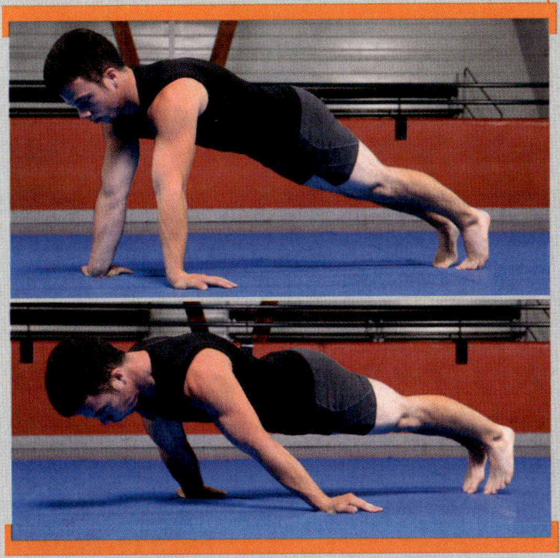

Mit den Füßen am Boden und gestreckten Beinen die Schultern nach vorne bringen, bis man gerade noch im Gleichgewicht bleibt. Dagegen halten, dann in die Ausgangsposition zurückgehen.

Sätze	3	4	5
Wiederholungen	× 5	× 7	× 9
Trainingsmodus	Stato-Dynamisch (2 Sek.)		

6 INCLINE MALTESE

Die Füße sind vom Boden gehoben und gegen eine Wand gestützt. Die Schultern nach vorne bringen, bis man gerade noch im Gleichgewicht bleibt. Dagegen halten, dann in die Ausgangsposition.

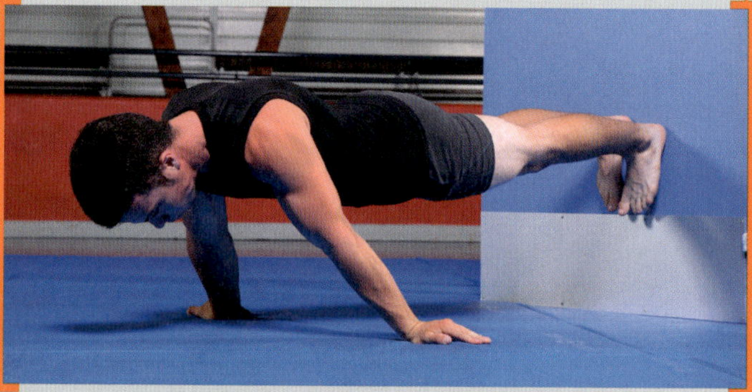

Sätze	3	4	5
Wiederholungen	× 5	× 7	× 9
Trainingsmodus	Stato-Dynamisch (2 Sek.)		

7 MALTESE ONE LEG

Die gleiche Position einnehmen wie beim Maltese, ein Bein ist gebeugt, das andere gestreckt.

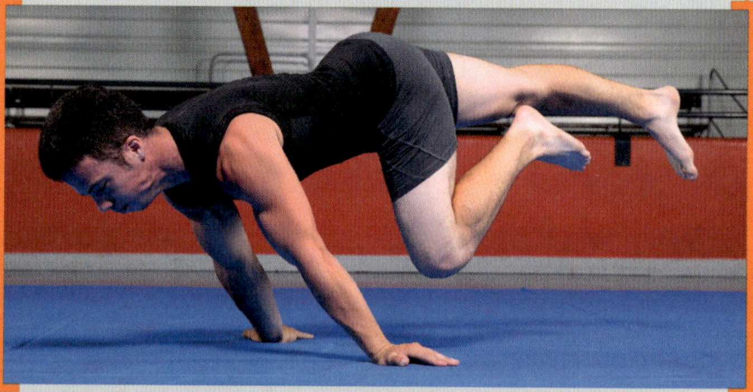

Sätze	3	4	5
Übungszeit/Bein	2 Sek.	3 Sek.	4 Sek.
Trainingsmodus	Statisch		

8 WIDE FLY

Die gleiche Position einnehmen wie beim Maltese, die Hände umfassen weit auseinander stehende Liegestützgriffe, die Füße sind am Boden.

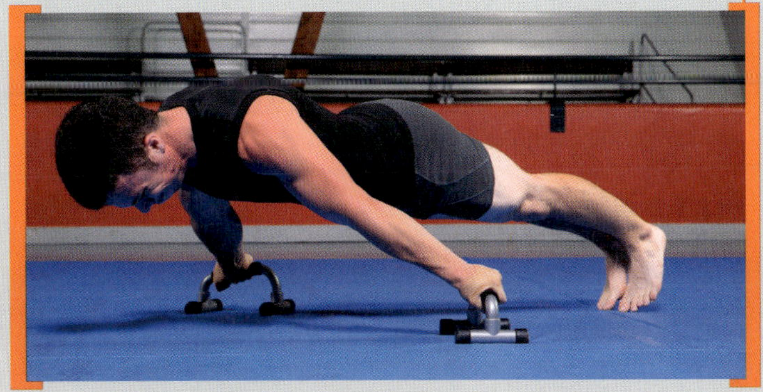

Sätze	3	4	5
Übungszeit	5 Sek.	7 Sek.	9 Sek.
Trainingsmodus		Statisch	

VARIANTE STRADDLE FOREARM BAR PLANCHE

Front Plank, die Unterarme auf einer festen Stange abgestützt, die Beine gegrätscht.

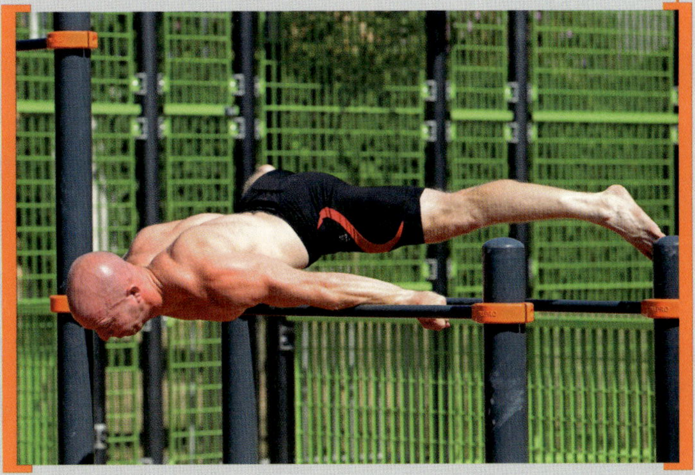

GLEICHGEWICHTSÜBUNGEN

FOREARM STAND *Niveau* 1

- **Definition:** Unterarmstand am Boden.
- **Voraussetzungen:** Front und Back Plank mindestens 2 Minuten halten können.

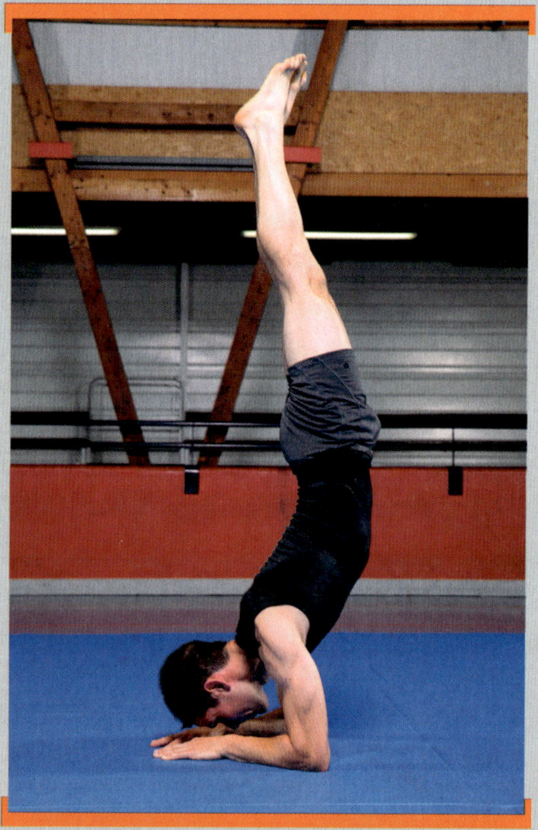

- **Beschreibung:** Durch eine isometrische Anspannung werden Kopf-Rumpf-Beine vollständig in einer vertikalen Linie gehalten. Die Hände und die Ellenbogen sind am Boden, die Beine gestreckt und geschlossen.
- **Praxistipp:** Die Ellenbogen weit auseinander- und die Schultern maximal nach vorn bringen, um das Körpergewicht (Schwerpunkt) direkt über der Stütze zu halten.
- **Vorbereitungsübungen auf den folgenden Seiten.**

1 TUCK FOREARM STAND

Übung am Boden. Den Oberkörper in der Vertikalen halten, Hände und Ellenbogen sind am Boden abgestützt, die Beine angezogen.

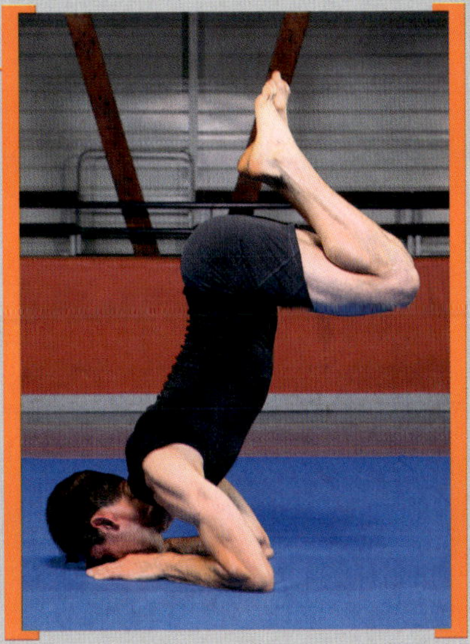

Sätze	3	4	5
Übungszeit	5 Sek.	10 Sek.	15 Sek.
Trainingsmodus	Statisch		

2 SHOULDER STAND

An parallelen Stangen den Körper vollständig in einer vertikalen Linie (Kopf-Rumpf-Beine) halten; die Schultern stützen sich auf die parallelen Stangen, die Ellenbogen gehen nach außen.

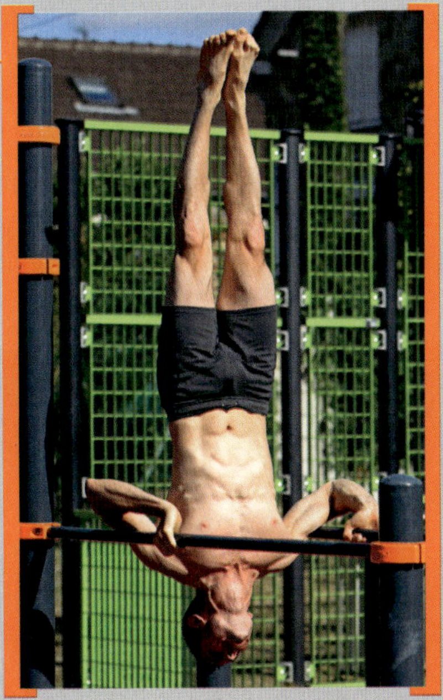

Sätze	3	4	5
Übungszeit	5 Sek.	10 Sek.	15 Sek.
Trainingsmodus	Statisch		

3 HEADSTAND

Übung am Boden. Den Körper vollständig in einer vertikalen Linie (Kopf-Rumpf-Beine) halten; Hände und Kopf stützen sich am Boden ab und bilden ein Dreieck.

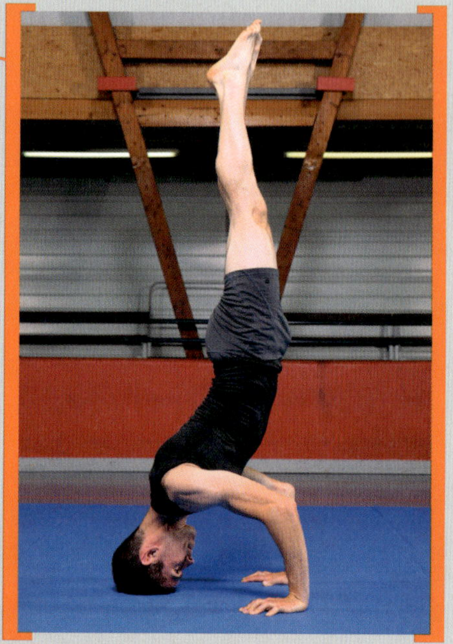

Sätze	3	4	5
Übungszeit	5 Sek.	10 Sek.	15 Sek.
Trainingsmodus	Statisch		

GLEICHGEWICHTSÜBUNGEN

HANDSTAND *Niveau* 2

* **Definition:** Handstand am Boden, auf parallelen Stangen oder auf einer festen Stange *Niveau* **4**.
* **Voraussetzungen:** Unterarmstand kann mindestens 5 Sekunden gehalten werden.

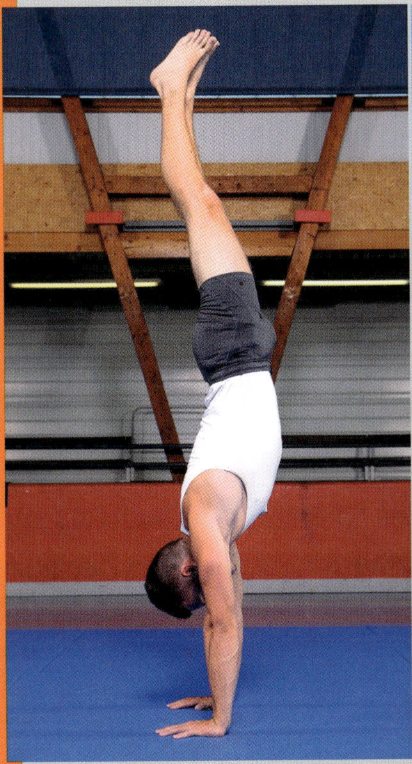

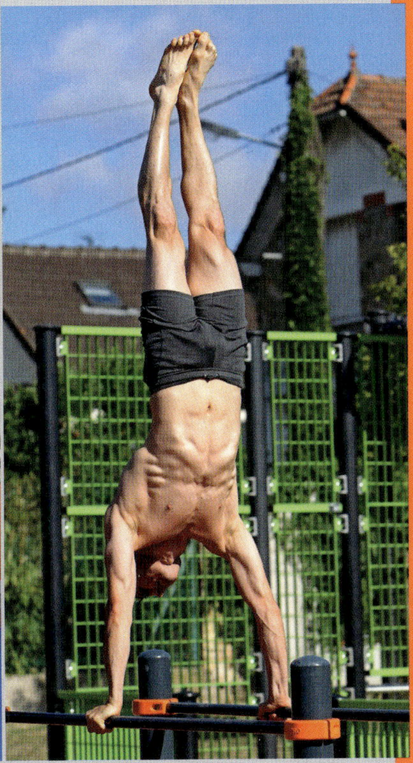

* **Beschreibung:** Durch eine isometrische Anspannung den Körper vollständig in einer vertikalen Linie (Kopf-Rumpf-Beine) halten; die Beine sind gestreckt und geschlossen, die Hände am Boden oder auf den Stangen.
* **Praxistipp:** Die Kontrolle dieser Gleichgewichtsübung wird durch eine gleichmäßige Spannung in den Handgelenken gewährleistet, die das Körpergewicht (Schwerpunkt) direkt über den Stützen halten.
* **Vorbereitungsübungen auf den folgenden Seiten.**

1 BENCH HIPS RAISING

Ausgangsposition ist der Liegestütz mit den Händen am Boden und den Füßen auf einer Bank. Die Hände so nah wie möglich an die Bank und unter das Gesäß bringen, Rücken und Arme kommen senkrecht übereinander.

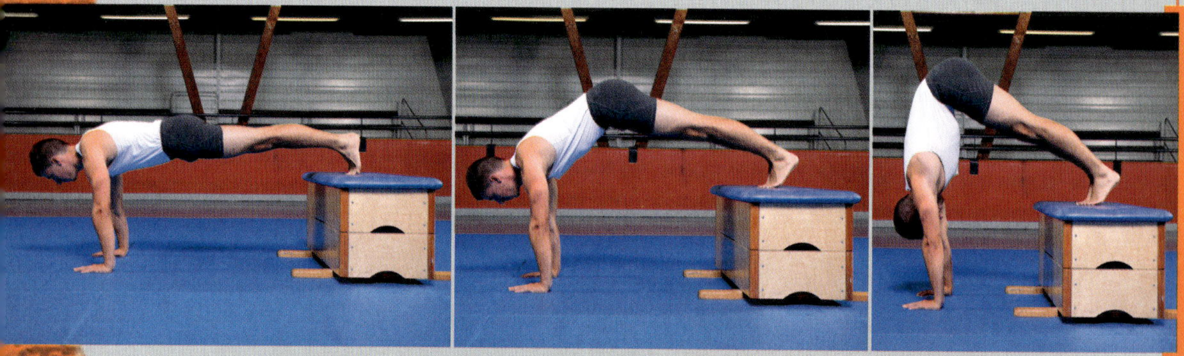

Sätze	3	4	5
Wiederholungen	× 5	× 10	× 15
Trainingsmodus	Dynamisch		

2 BACK WALL HANDSTAND

Im leichten Ausfallschritt stehen, Arme angehoben, Gesicht zur Wand. Hände ca. 20 cm vor der Wand zum Boden bringen, auf dem vorderen Bein abstoßen und das andere Bein nach hinten schwingen bis zum Handstand rückwärts an der Wand.

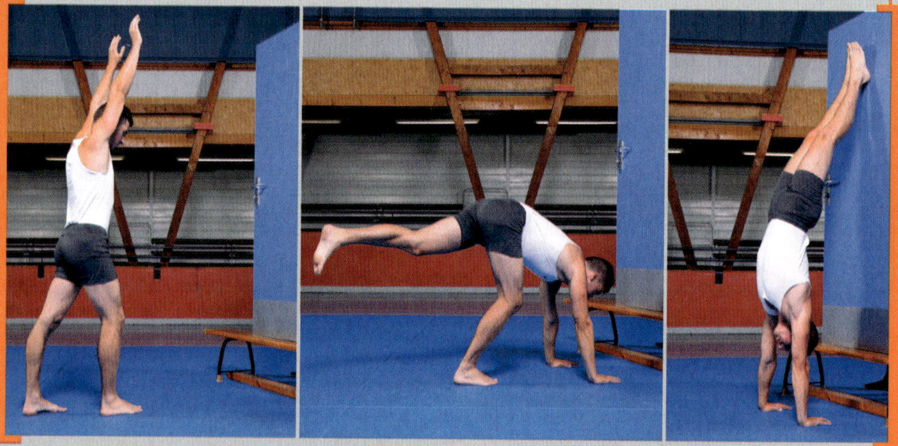

Sätze	3	4	5
Wiederholungen	× 5	× 10	× 15
Trainingsmodus	Dynamisch		

3 FRONT WALL HANDSTAND

Im Vierfüßlerstand mit den Füßen zur Wand stehen. Mit den Händen allmählich bis ca. 20 cm vor die Wand wandern, dabei die Füße an die Wand heben, um mit dem Bauch zur Wand in den Handstand an der Wand zu klettern.

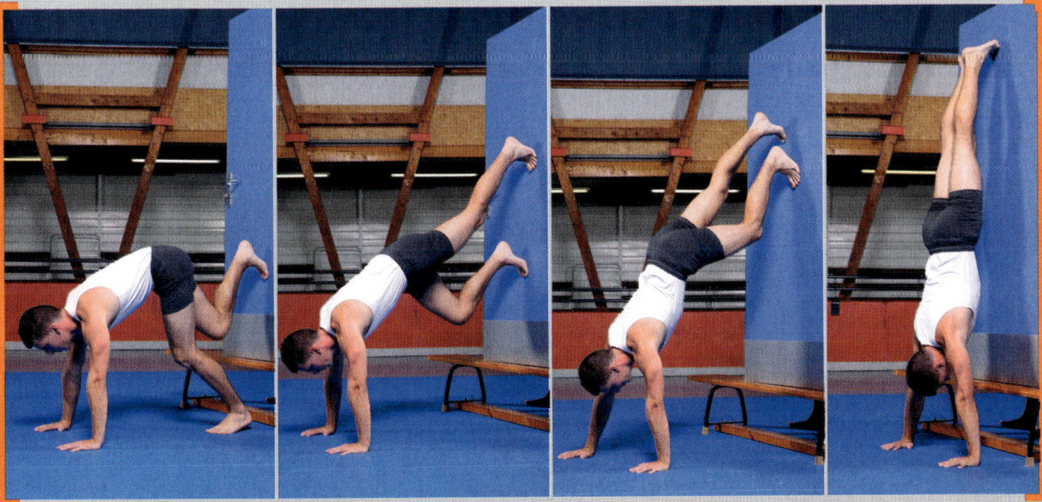

Sätze	3	4	5
Wiederholungen	× 5	× 7	× 9
Trainingsmodus	Dynamisch		

VARIANTE BAR HANDSTAND

Handstand auf einer Stange.

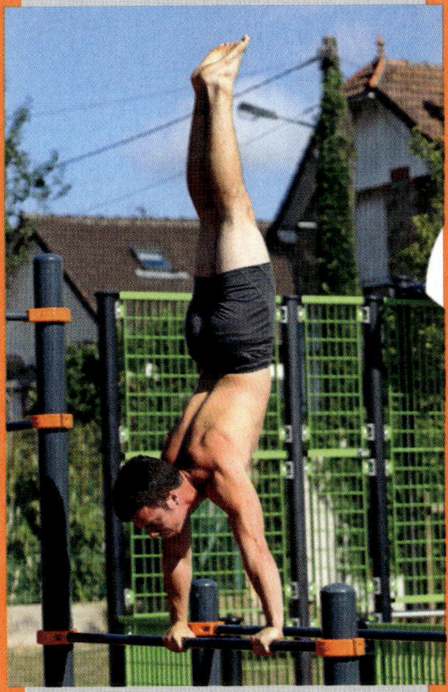

GLEICHGEWICHTSÜBUNGEN

HANDSTAND ONE ARM *Niveau* 4

- **Definition:** Handstand auf einem Arm am Boden und auf einer festen Stange.
- **Voraussetzungen:** Handstand kann mindestens 5 Sekunden gehalten werden.

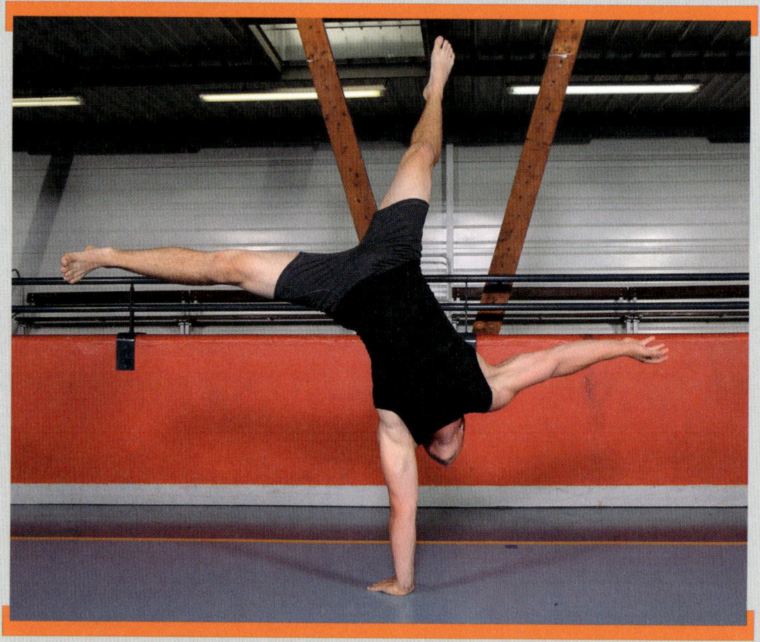

- **Beschreibung:** Durch eine isometrische Anspannung werden Kopf-Rumpf-Beine vollständig in einer vertikalen Linie gehalten; eine Hand ist am Boden, der andere Arm wird angehoben, die Beine sind gestreckt und gegrätscht.
- **Praxistipp:** Die Kontrolle dieser sehr komplexen Gleichgewichtsübung wird durch das Auseinanderführen der Beine und des freien Arms sowie durch eine korrekte Position des Handgelenks auf dem Boden gewährleistet. Diese erlaubt es, das Körpergewicht (Schwerpunkt) direkt über der sehr beschränkten Stütze zu halten. Ebenfalls unverzichtbar ist ein guter Widerstand der Schulter des am Boden abgestützten Armes.
- **Vorbereitungsübungen auf den folgenden Seiten.**

1 PENDULUM

Im Handstand mit maximal gegrätschten Beinen das Körpergewicht auf die linke, dann auf die rechte Hand verlagern, dabei schwenkt der Körper jeweils zur selben Seite.

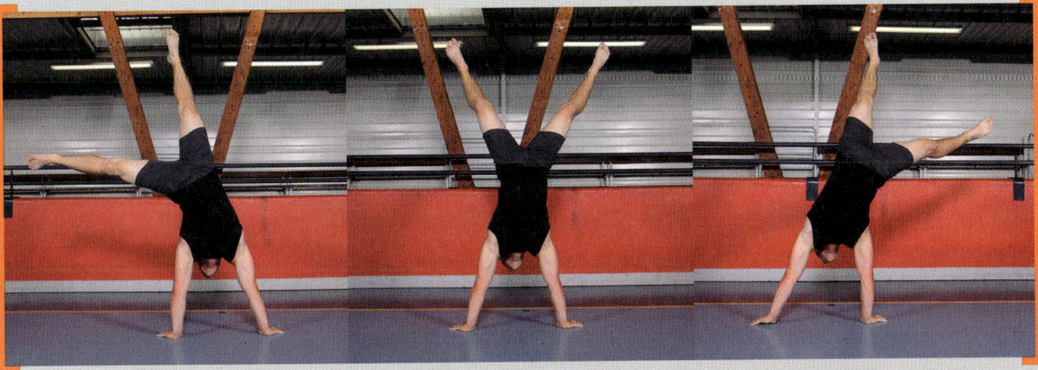

Sätze	3	4	5
Wiederholungen pro Seite	× 2	× 4	× 6
Trainingsmodus	Dynamisch		

2 TIP THE FLOOR

Im Handstand mit maximal gegrätschten Beinen das Körpergewicht auf die linke Hand verlagern, um die rechte Handfläche etwas vom Boden anheben zu können, dann auf die rechte Hand wechseln, um die linke Handfläche anheben zu können.

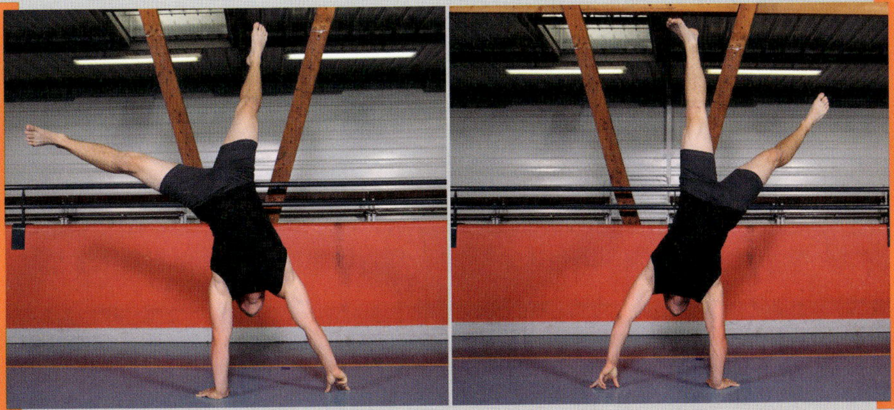

Sätze	3	4	5
Wiederholungen pro Seite	× 2	× 4	× 6
Trainingsmodus	Dynamisch		

3 SUPPORT/BAR HOLDING

Im Handstand mit maximal gegrätschten Beinen das gesamte Körpergewicht auf die linke Hand verlagern, um die rechte Hand auf eine niedrige Stange (20–40 cm hoch) oder eine andere Stütze zu legen. Dann die Seite wechseln.

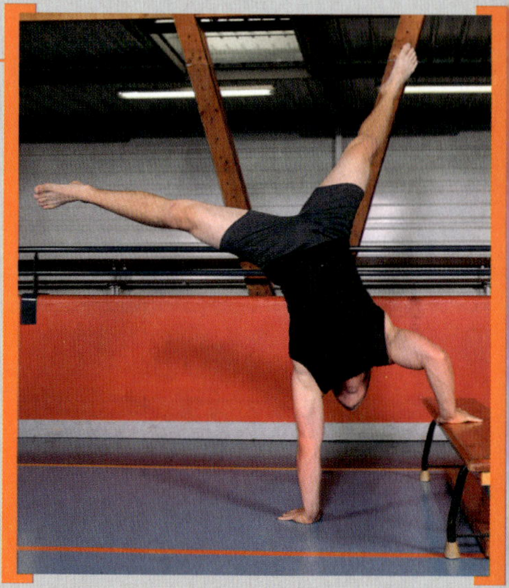

Sätze	3	4	5
Übungszeit/Seite	5 Sek.	7 Sek.	9 Sek.
Trainingsmodus	Statisch		

4 HAND SWITCHES

Im Handstand mit geschlossenen Beinen an der Wand das gesamte Körpergewicht auf die linke Hand verlagern, um den rechten Arm zu heben und an den Körper zu legen. Dann die Seite wechseln.

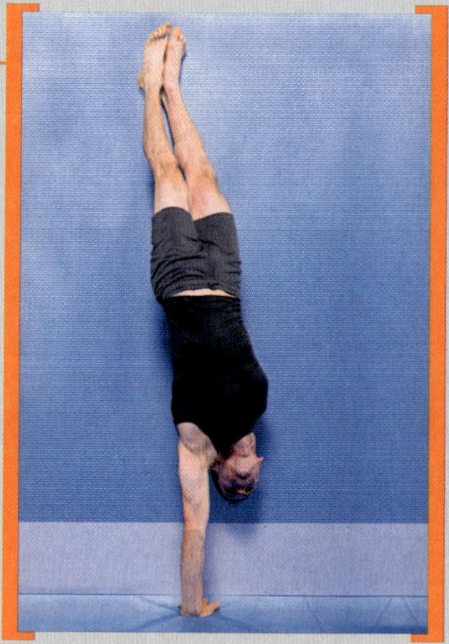

Sätze	3	4	5
Übungszeit/Seite	5 Sek.	7 Sek.	9 Sek.
Trainingsmodus	Statisch		

DYNAMISCHE FIGUREN

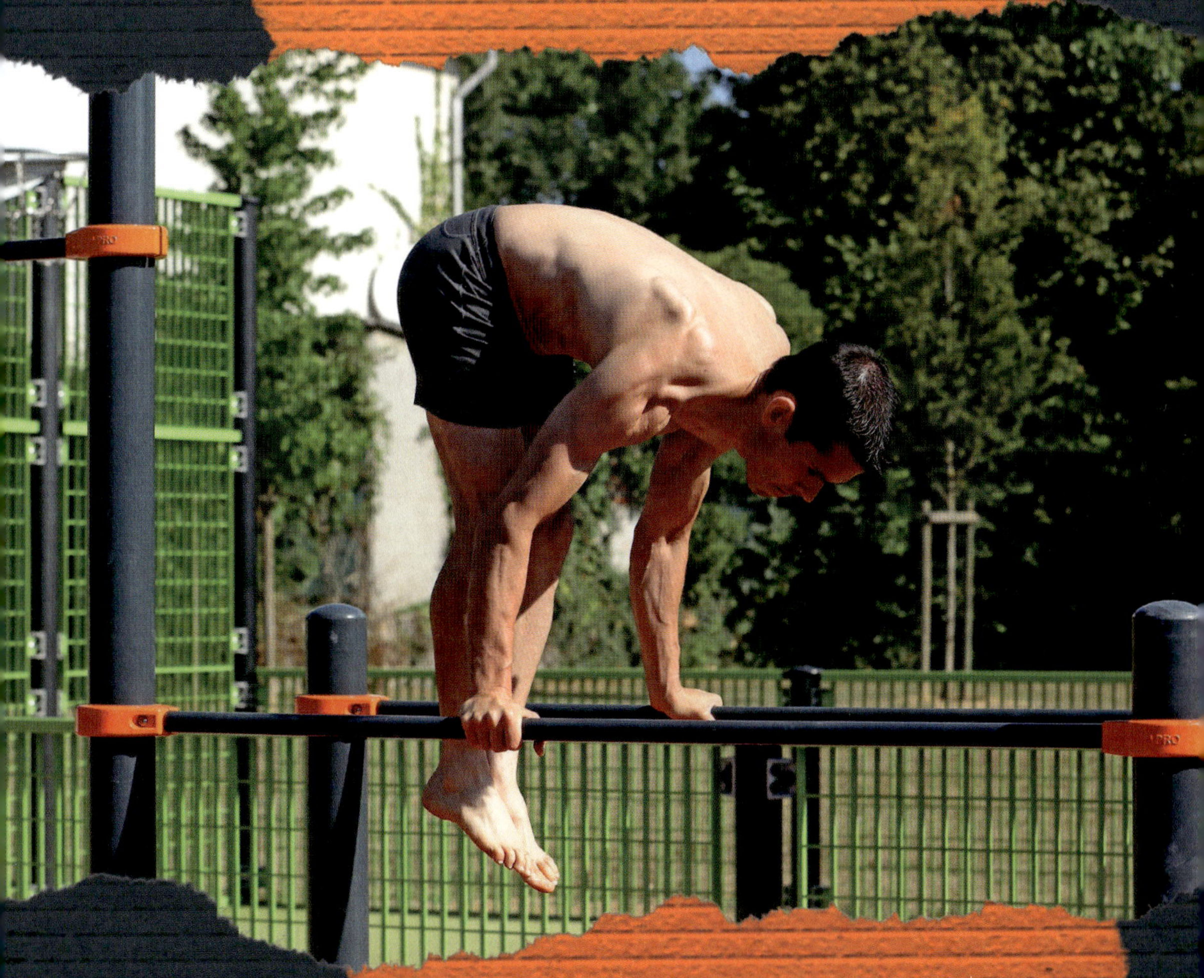

Dynamische Figuren sind sehr präzise Haltungen in Kombination mit verschiedenen Kräften, die durch Muskelkontraktionen entstehen und es erlauben, den Körper zu bewegen.

PUSH-UP

PULL-UP

ROTATION

PUSH-UP

FALLOUT PUSH-UP *Niveau* 1

- **Definition:** In den Liegestütz fallen und zurück in den aufrechten Stand.
- **Voraussetzungen:** Mindestens 30 dynamische Liegestützen.

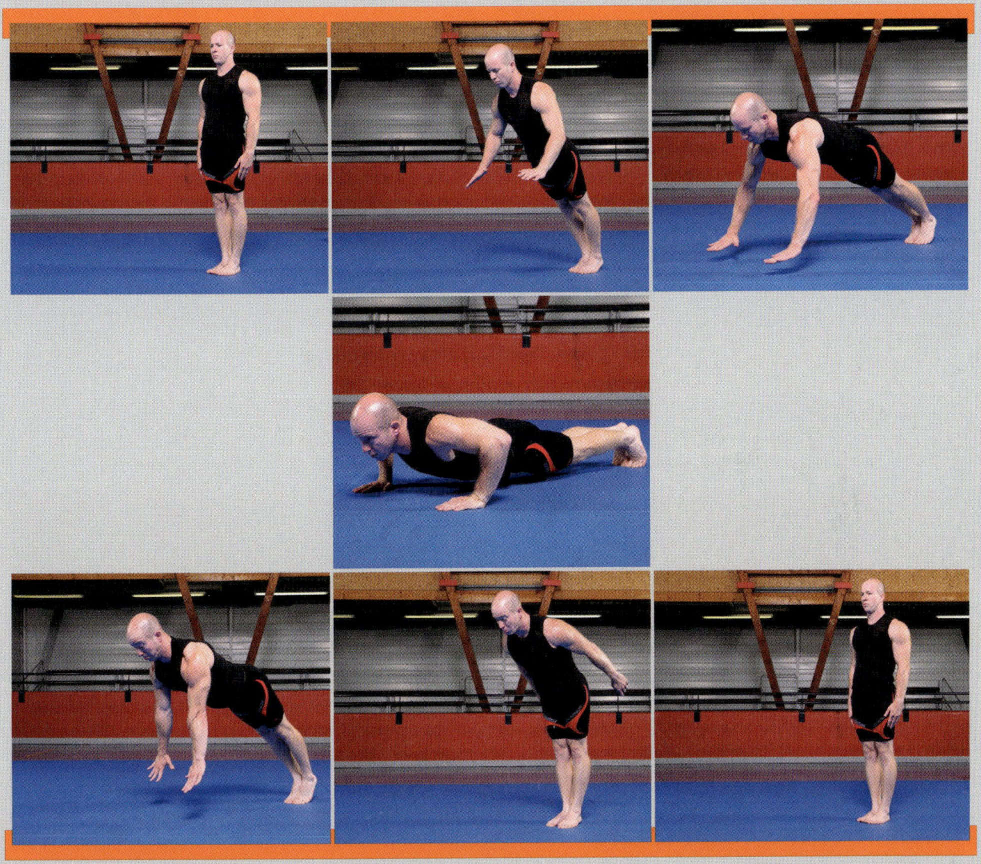

- **Beschreibung:** Sich aus dem Stand nach vorn in den Liegestütz fallen lassen, am Boden abfedern und durch Streckung der Arme bei durchgestrecktem Körper wieder in den aufrechten Stand zurückkommen.
- **Praxistipp:** Das Abstoßen vom Boden muss mit maximaler Kraft erfolgen, um den Körper wieder mindestens im Winkel von 45° aufzurichten
- **Vorbereitungsübungen auf den folgenden Seiten.**

1 BENT KNEE FALL PUSH-UP

Bodenübung: Sich aus der Hocke nach vorne fallen lassen, abfedern und in die Ausgangsposition mit gebeugten Knien auf die Füße zurückkommen.

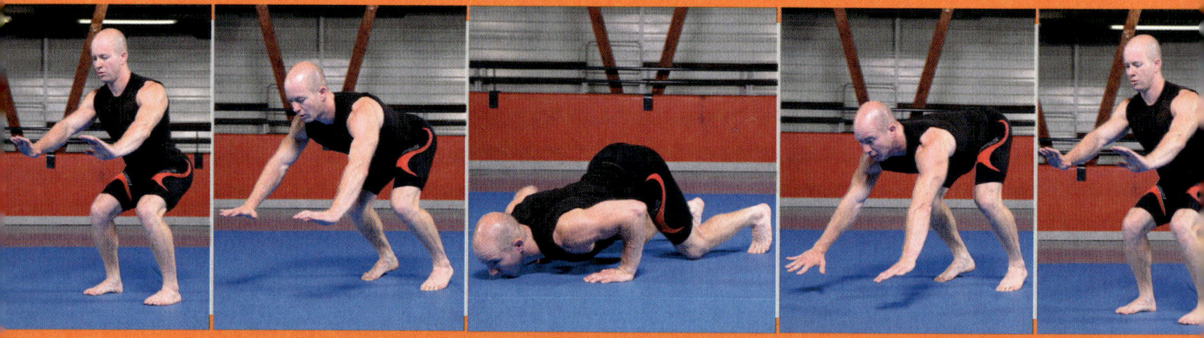

Sätze	3	4	5
Wiederholungen	× 5	× 10	× 15
Trainingsmodus	Dynamisch		

2 DYNAMIC PUSH-UP

Explosive Liegestützen, bei denen die Hände bei jeder Streckung der Ellenbogen vom Boden abheben.

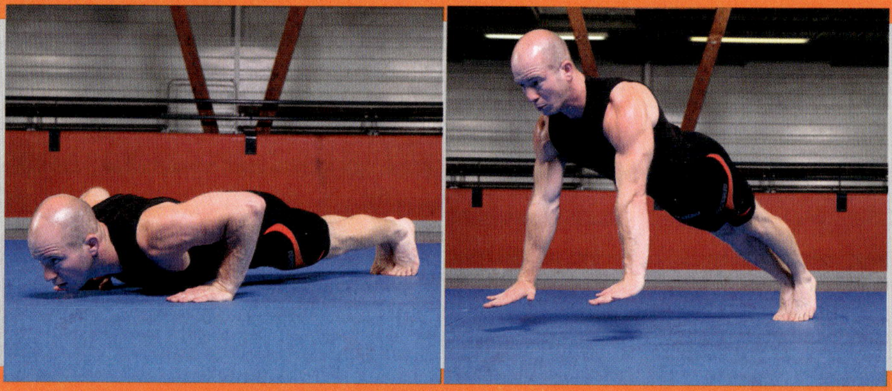

Sätze	3	4	5
Wiederholungen	× 5	× 10	× 15
Trainingsmodus	Dynamisch		

3 STAGGERED PUSH-UP

Liegestützen mit versetzten Händen (eine Hand auf Höhe des Kopfes, die andere auf Höhe der Hüfte); bei jedem Liegestütz die Position der Hände dynamisch wechseln.

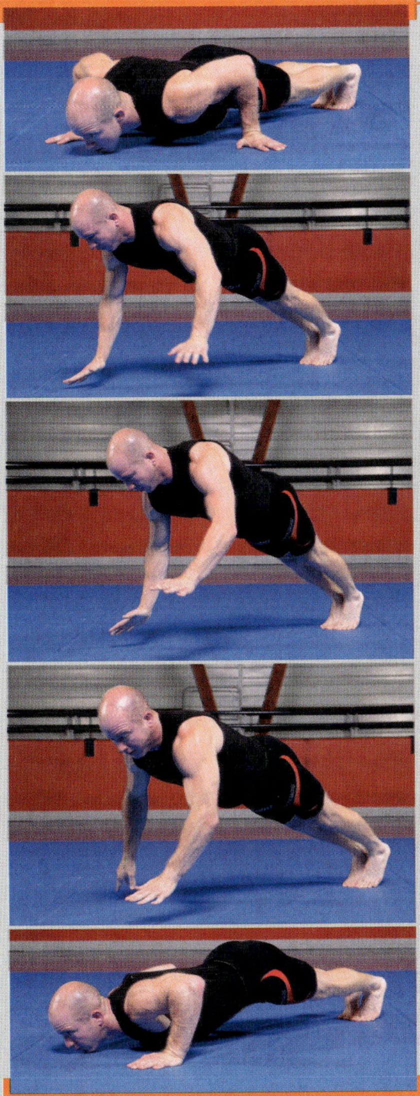

Sätze	3	4	5
Wiederholungen	× 5	× 10	× 15
Trainingsmodus	Dynamisch		

4 PLYO BOX PUSH-UP

Explosive Liegestützen, um die Hände auf den Steppern abzulegen; dann wieder mit den Händen auf den Boden kommen.

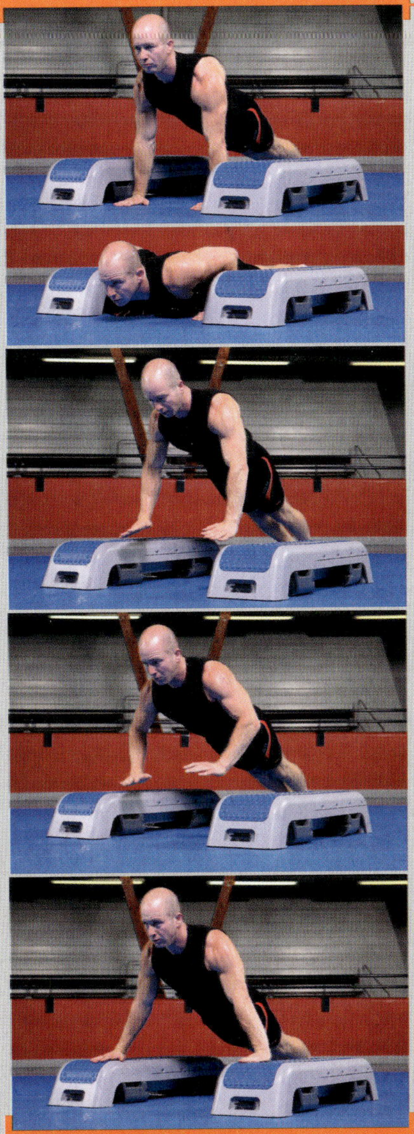

Sätze	3	4	5
Wiederholungen	× 6	× 9	× 12
Trainingsmodus	Dynamisch		

PUSH-UP

CROSSING PLANK PUSH-UP *Niveau* 1

- **Definition:** Dynamischer Plank mit verschränkten/geöffneten Armen, die Ellenbogen sind am Boden.
- **Voraussetzungen:** Mindestens 30 dynamische Liegestützen, 3 Minuten Front Plank.

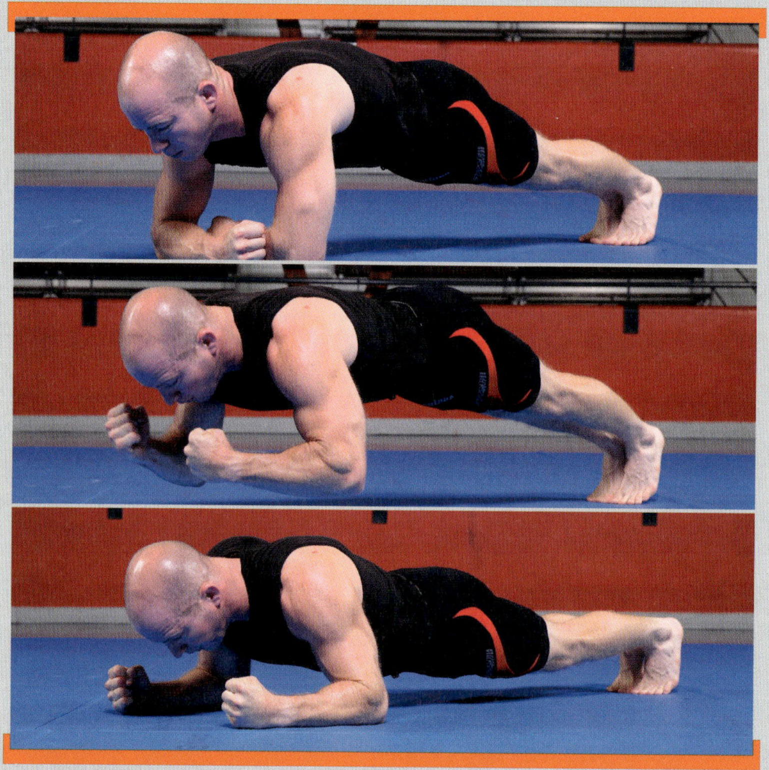

- **Beschreibung:** Aus dem Front Plank auf den Ellenbogen die Arme mit Impuls aus dem Schulterblatt bei durchgestrecktem Körper beugen und strecken, um die Unterarme so schnell wie möglich bewegen zu können.
- **Praxistipp:** Bei jeder Bewegung der Arme von den Fußspitzen aus einen leichten Impuls geben, um die Muskelaktionen der unteren Muskelketten mit dem Oberkörper zu synchronisieren.
- **Vorbereitungsübungen auf den folgenden Seiten**

1 PUSH-UP TO PLANK

Aus dem Liegestütz in den Plank kommen, dabei abwechselnd (A) oder gleichzeitig (B und C) die Ellenbogen auf den Boden bringen.

A

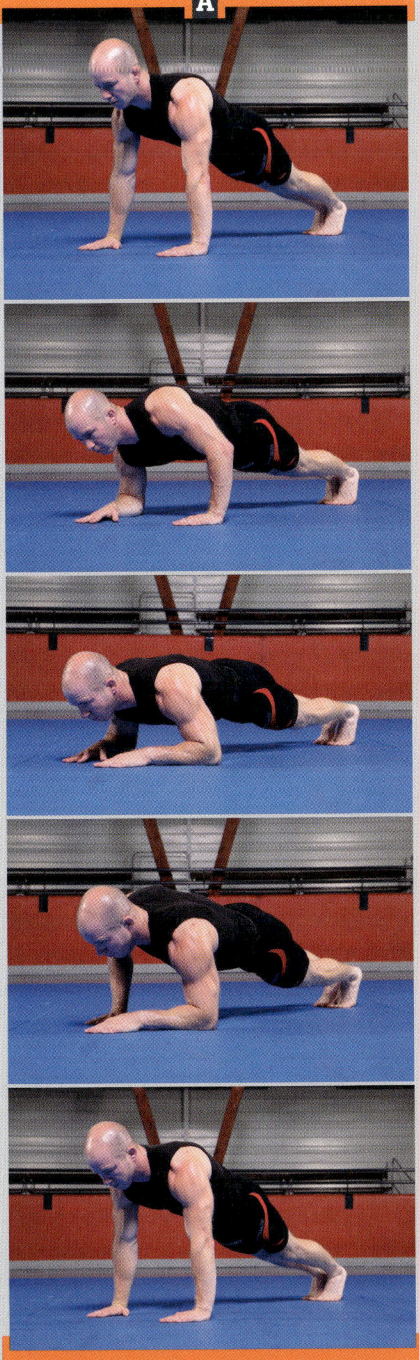

B

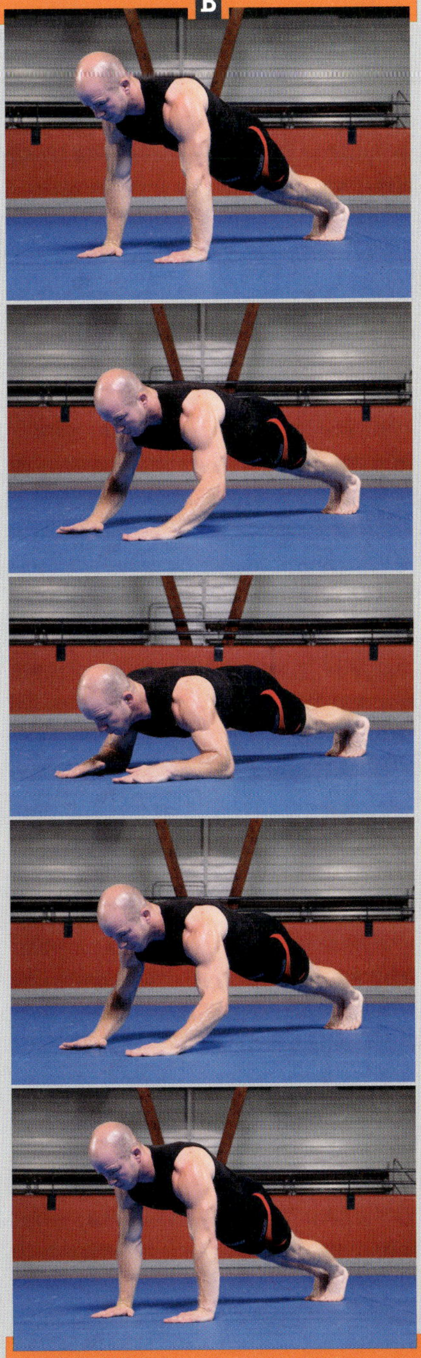

C

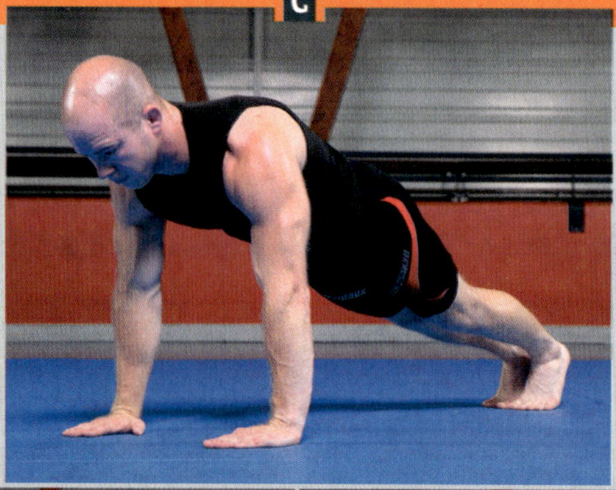

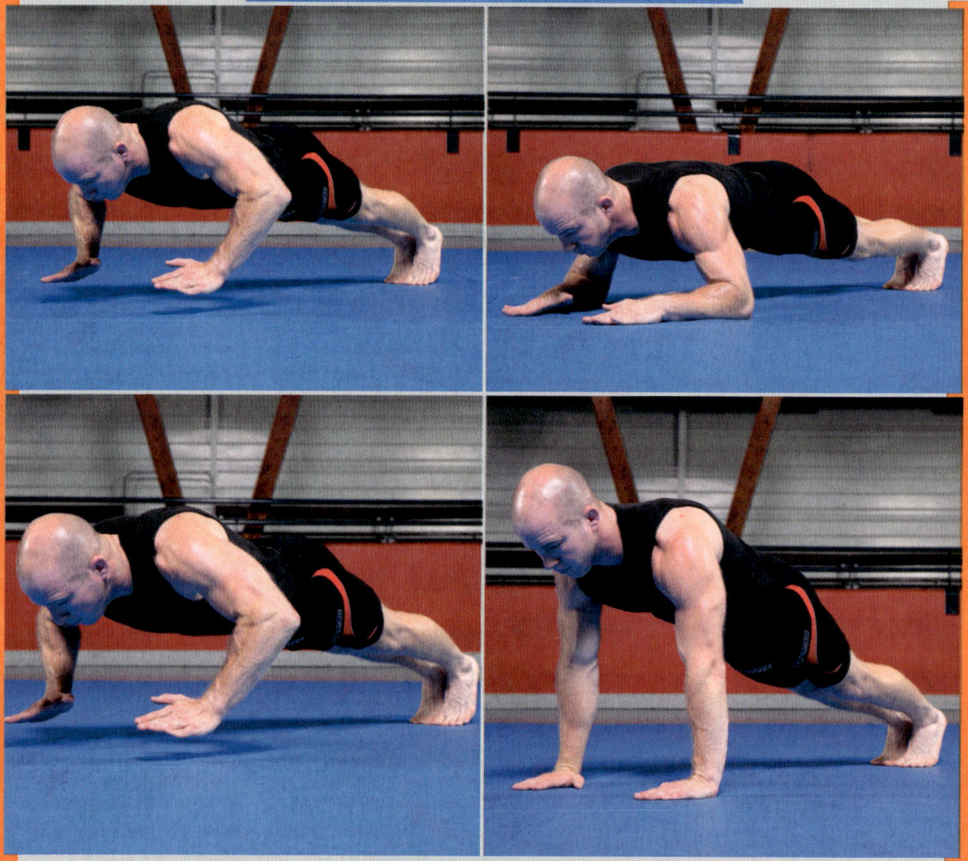

Sätze	3	4	5
Wiederholungen	× 5	× 10	× 15
Trainingsmodus	Dynamisch		

2 SPHINX PUSH-UP

In der Position Front Plank auf den Ellenbogen mit geschlossenen Händen die Arme durch eine Extension der Ellenbogen strecken.

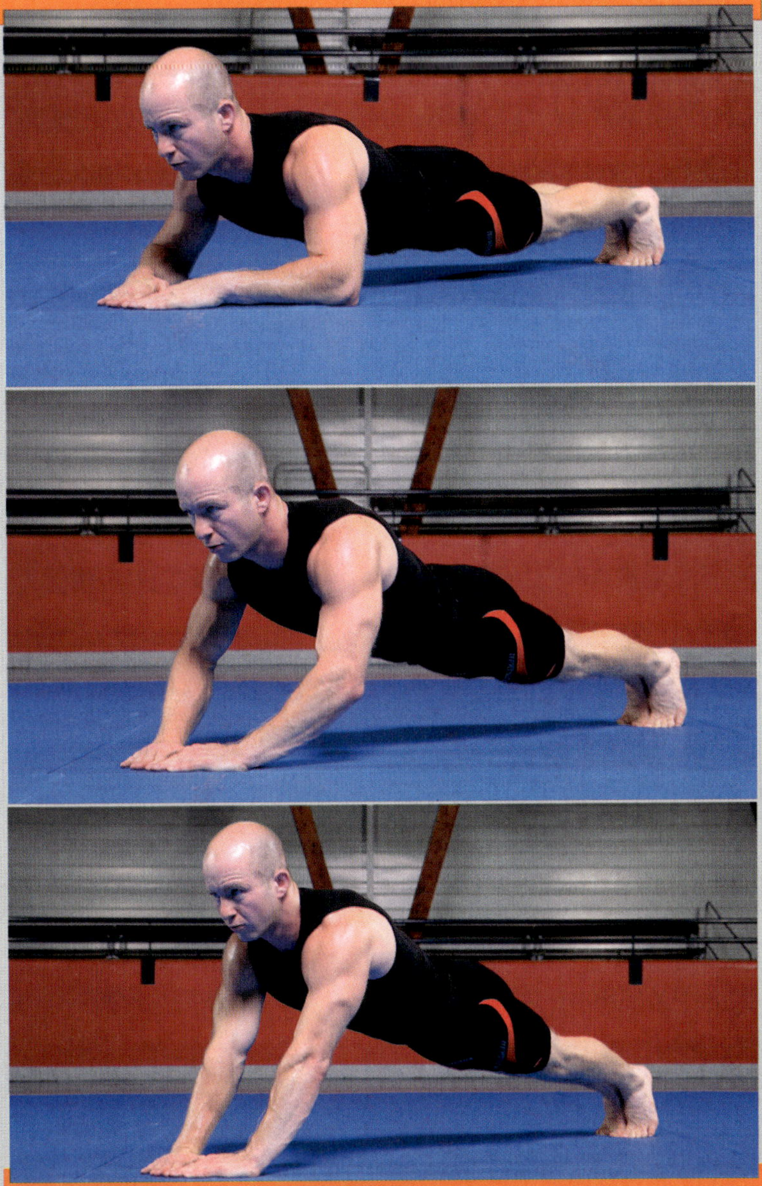

Sätze	3	4	5
Wiederholungen	× 5	× 10	× 15
Trainingsmodus	Dynamisch		

3 FOREARM PUSH-UP

Im Front Plank mit nach außen geöffneten Ellenbogen und übereinandergelegten Händen die Arme durch eine Extension der Ellenbogen strecken.

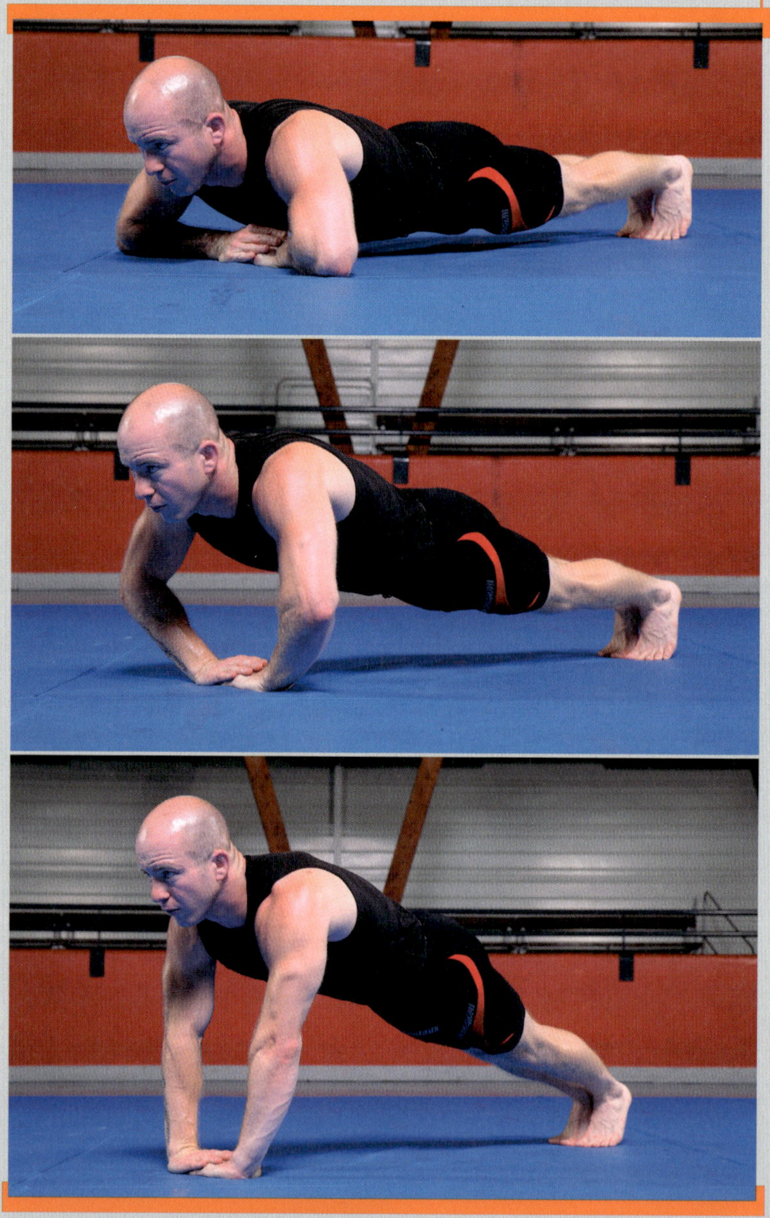

Sätze	3	4	5
Wiederholungen	× 5	× 10	× 15
Trainingsmodus	Dynamisch		

4 JUMPING JACK PUSH-UP

Im Liegestütz bei jedem Senken und Hochkommen die Arme und Beine dynamisch und gleichzeitig weit öffnen und schließen.

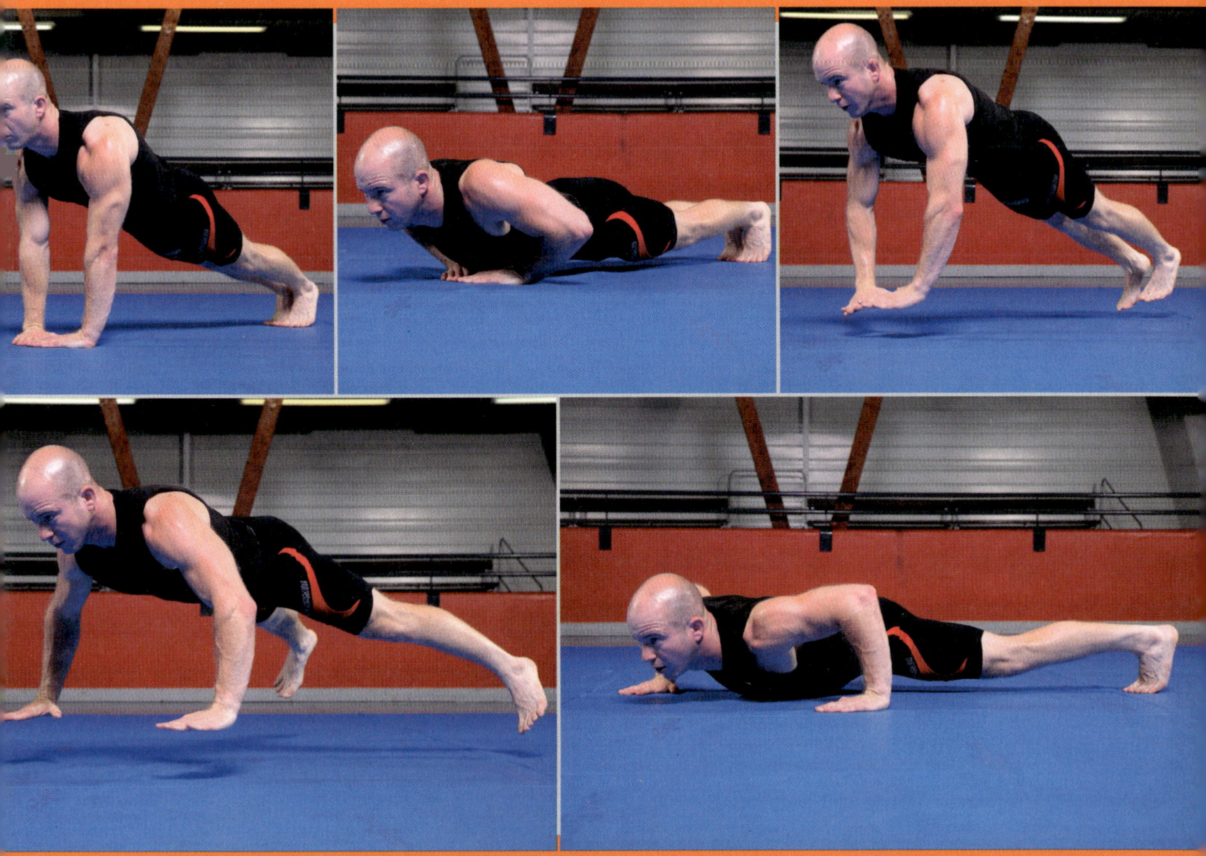

Sätze	3	4	5
Wiederholungen	× 5	× 10	× 15
Trainingsmodus		Dynamisch	

SUPERMAN PUSH-UP Niveau 1

- **Definition:** Explosiver Liegestütz, der Körper ist in der Luft gestreckt.
- **Voraussetzungen:** Mindestens 30 dynamische Liegestützen.

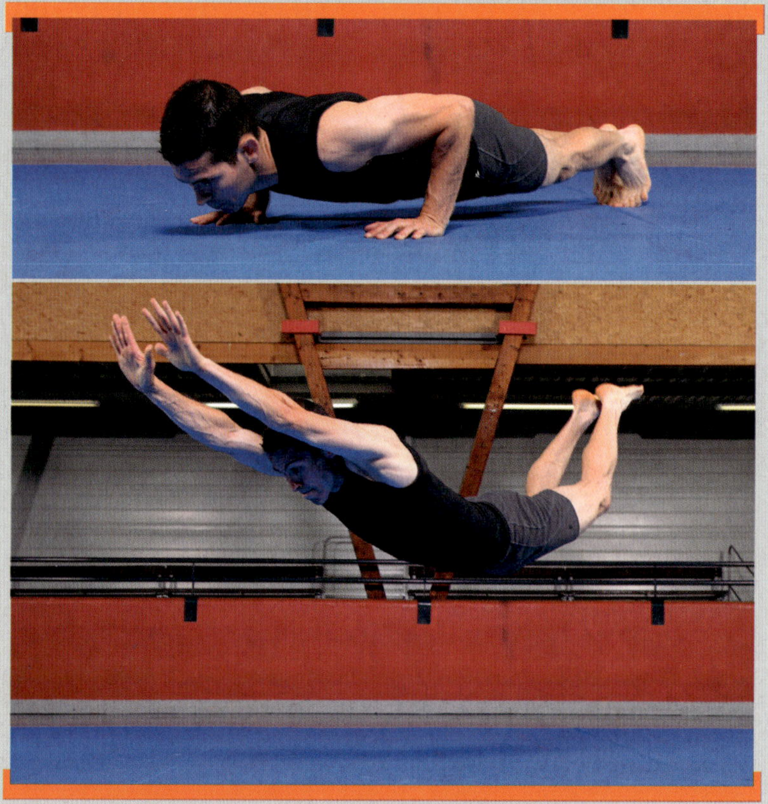

- **Beschreibung:** Aus dem Liegestütz heraus die Arme mit angespanntem Körper beugen und strecken. Dabei werden die Arme über den Kopf und die Beine nach oben in die Luft gebracht, der Körper ist gestreckt.
- **Praxistipp:** Das Abstoßen mit den Armen muss kraftvoll erfolgen, um den gesamten Körper ausreichend vom Boden zu heben. Das Öffnen und Schließen des Rumpf-Arm-Winkels erfolgt ebenfalls sehr schnell, um die Hände wieder auf den Boden zu bringen.
- **Vorbereitungsübungen auf den folgenden Seiten.**

1 SUPERMAN ARCH

Mit dem Bauch auf dem Boden in die Streckung nach hinten kommen, Arme und Beine geschlossen und in einer Linie mit dem Oberkörper.

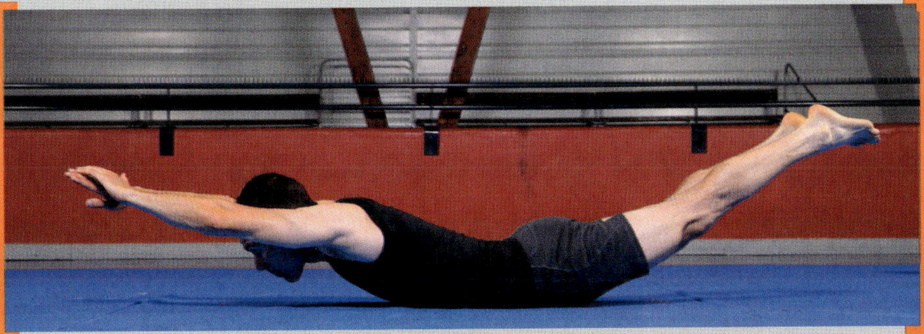

Sätze	3	4	5
Übungszeit	5 Sek.	10 Sek.	15 Sek.
Trainingsmodus	Statisch		
Wiederholungen	× 3	× 6	× 9
Trainingsmodus	Stato-Dynamisch (2 Sek.)		

2 ALTERNATING SUPERMAN HOLD

Superman-Planche auf einer Hand: Den rechten Fuß und den linken Arm heben; diese Position halten. In den Liegestütz zurückkommen und auf der anderen Seite wiederholen. Der Oberkörper schaut immer zum Boden.

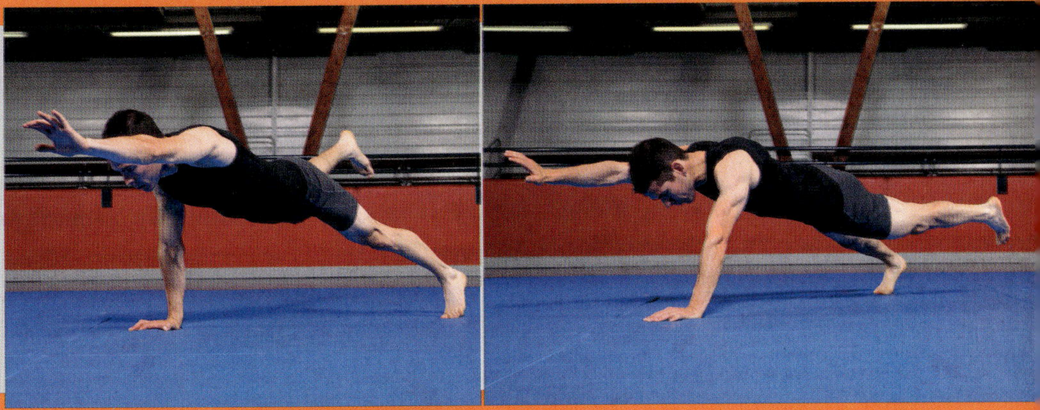

Sätze	3	4	5
Übungszeit/Seite	5 Sek.	10 Sek.	15 Sek.
Trainingsmodus	Statisch		

3 BACK EXTENSION

Auf einem Kasten oder mit dem Bauch auf parallelen Stangen abgestützt, wird der Bein-Rumpf-Winkel dynamisch geöffnet. Die geschlossenen Beine sind gestreckt.

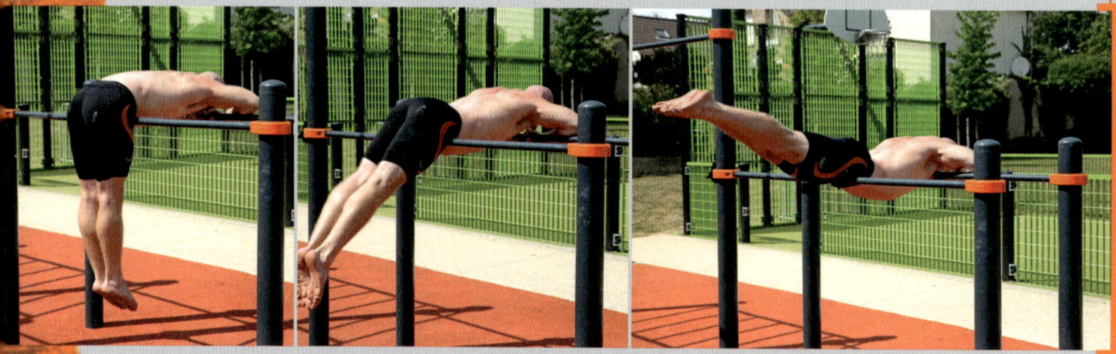

Sätze	3	4	5
Wiederholungend	× 5	× 10	× 15
Trainingsmodus	Stato-Dynamisch (2 Sek.)		

4 CHEST TAP PUSH-UP

Explosive Liegestützen ausführen, dabei die Brust mit den Händen berühren.

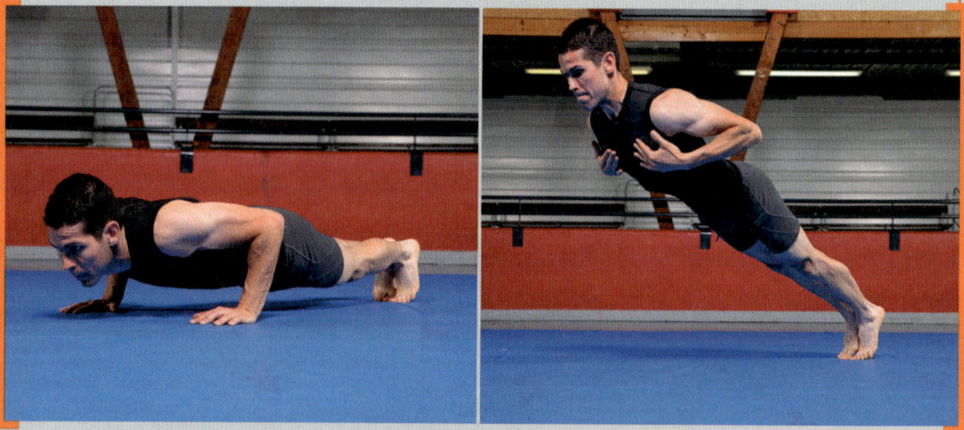

Sätze	3	4	5
Wiederholungen	× 5	× 10	× 15
Trainingsmodus	Dynamisch		

5 INCLINED SUPERMAN

Auf den Knien (A) oder auf den Füßen (B) explosive Liegestützen ausführen, um die Arme in einer Linie mit dem Oberkörper über den Kopf zu heben.

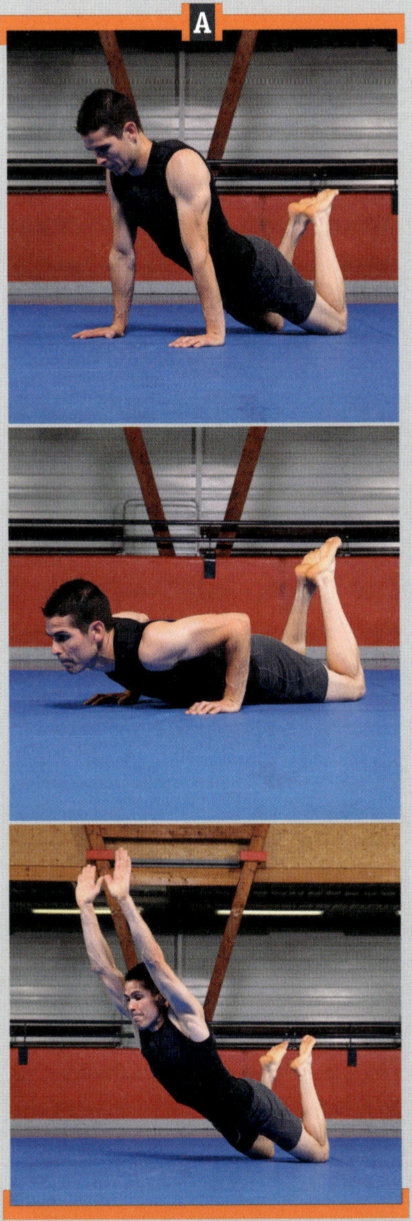

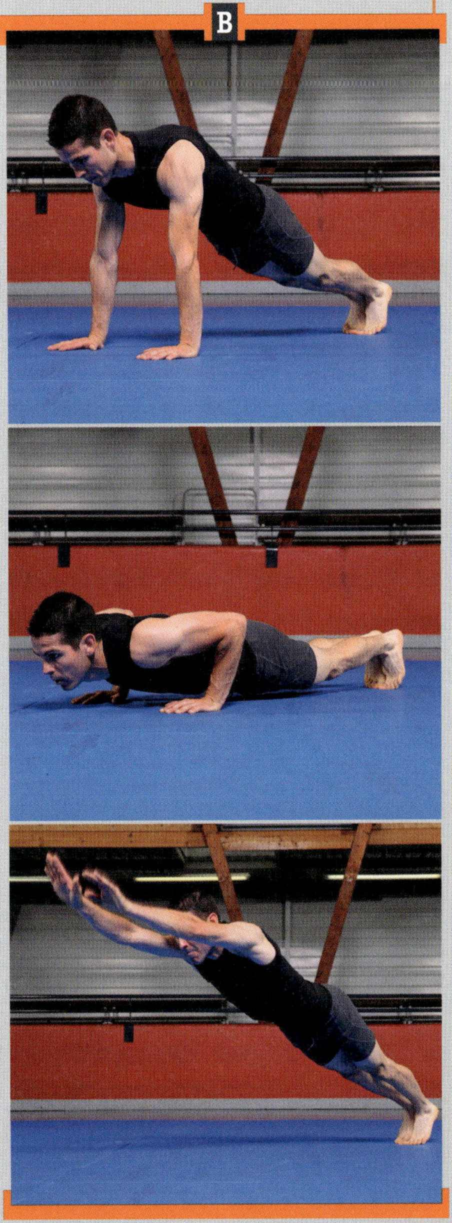

Sätze	3	4	5
Wiederholungen	× 5	× 10	× 15
Trainingsmodus	Dynamisch		

6 WALL TAP PUSH-UP

Explosive Liegestützen ausführen, um die Hände abwechselnd (A) oder gleichzeitig (B) vorne gegen eine Wand zu bringen.

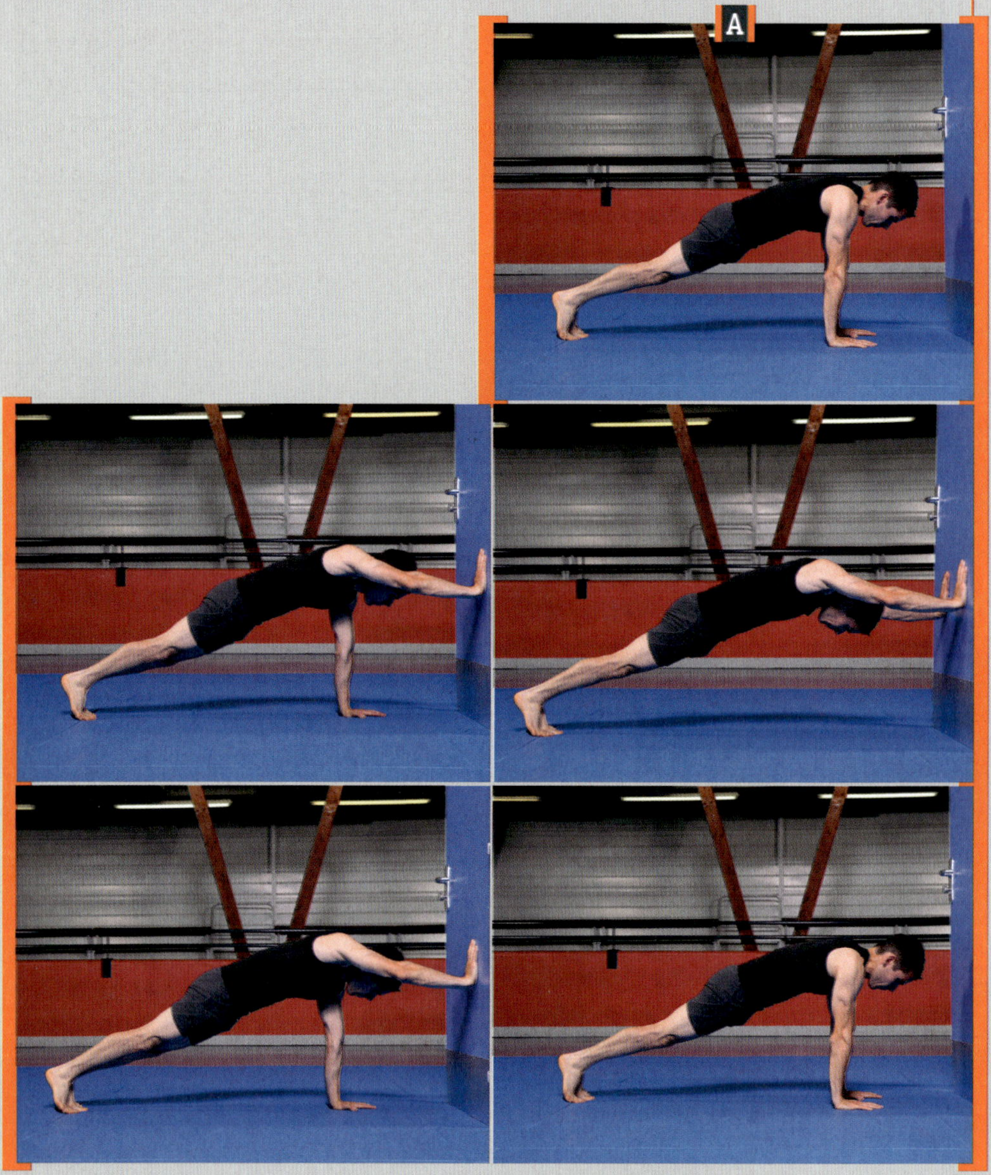

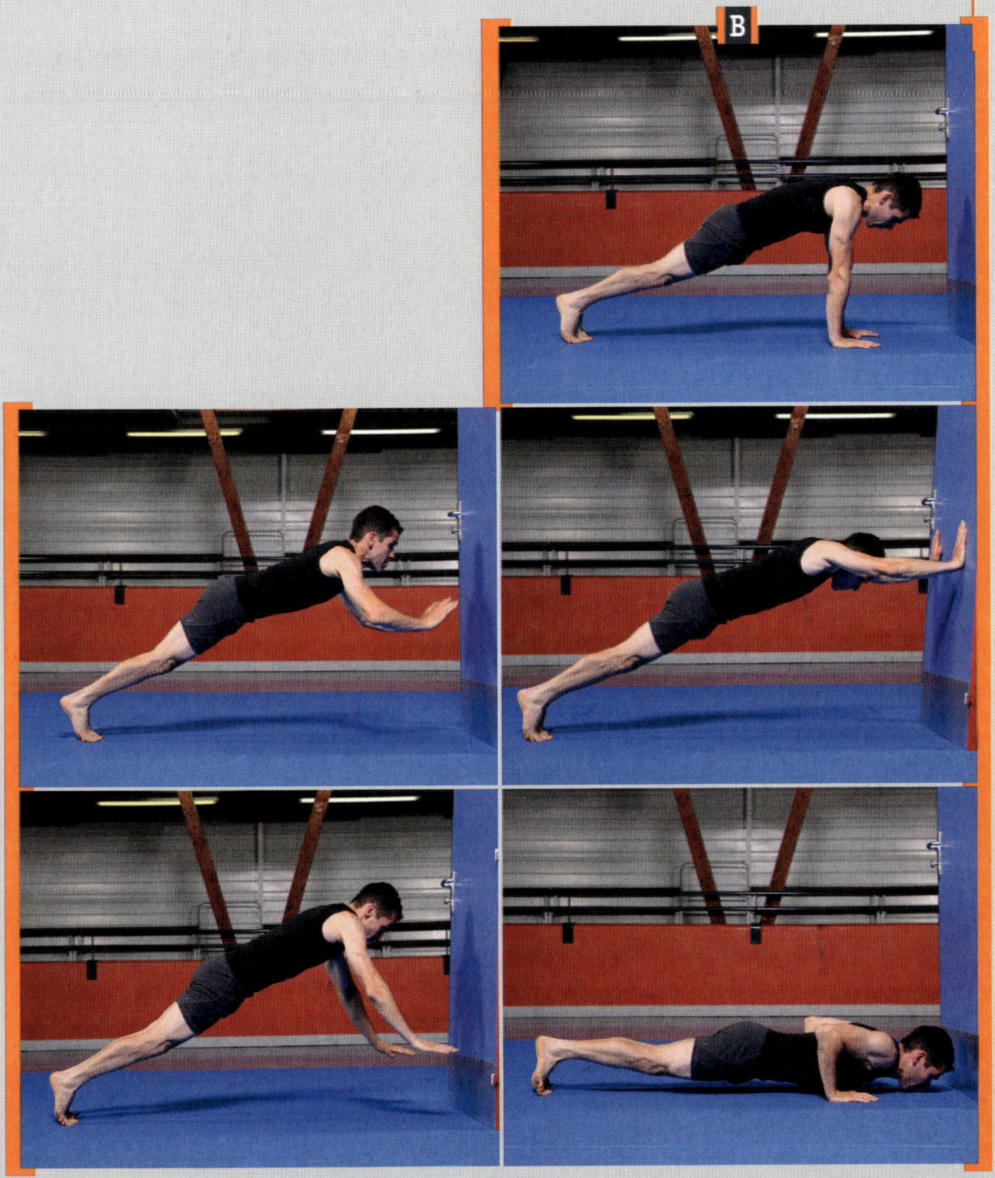

Sätze	3	4	5
Wiederholungen	× 5	× 10	× 15
Trainingsmodus	Dynamisch		

VARIANTE 1 SUPERMAN ONE ARM

Aus dem Liegestütz werden die Arme mit angespanntem Körper gebeugt und gestreckt. Dabei einen Arm nach vorne, den anderen am Körper entlang nach hinten strecken; die Beine sind in einer Linie mit dem Körper in der Luft.

VARIANTE 2 SUPERMAN BACK ARM

Aus dem Liegestütz werden die Arme mit angespanntem Körper gebeugt und gestreckt. Dabei beide Arme am Körper entlang nach hinten strecken; die Beine sind in einer Linie mit dem Körper in der Luft.

VARIANTE 3 SUPERMAN PUSH-UP ONE ARM

Aus dem Liegestütz auf einem Arm wird der am Boden aufgestützte Arm mit angespanntem Körper gebeugt und gestreckt. Dabei den Arm nach vorne strecken, während der andere weiterhin am Körper entlang nach hinten gehalten wird. Die Beine werden in einer Linie mit dem Körper in der Luft gegrätscht.

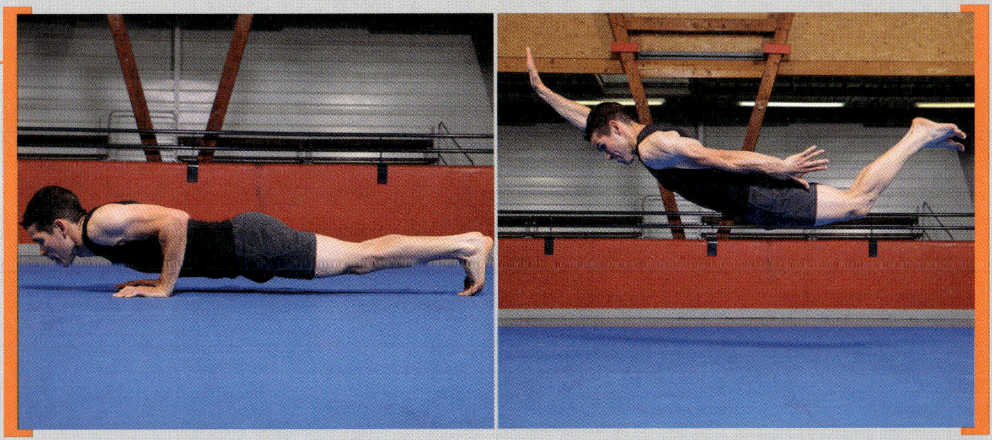

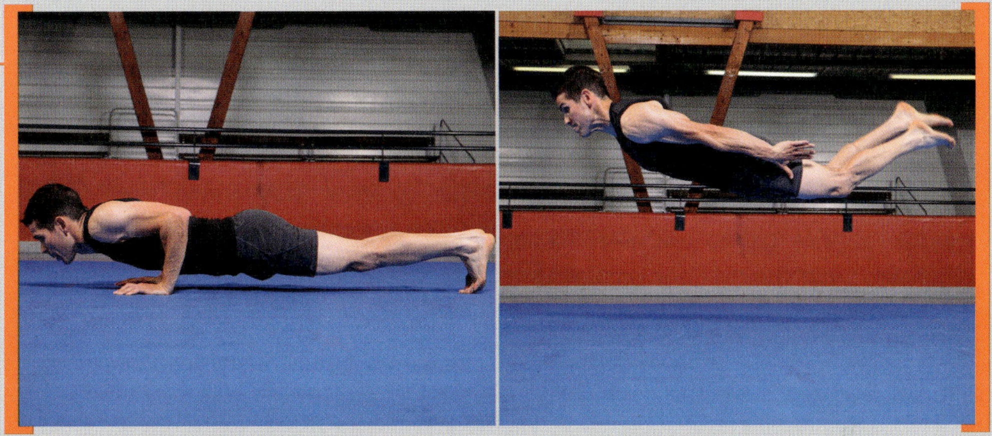

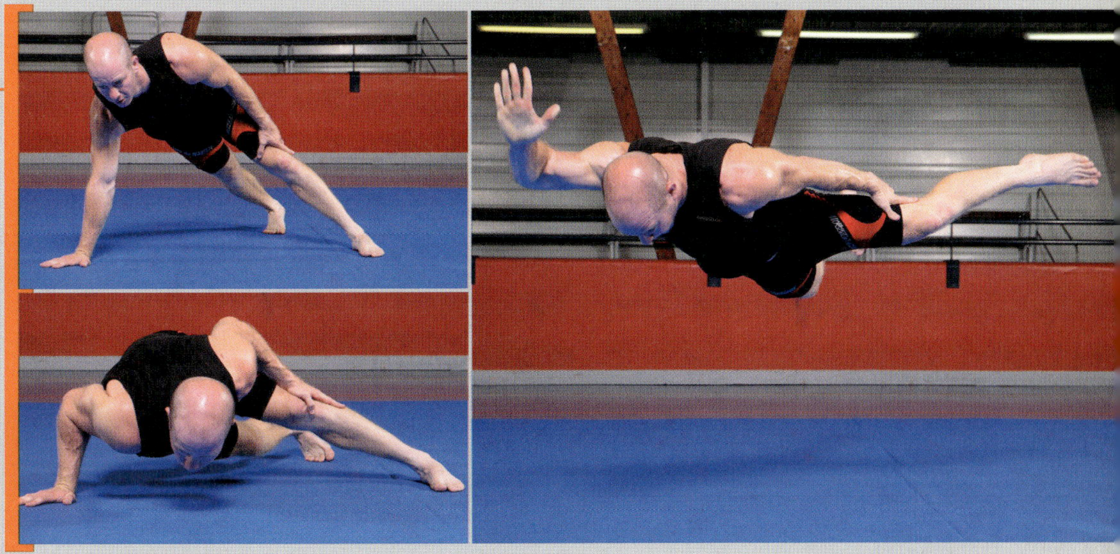

PUSH-UP

JACK LALANNE PUSH-UP *Niveau* **1**

- **Definition:** Liegestütz, Arme und Beine sind so weit wie möglich vor und hinter dem Körper am Boden.
- **Voraussetzungen:** Mindestens 30 dynamische Liegestützen, Front Plank kann mindestens 3 Minuten gehalten werden.

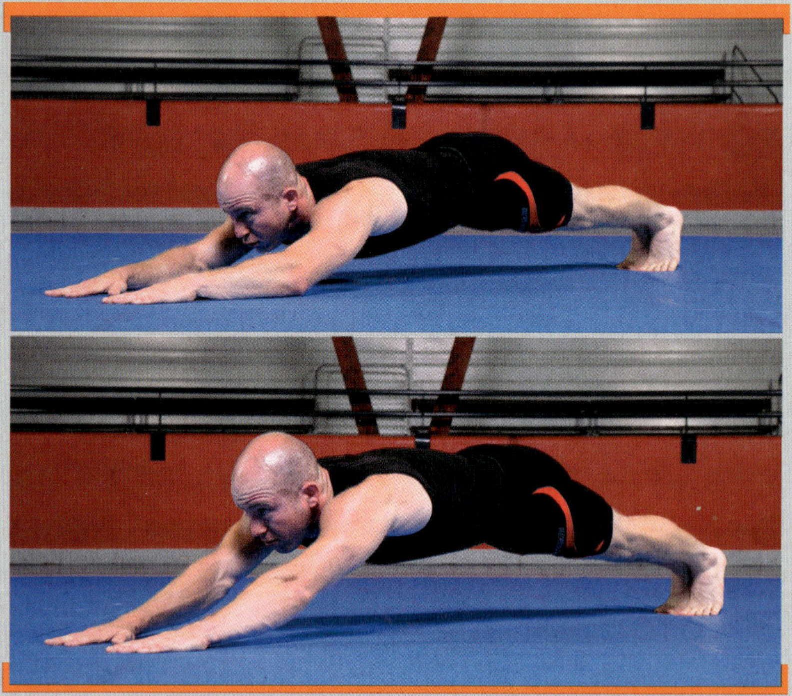

- **Beschreibung:** Aus der Position Front Plank mit maximal nach vorne gestreckten Armen (Arm-Rumpf-Winkel und Rumpf-Bein-Winkel sind geöffnet) und angespanntem, vollständig in einer Linie ausgerichtetem Körper werden die Ellenbogen gebeugt und gestreckt, um den Oberkörper so nah wie möglich an den Boden zu bringen.
- **Praxistipp:** Das Becken nach hinten bringen, um das Hüftgelenk zu verriegeln und eine optimale Anspannung zu erreichen. In den Handflächen und Zehen Druck nach unten ausüben.
- **Vorbereitungsübungen auf den folgenden Seiten.**

1 JACK LALANNE HOLD

Die Position Front Plank mit maximal nach vorne gestreckten Armen halten (Arm-Rumpf-Winkel und Rumpf-Bein-Winkel sind geöffnet). Dabei ist der Körper angespannt und vollständig in einer Linie ausgerichtet.

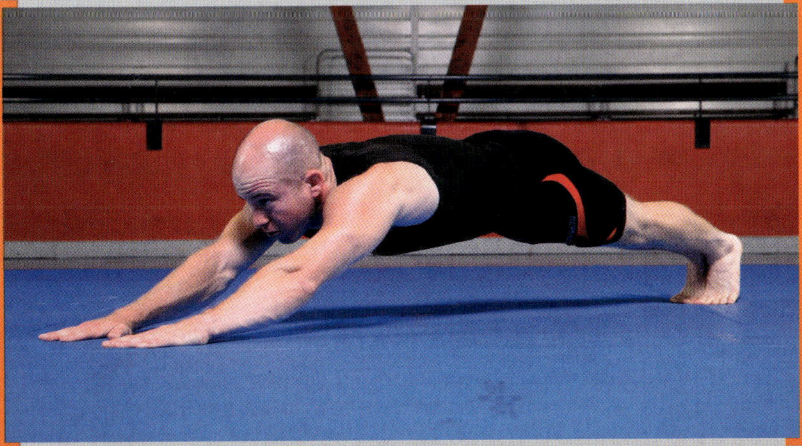

Sätze	3	4	5
Übungszeit	3 Sek.	5 Sek.	7 Sek.
Trainingsmodus	Statisch		

2 ABS WHEEL ROLL-OUT

Mit einem Bauchtrainings-Roller oder einer Stange mit zwei Scheiben beginnen, die Hände unter den Schultern, Arme gestreckt, Knie (A) oder Füße (B) am Boden. Nun mit den gestreckten Armen nach vorne rollen.

A

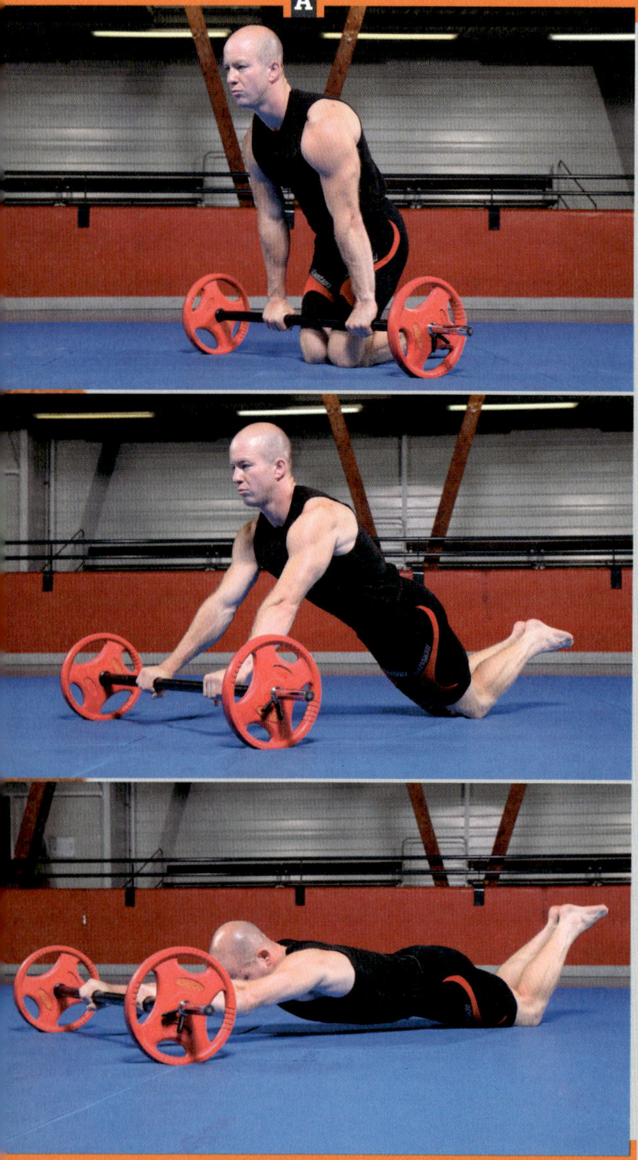

B

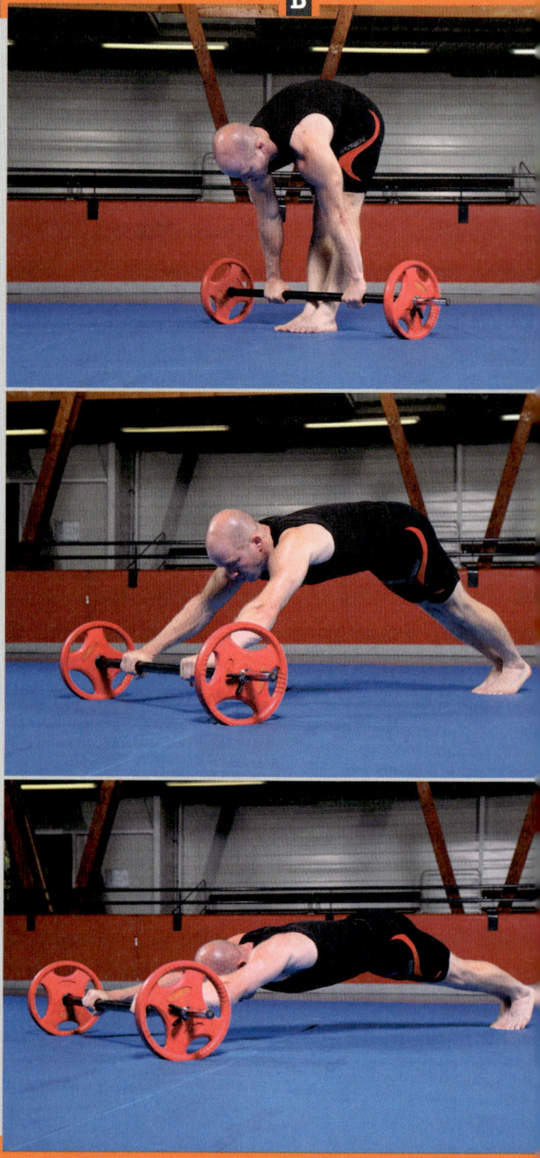

Sätze	3	4	5
Wiederholungen	× 5	× 7	× 9
Trainingsmodus	Stato-Dynamisch (2 Sek.)		

3 ABS BRIDGE

Den Körper waagerecht halten, Füße und Hände erhöht. (Die Füße können auch gegen eine Wand gestützt werden und die Hände auf einer Erhöhung liegen.)

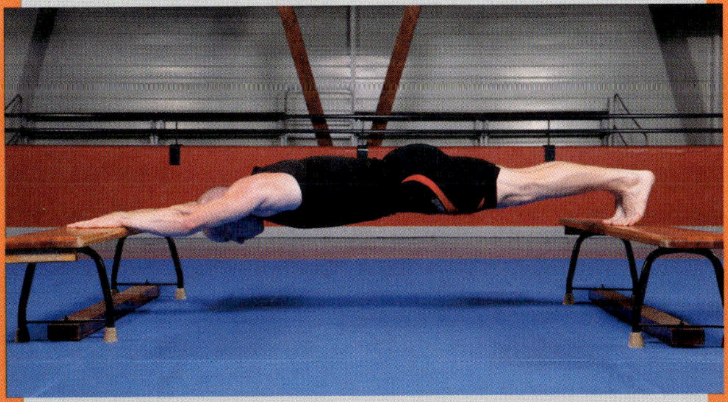

Sätze	3	4	5
Übungszeit	3 Sek.	5 Sek.	7 Sek.
Trainingsmodus	Statisch		

VARIANTE 1 LALANNE HOLD ONE ARM

In der Front-Plank-Position mit nur einem so weit wie möglich nach vorne gestreckten Arm den Oberkörper so nah wie möglich zum Boden bringen.

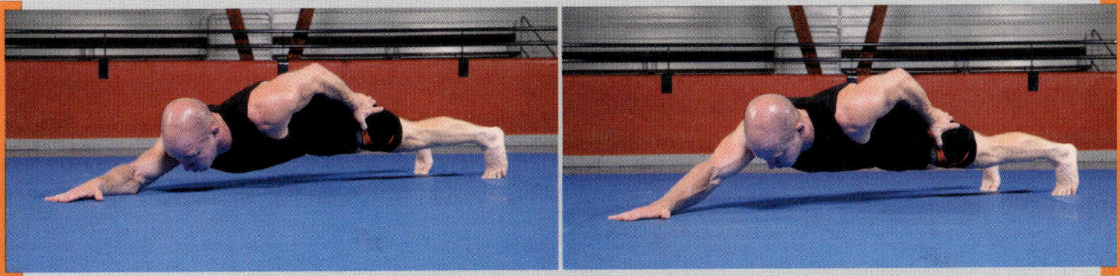

VARIANTE 2 ABS BRIDGE ONE ARM

Füße und eine Hand erhöht liegend den Körper in der Planche-Position halten.

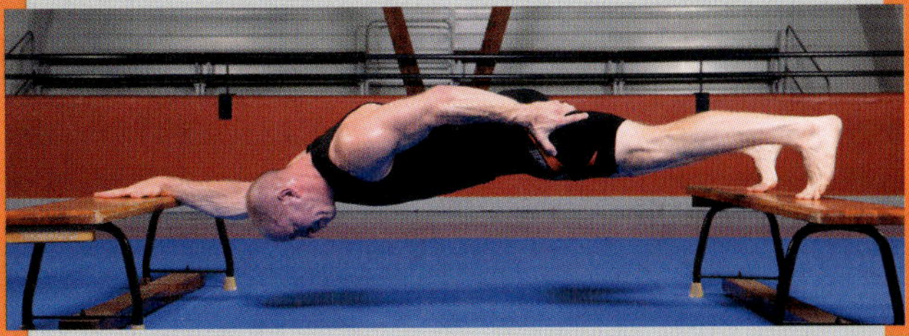

PUSH-UP

PUSH-UP ONE ARM *Niveau* 2

- **Definition:** Liegestützen auf einem Arm am Boden.
- **Voraussetzungen:** Mindestens 50 Liegestützen.

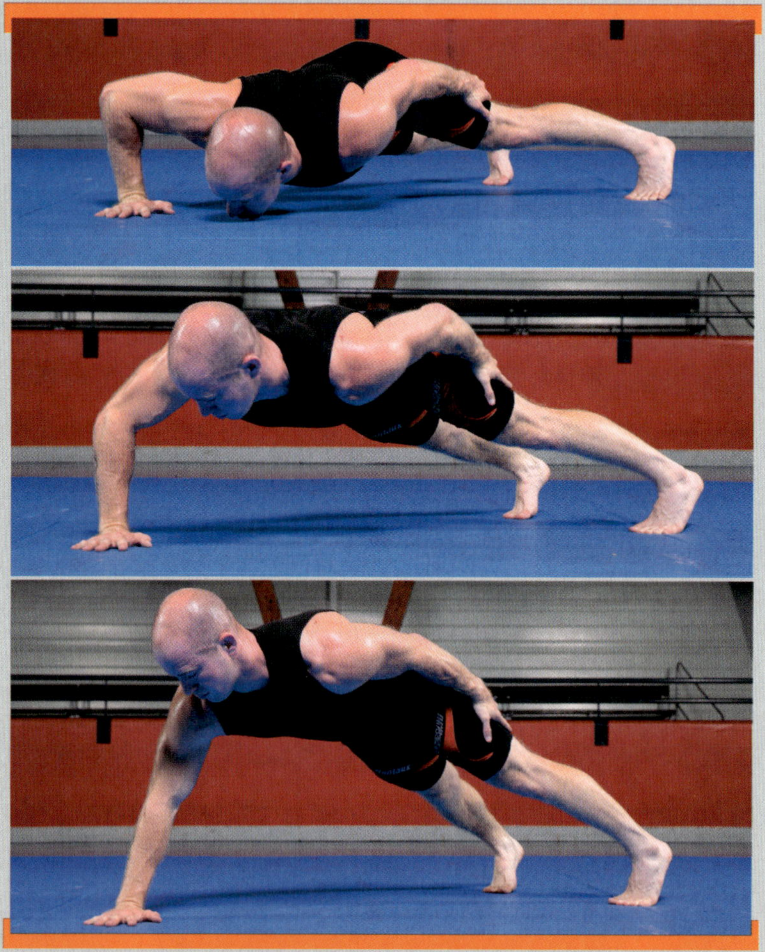

- **Beschreibung:** Front Plank auf einem Arm mit gegrätschten Beinen. Der am Boden abgestützte Arm wird bei angespanntem Körper gebeugt und gestreckt, sodass der Oberkörper den Boden berührt und sich wieder anhebt.
- **Praxistipp:** Je weiter die Beine gegrätscht sind, desto stabiler und einfacher ist die Ausführung.
- **Vorbereitungsübungen** auf den folgenden Seiten.

1 SPIDERMAN PUSH-UP

Ausgehend vom Liegestütz den Körper zum Boden senken, den rechten Fuß heben und das rechte Bein nach außen führen; mit dem Knie den rechten Ellenbogen berühren. In die Ausgangsposition zurückgehen, auf der anderen Seite wiederholen.

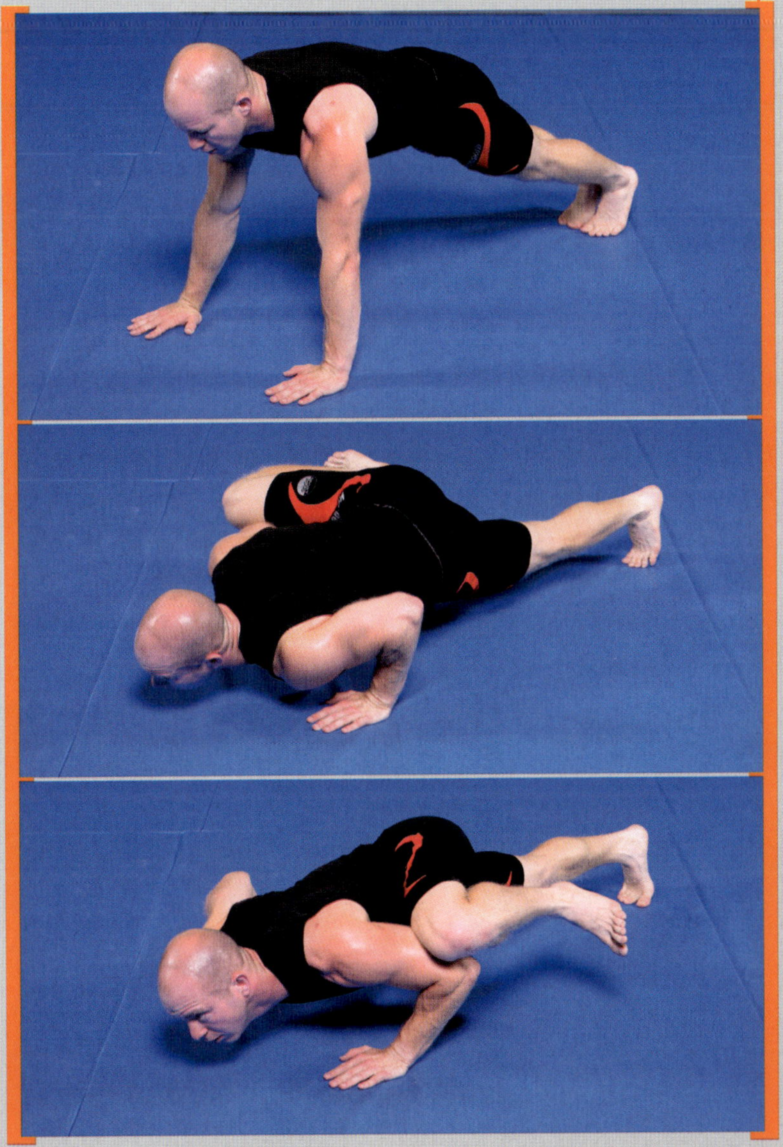

Sätze	3	4	5
Wiederholungen	× 5	× 10	× 15
Trainingsmodus	Dynamisch		

2 GRASSHOPPER und CORE ROTATION PUSH-UP

Im Liegestütz die Arme beugen und den Körper zu einer Seite drehen. Dabei das Knie beugen und das Bein auf der Bodenseite heben, um es gestreckt seitlich vor den Körper zu bringen, wobei die Hüfte leicht über den Boden streift. Sich mit den Armen abstoßen, um das Bein wieder in die Ausgangsposition zu bringen.

Sätze	3	4	5
Wiederholungen	× 5	× 10	× 15
Trainingsmodus	Dynamisch		

3 ARCHER PUSH-UP

Im Liegestütz einen Arm beugen und den anderen Arm strecken, um auf die Seite des gebeugten Arms zu kippen. Anschließend die Seite wechseln.

Sätze	3	4	5
Wiederholungen	× 5	× 10	× 15
Trainingsmodus	Dynamisch		

4 DECLINE PUSH-UP ONE ARM

Liegestützen auf einem Arm. Die Hand ist dabei auf einer Bank oder einem Kasten erhöht abgestützt, die Füße sind am Boden.

Sätze	3	4	5
Wiederholungen pro Arm	× 5	× 7	× 9
Trainingsmodus	Dynamisch		

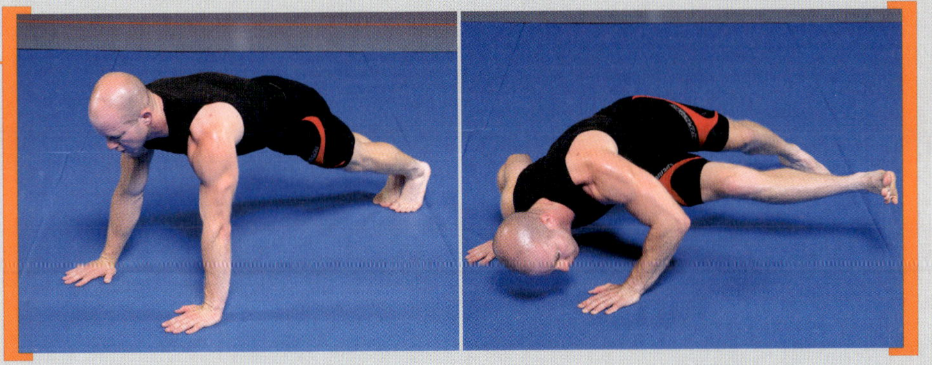

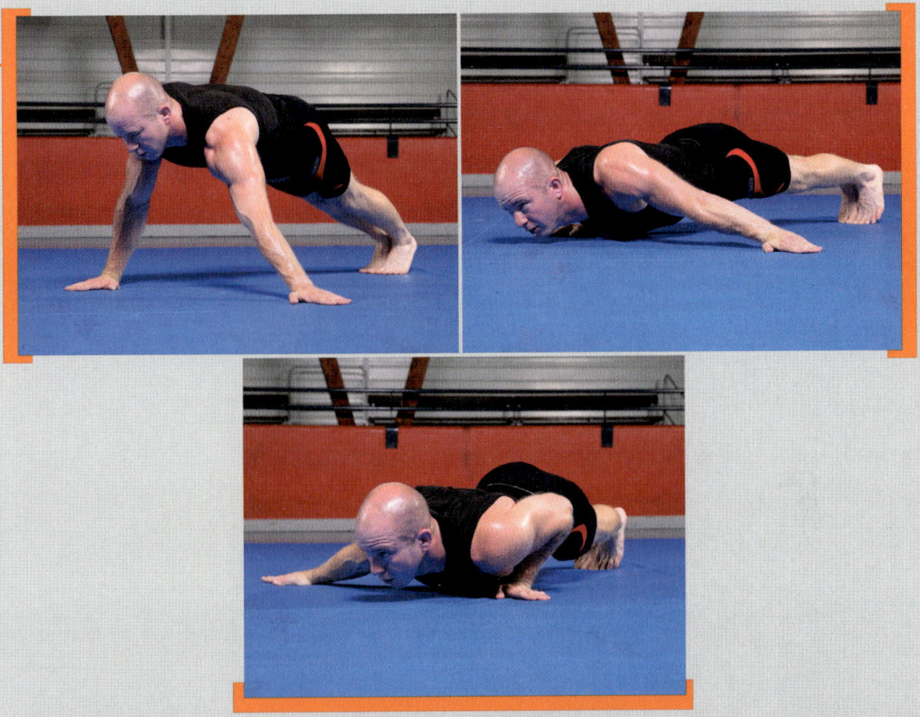

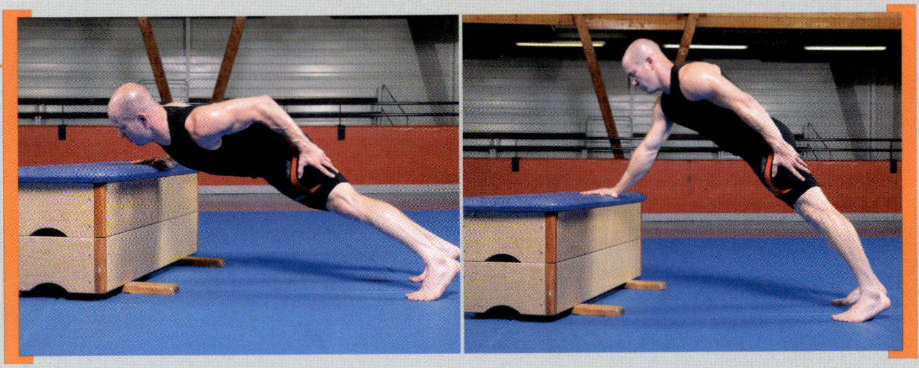

5 ALTERNATING MEDICINE-BALL PUSH-UP

Mit einer Hand am Boden und der anderen auf einem Medizinball einen Liegestütz ausführen. Um die Seite zu wechseln wird entweder der Ball gerollt (A) oder der Körper bei jeder dynamischen Armstreckung in der Luft von einer Seite zur anderen gebracht (B).

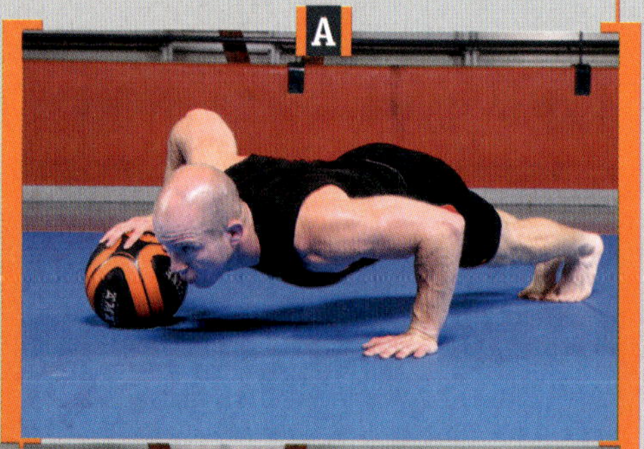

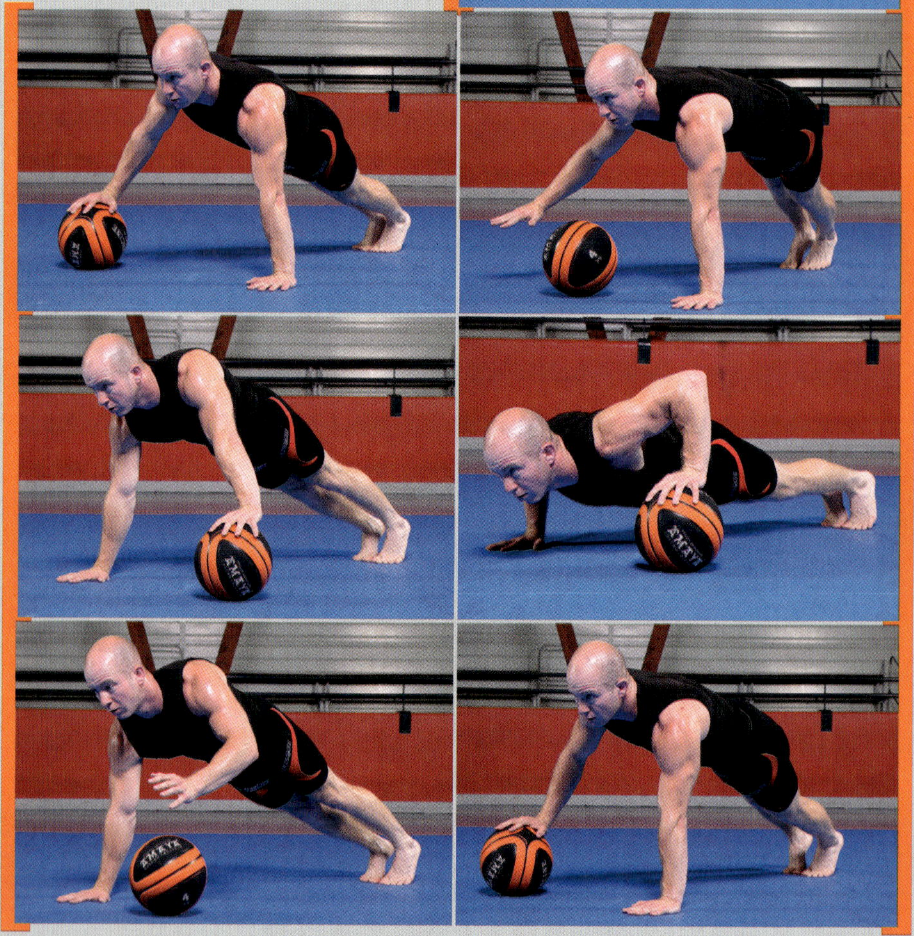

B

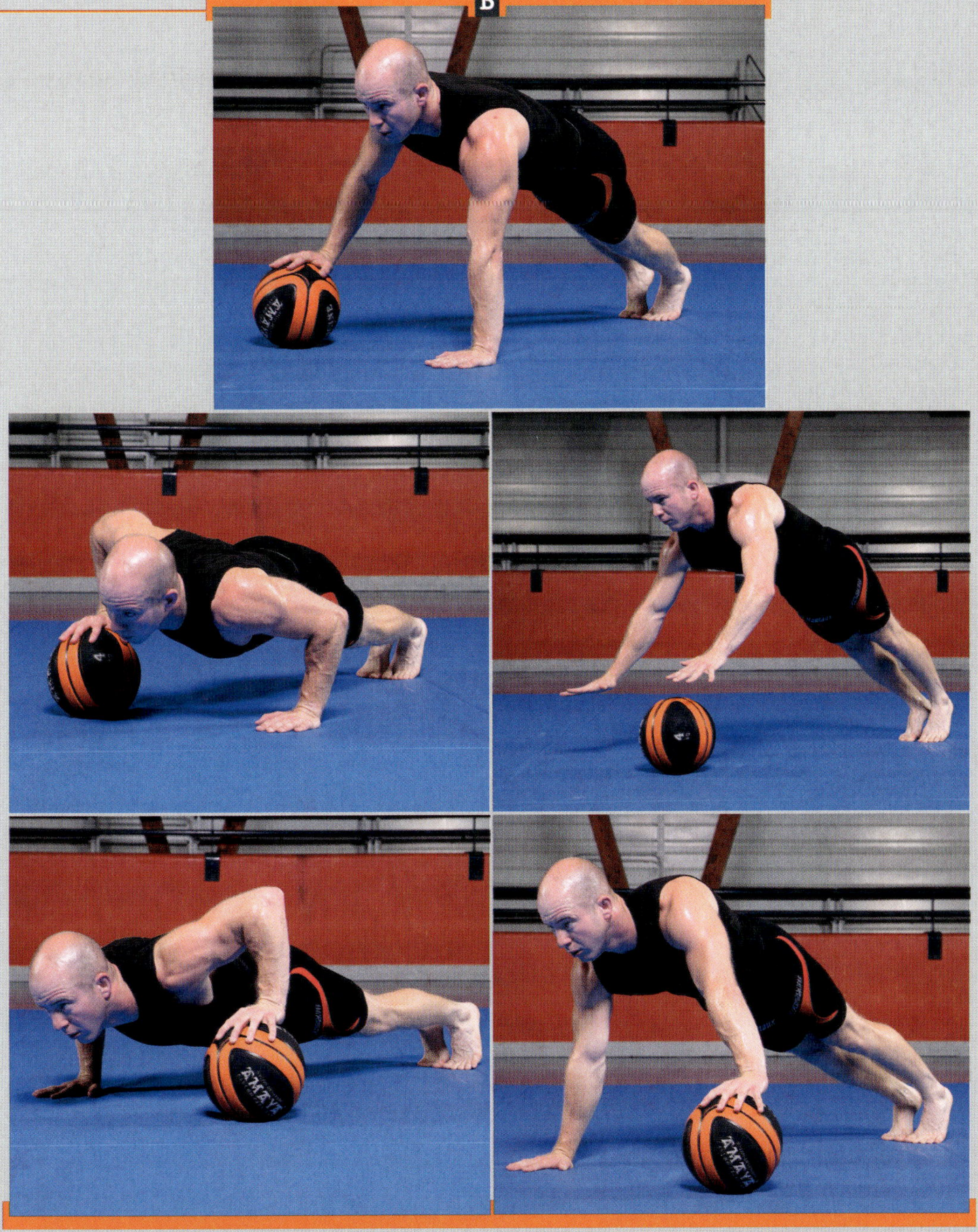

Sätze	3	4	5
Wiederholungen	× 5	× 10	× 15
Trainingsmodus	Dynamisch		

VARIANTE 1 ONE ARM und ONE LEG PUSH-UP

Aus der Position Front Plank oder Side Plank auf einer Hand und einem Bein wird der am Boden abgestützte Arm mit angespanntem Körper gebeugt und gestreckt, um den Oberkörper zum Boden und wieder nach oben zu bringen.

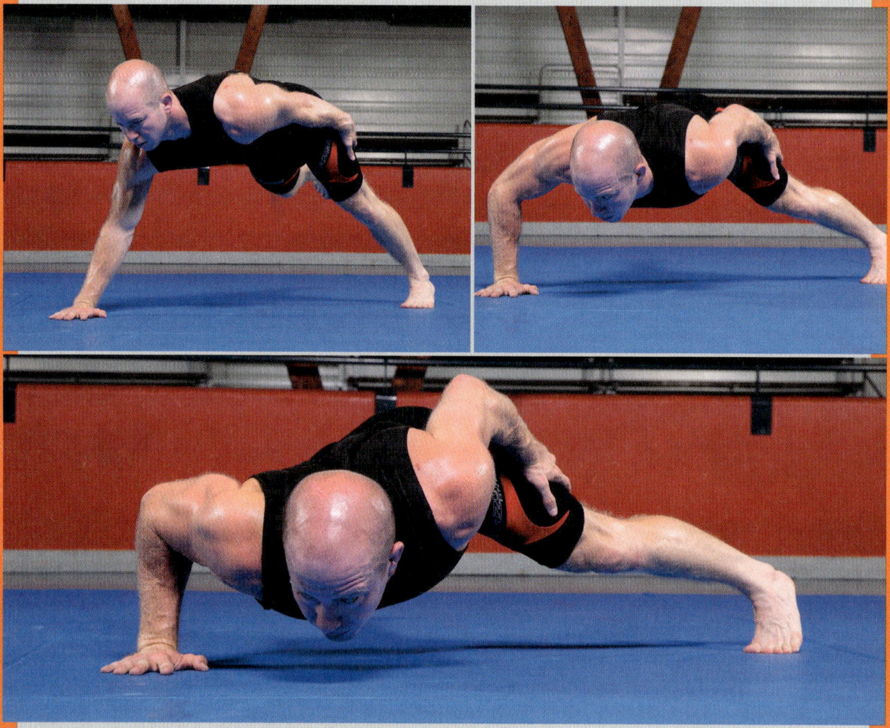

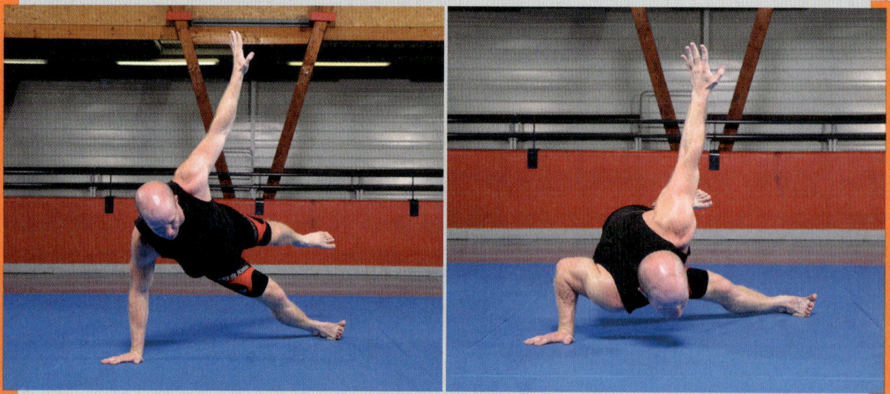

VARIANTE 2 PROPRIO PUSH-UP ONE ARM

Aus der Position Front Plank mit einer Hand am Boden und beiden Beinen erhöht auf einem Gymnastikball den am Boden abgestützten Arm beugen und strecken, um den angespannten Oberkörper zum Boden und wieder nach oben zu bringen.

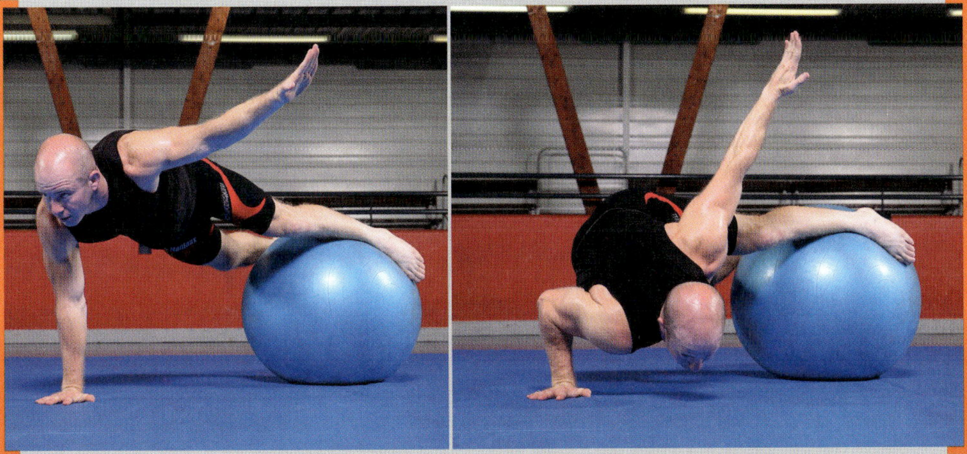

VARIANTE 3 MAXI BALANCE PLANK

Front Plank auf einer Hand, die auf einem Medizinball abgestützt ist, während beide Beine auf einem Gymnastikball liegen.

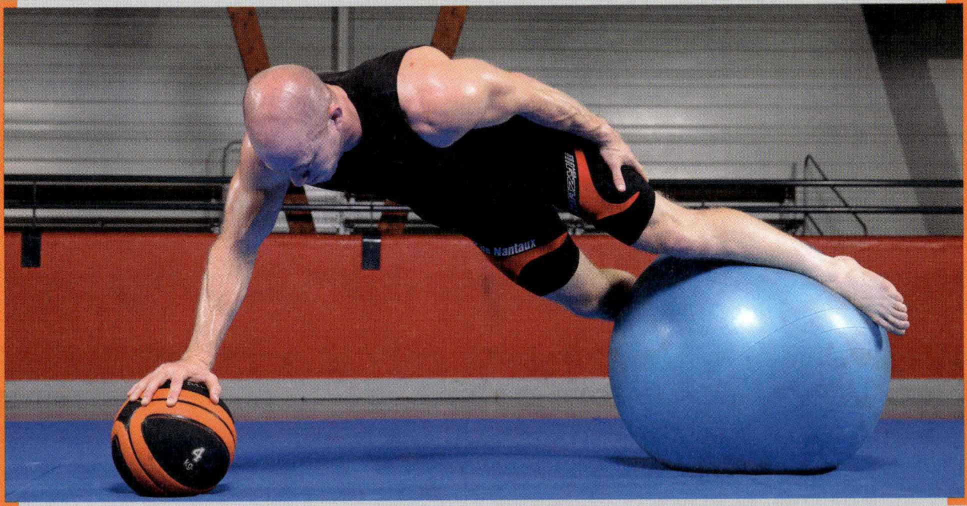

TUCK oder PIKE PUSH-UP *Niveau* 2

- **Definition:** Explosive Liegestützen mit geschlossenen Beinen (Inka Push-up) oder in einer Position wie beim Hechtsprung (Azteken-Push-up).
- **Voraussetzungen:** Mindestens 50 explosive Liegestützen.

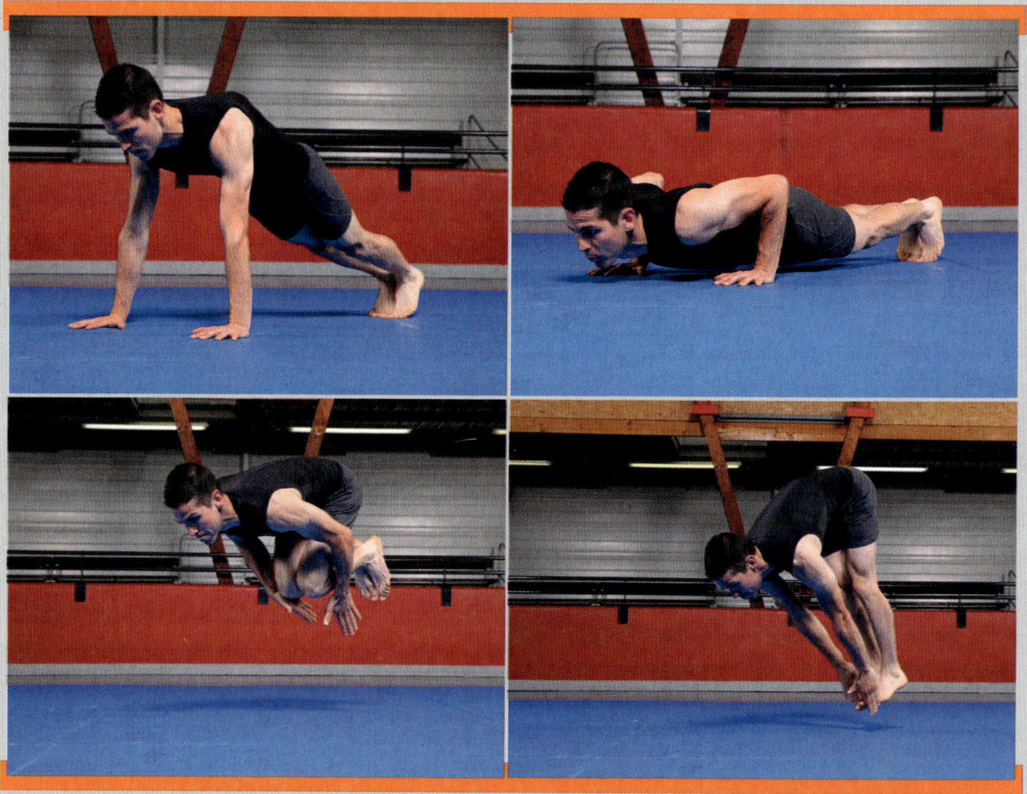

- **Beschreibung:** Aus der Position Front Plank auf beiden Händen werden die Arme gebeugt und gestreckt, um Hände und Füße vom Boden zu bringen. Dann wird der Bein-Rumpf-Winkel in der Hechtposition geschlossen. Zuletzt in die Ausgangsposition zurückkommen.
- **Praxistipp:** Nach dem kraftvollen Abstoßen der Arme vom Boden beim ersten Liegestütz den Körper so schnell wie möglich schließen-öffnen (Hechtposition).
- **Vorbereitungsübungen auf den folgenden Seiten.**

1 KNEE TUCK PUSH-UP (JACK KNIFE)

Ausgehend vom Liegestütz, beide Beine auf einem Gymnastikball erhöht abgestützt, die Ellenbogen beugen und strecken. Anschließend den Ball durch Beugen der Knie nach vorne rollen und zurück in die Ausgangsposition kommen.

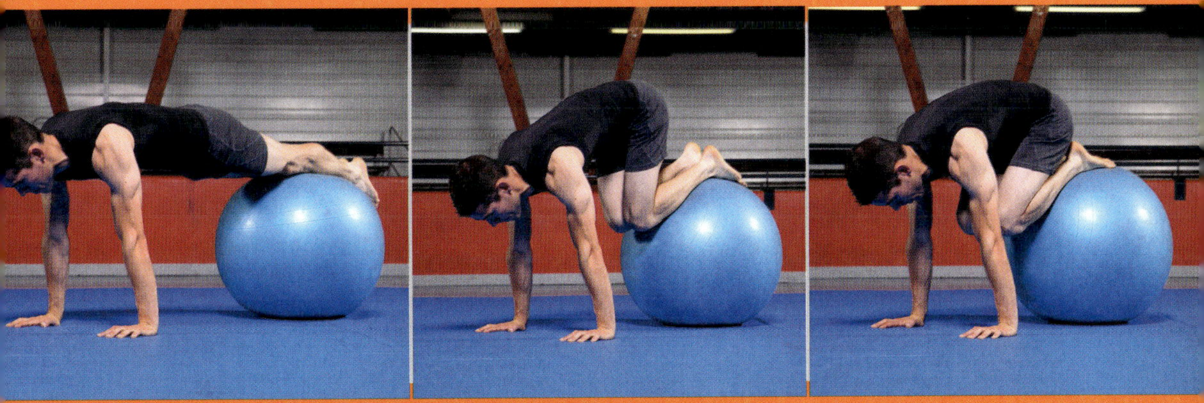

Sätze	3	4	5
Wiederholungen	× 5	× 10	× 15
Trainingsmodus	Dynamisch		

2 HIP TAP PUSH-UP

Explosive Liegestützen ausführen, dabei mit den Händen die Hüften berühren.

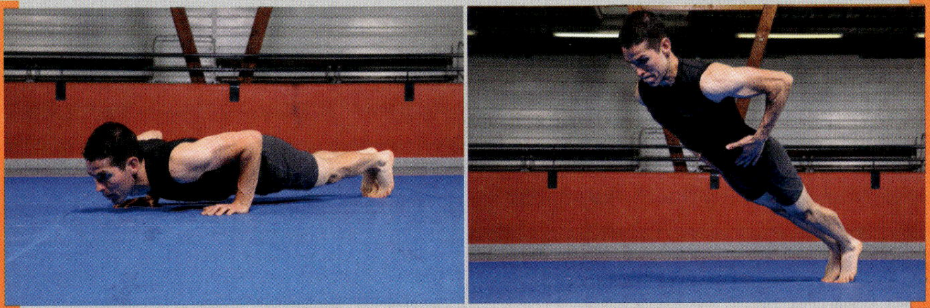

Sätze	3	4	5
Wiederholungen	× 5	× 10	× 15
Trainingsmodus	Dynamisch		

3 KNEE TAP PUSH-UP: SHIN TOUCHES

Explosive Liegestützen ausführen, dabei mit den Händen die Knie berühren.

Sätze	3	4	5
Wiederholungen	× 5	× 10	× 15
Trainingsmodus	**Dynamisch**		

4 FROG PUSH-UP

Explosive Liegestützen ausführen, dabei die Beine geschlossen vom Boden heben und mit den Knien die Ellenbogen oder die Trizepsmuskeln berühren. Dann in die Ausgangsposition zurückkommen.

Sätze	3	4	5
Wiederholungen	× 5	× 10	× 15
Trainingsmodus	**Dynamisch**		

VARIANTE PUSH-UP 180°

Explosive Liegestützen mit geschlossenen Beinen und 180°-Drehung um die sagittale Achse ausführen.

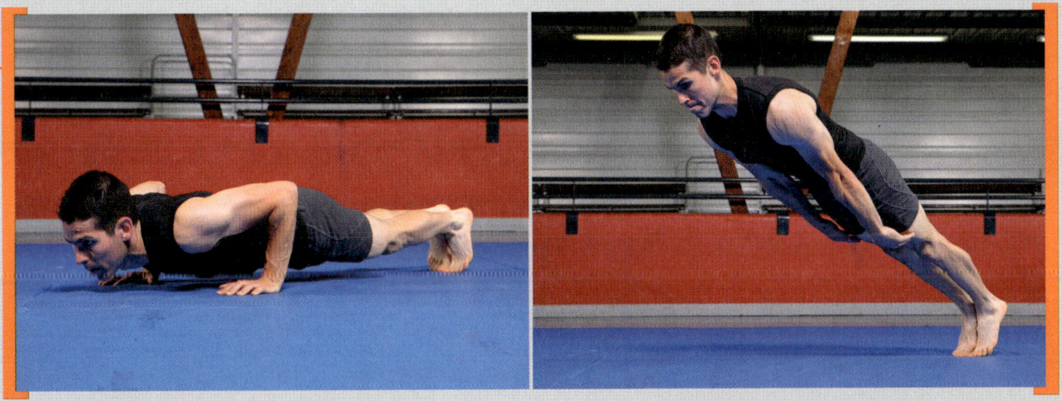

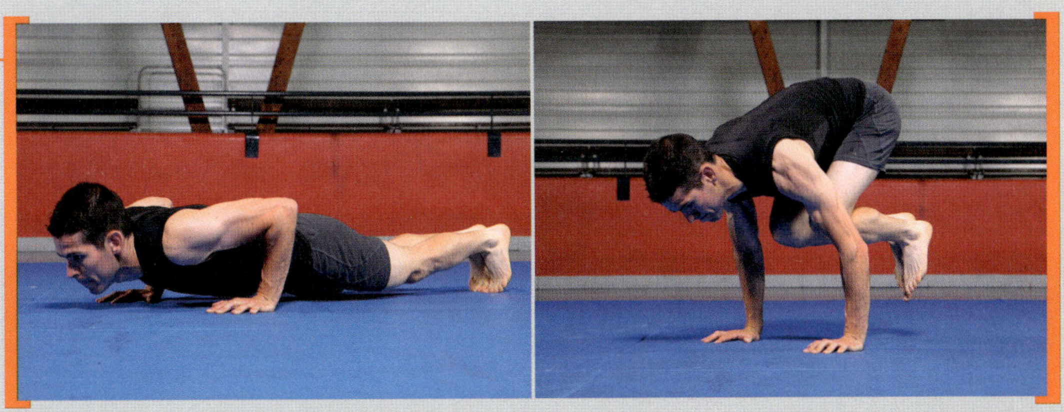

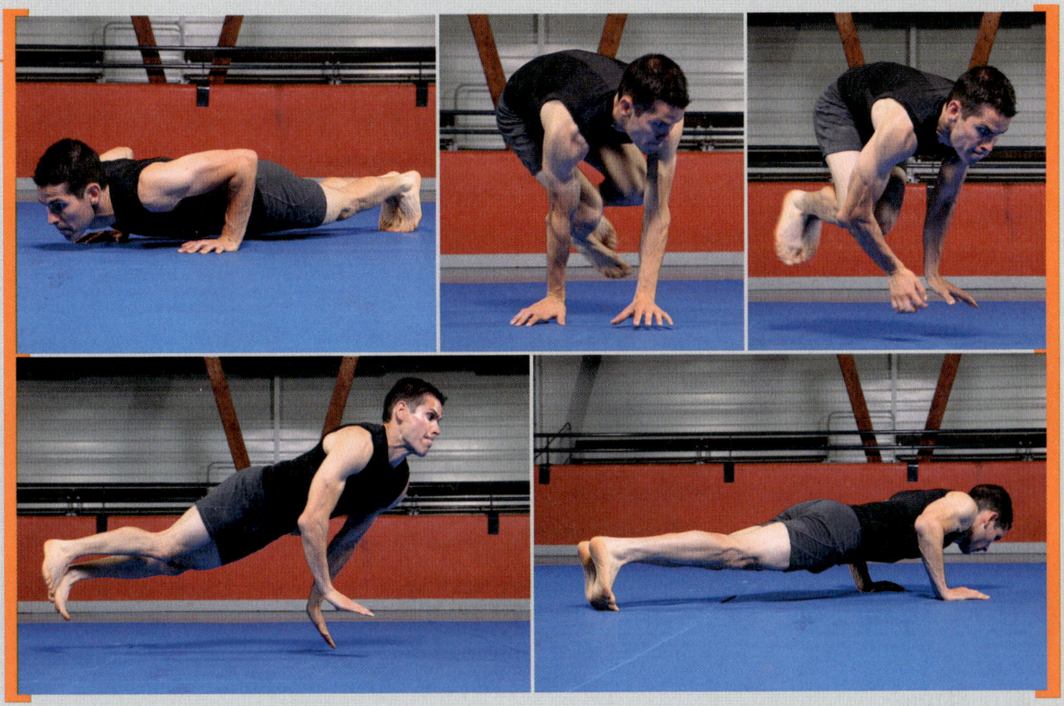

PUSH-UP

HANDSTAND PUSH-UP *Niveau* **3**

- **Definition:** Liegestütz im Handstand am Boden oder am Barren.
- **Voraussetzungen:** Handstand kann mindestens 10 Sekunden gehalten werden.

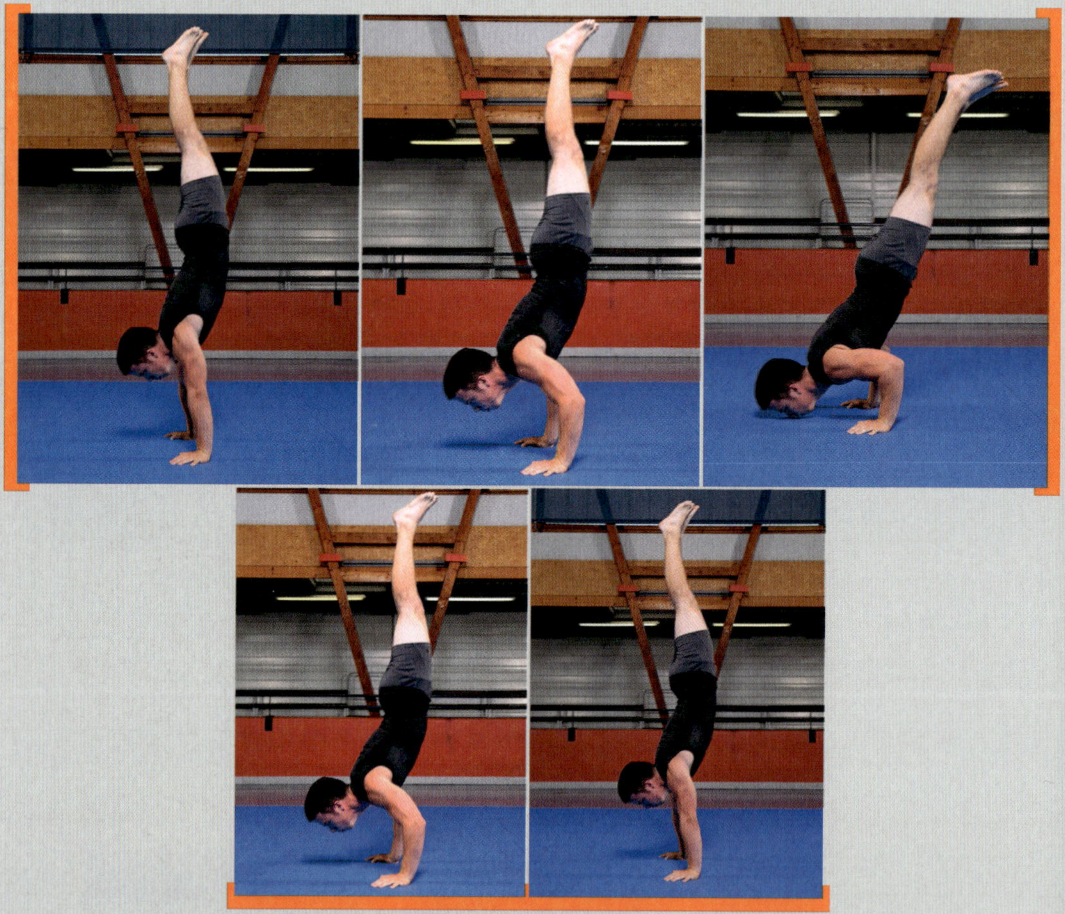

- **Beschreibung:** Den Körper in der Vertikalen in einer Linie (Kopf-Rumpf-Beine) ausrichten, Hände am Boden abgestützt, Beine gestreckt und geschlossen. Die Ellenbogen beugen und strecken, um die Stirn dem Boden anzunähern.
- **Praxistipp:** Beim Absenken den Körper leicht straffen, um zu verhindern, dass er kippt und die Füße den Boden berühren.
- **Vorbereitungsübungen auf den folgenden Seiten.**

1 SHOULDER PUSH-UP

Mit angehobenen Füßen, die Hände unterhalb aufgestützt, die Ellenbogen beugen und strecken, um das Gesicht dem Boden anzunähern und wieder zurück

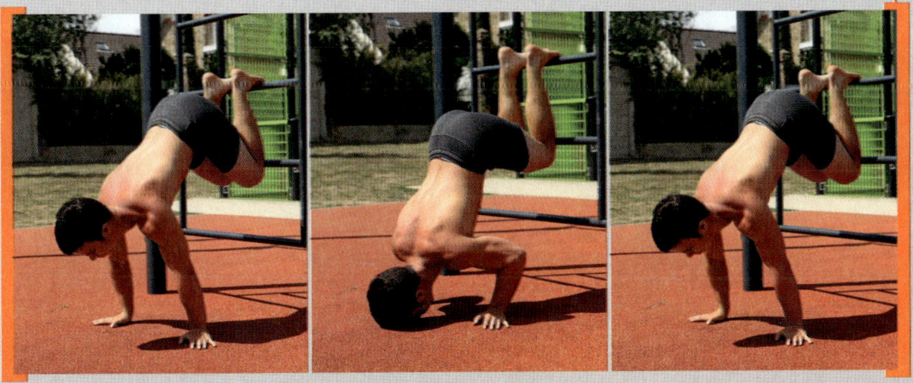

Sätze	3	4	5
Wiederholungen	× 3	× 6	× 9
Trainingsmodus	Dynamisch		

2 INCLINED PUSH-UP

Handstand-Liegestützen in schräger Position ausführen, die Füße liegen an einer Wand oder einer anderen Stütze.

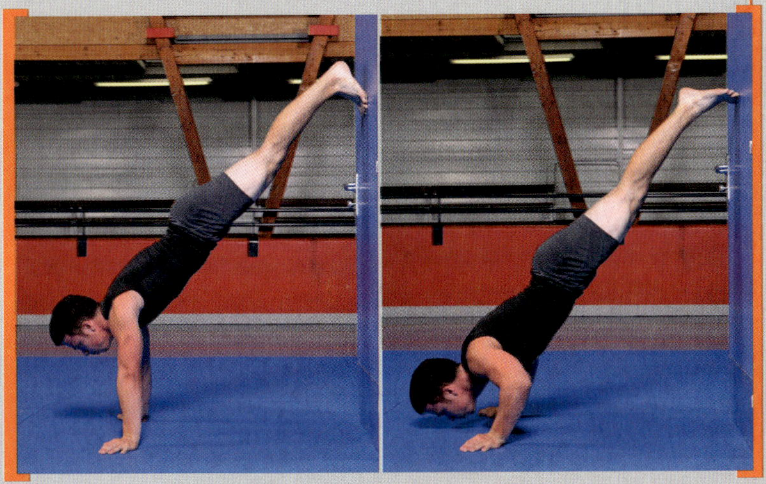

Sätze	3	4	5
Wiederholungen	× 3	× 6	× 9
Trainingsmodus	Dynamisch		

3 HIP ELEVATED PIKE PUSH-UP

Liegestützen mit hoch angehobenem Becken ausführen, der Körper bildet dabei ein umgedrehtes V. Bei gestreckten Beinen mit der Stirn den Boden berühren.

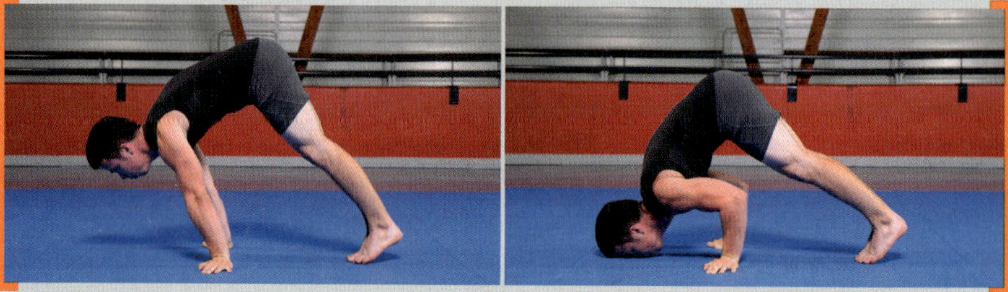

Sätze	3	4	5
Wiederholungen	× 3	× 6	× 9
Trainingsmodus	Dynamisch		

4 HINDU PUSH-UP

Ausgangsposition ist der Liegestütz mit angehobenen Hüften, der Körper bildet ein umgedrehtes V. Den Körper senken, bis das Kinn beinahe den Boden berührt, nun die Hüften senken, bis sie den Boden leicht berühren, dabei Kopf und Schultern heben. Dann die Bewegung umgekehrt ausführen.

Sätze	3	4	5
Wiederholungen	× 5	× 10	× 15
Trainingsmodus	Dynamisch		

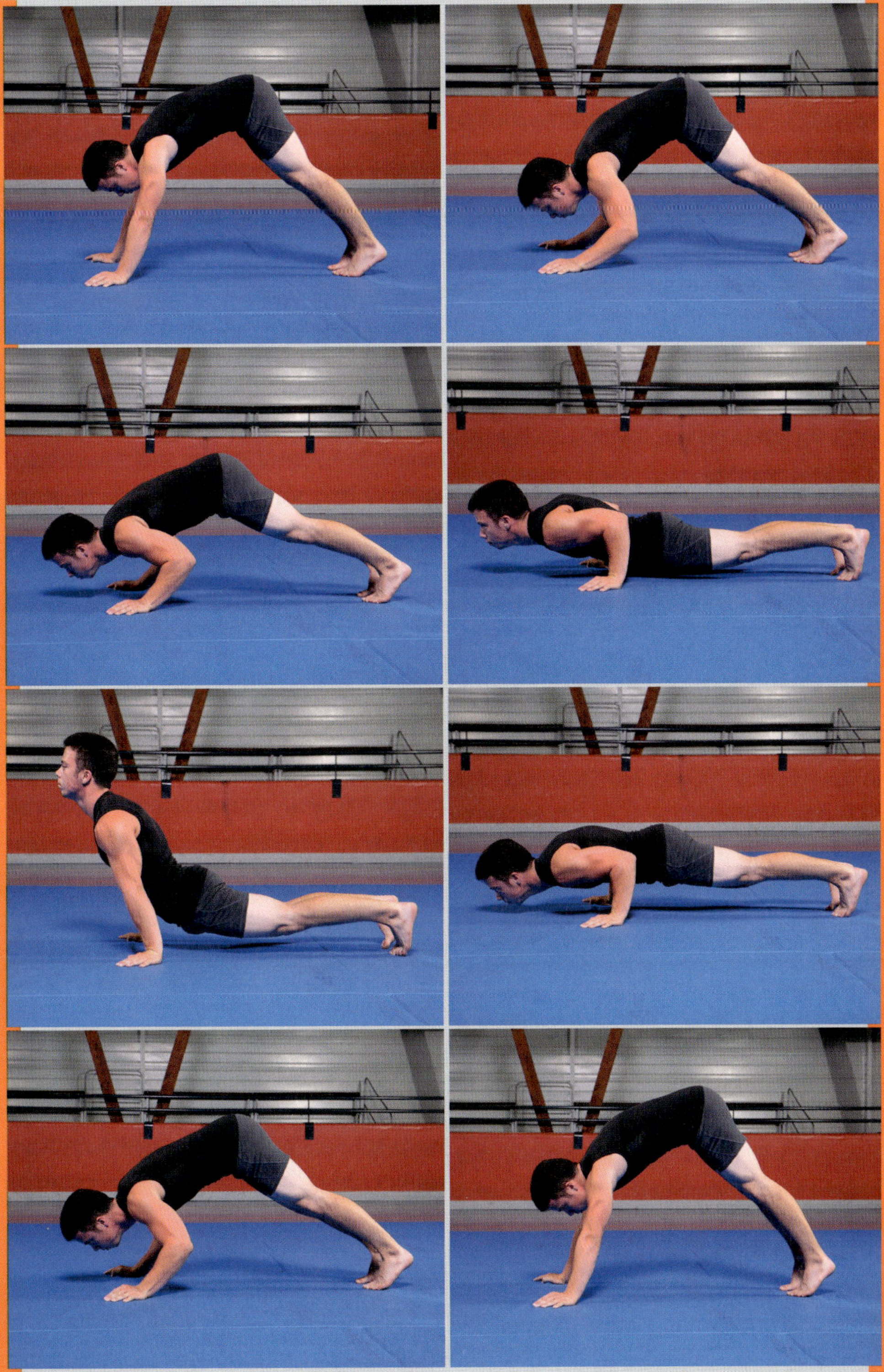

5 WALL HANDSTAND PUSH-UP

Im Handstand mit den Füßen gegen eine Wand Liegestützen mit dem Rücken zur Wand (A) oder dem Gesicht zur Wand (B) ausführen.

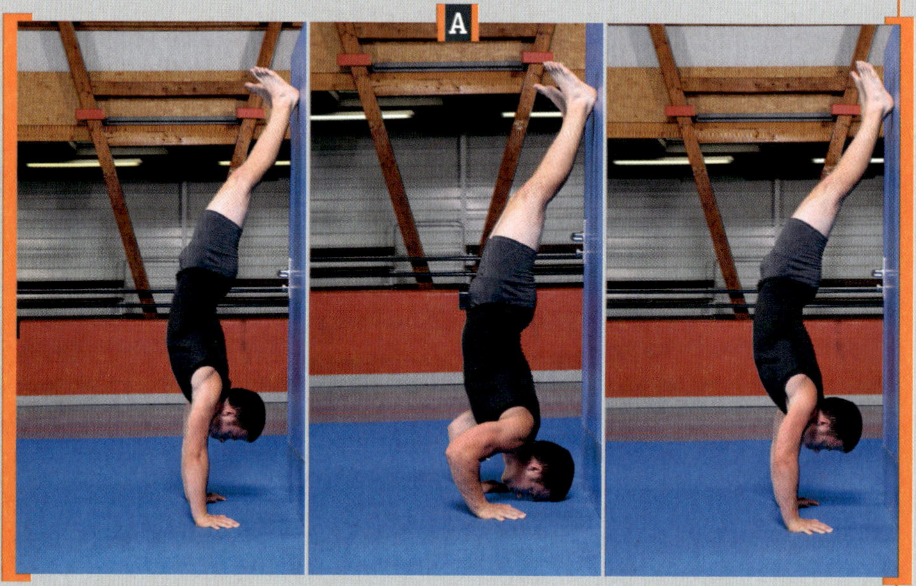

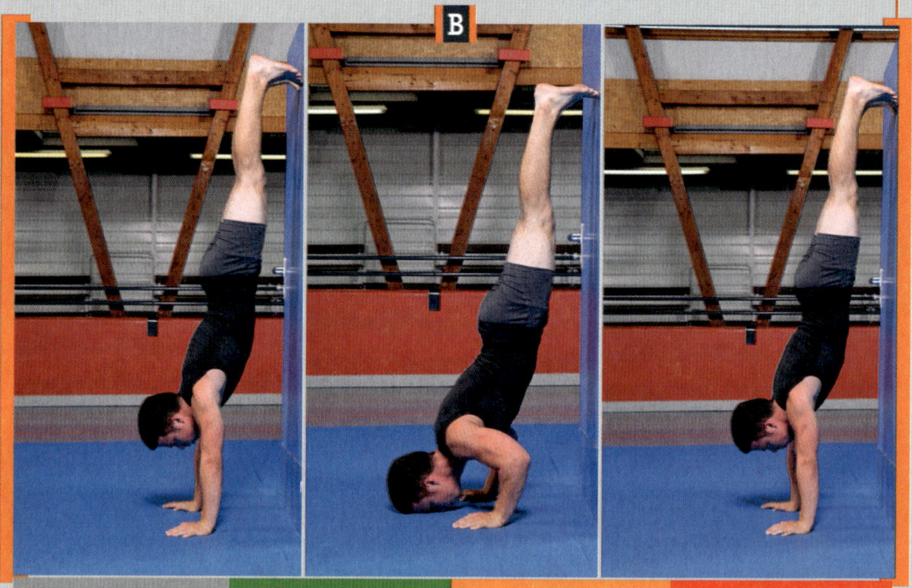

Sätze	3	4	5
Wiederholungen	× 3	× 6	× 9
Trainingsmodus	Dynamisch		

6 KIPPING HANDSTAND PUSH-UP

Im Handstand Arme und Beine beugen. Dann ganz abstoßen und dabei die Beine kraftvoll nach oben bringen. Diese beim Cross-Training verwendete Technik erlaubt mehr Wiederholungen, da sich durch das Abstoßen und Schließen der Beine die Belastung verlagert.

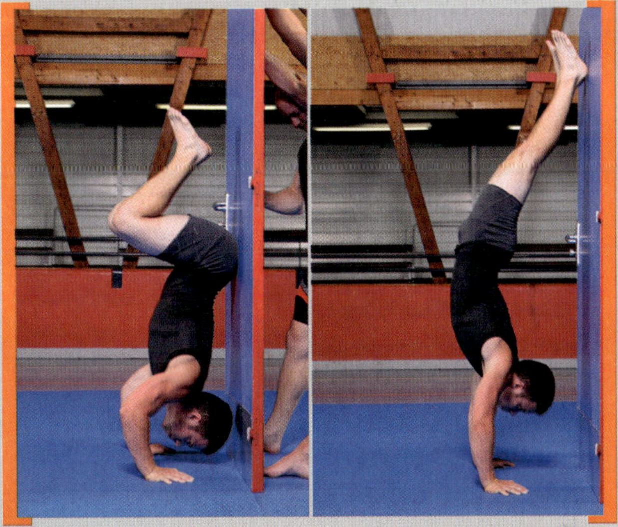

Sätze	3	4	5
Wiederholungen	× 5	× 10	× 15
Trainingsmodus	Dynamisch		

VARIANTE FULL ROM HANDSTAND PUSH-UP

Auf parallelen Stangen Liegestützen im Handstand ausführen, dabei die Schultern mindestens bis zu den Händen absenken. Die Ellenbogen sind eng am Körper.

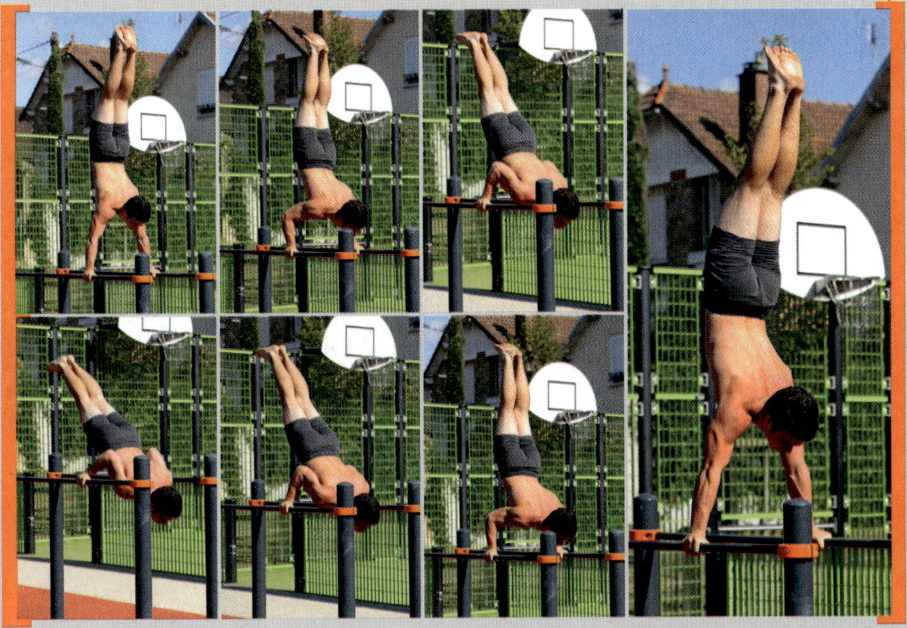

PUSH-UP

PRESS HANDSTAND *Niveau* 3

- **Definition:** Handstand kraftvoll, mit Hocke, aus dem Hecht oder aus der Grätsche.
- **Voraussetzungen:** L-Sit und Handstand mindestens 10 Sekunden halten können.

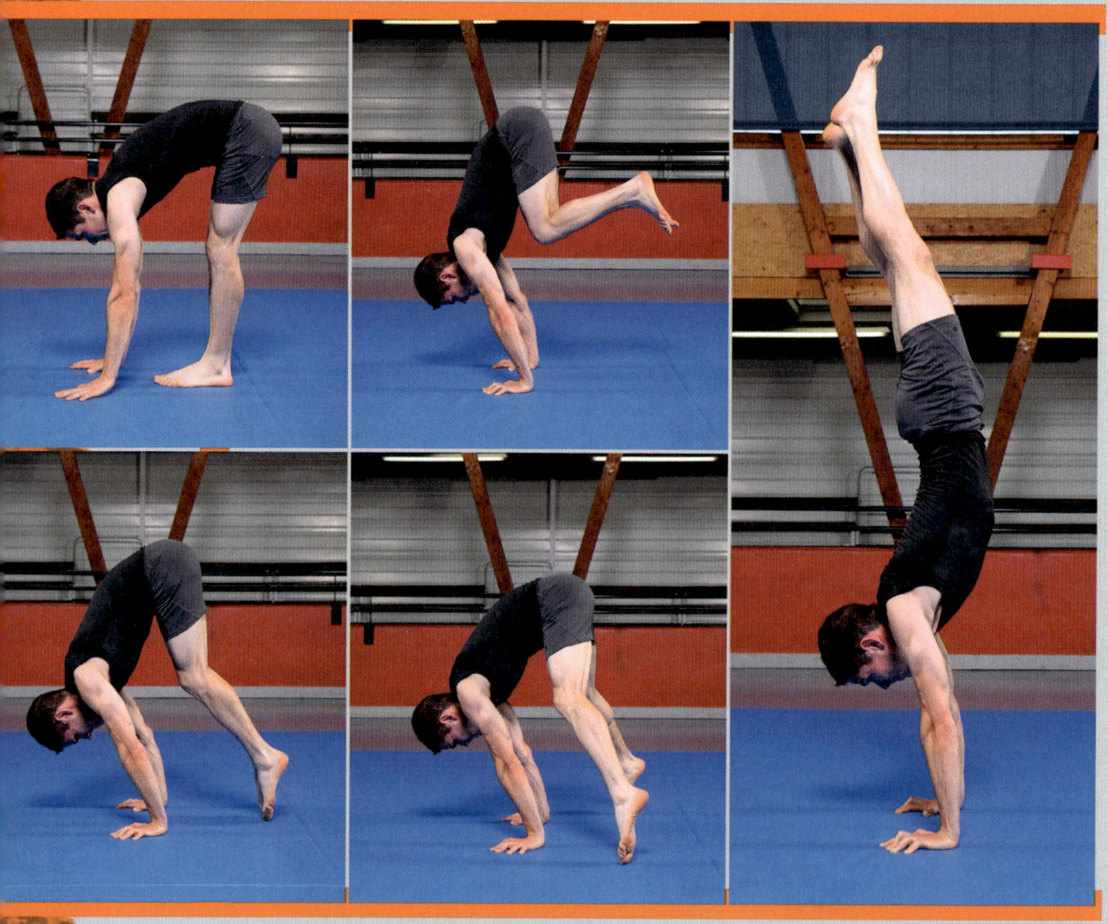

- **Beschreibung:** Aus einer Position mit geschlossenen oder geöffneten Beinen, mit Füßen und Händen am Boden, werden die Hüfte gestreckt und der Bein-Rumpf-Winkel geöffnet, um in den Handstand zu kommen.
- **Praxistipp:** Die Schultern so weit wie möglich nach vorne bringen und die Arme strecken, um das Becken über die am Boden abgestützten Hände zu bringen.
- **Vorbereitungsübungen auf den folgenden Seiten.**

1 REVERSE MOUNTAIN CLIMBER

Im Handstand vor einem Kasten immer im Wechsel ein Knie gebeugt auf dem Kasten abstützen und das andere Bein strecken.

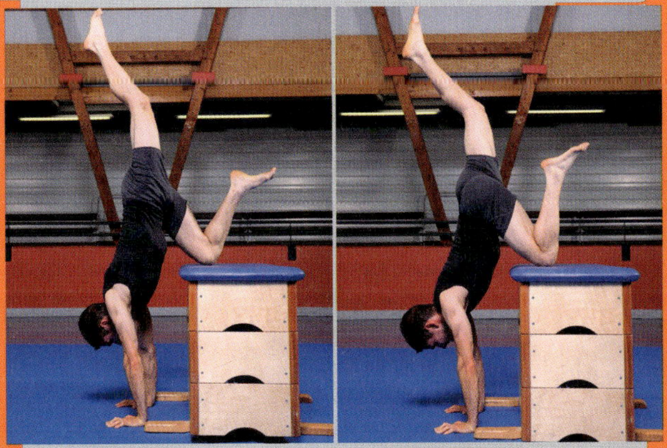

Sätze	3	4	5
Wiederholungen	× 10	× 15	× 20
Trainingsmodus	Dynamisch		

2 LOWER BACK EXERCISE

Dreifach am Boden abgestützt auf Kopf und Händen, die Beine in einer Linie mit dem Oberkörper. Nun die Hüfte beugen, um die Füße auf den Boden zu bringen, Dann durch eine Streckung aus der Hüfte in die Ausgangsposition zurückkommen.

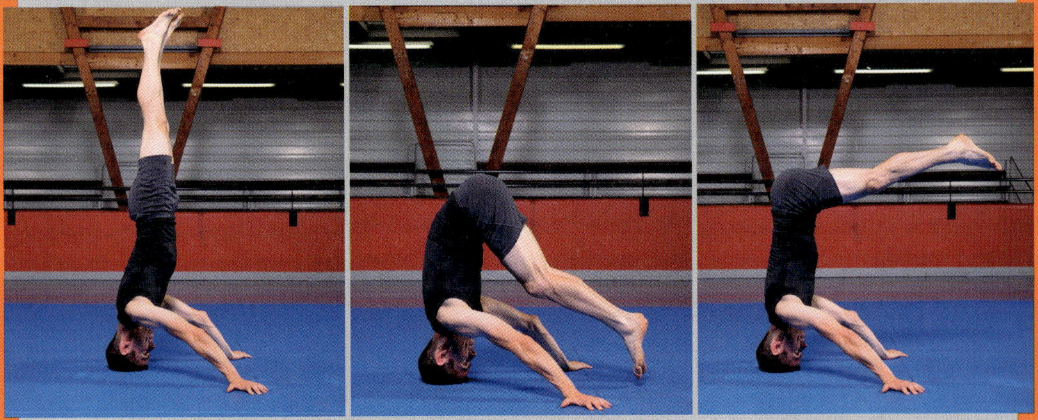

Sätze	3	4	5
Wiederholungen	× 5	× 10	× 15
Trainingsmodus	Dynamisch		

3 L-QUARTER PRESS (oder TUCK TO HALF PRESS)

Rittlings auf parallelen Stangen (Beine gegrätscht) oder im L-Sit das Becken heben, um die Beine in die Vertikale und den Oberkörper in die Horizontale zu bringen.

Sätze	3	4	5
Wiederholungen	× 3	× 6	× 9
Trainingsmodus	Dynamisch		

4 THRUST TO HANDSTAND

Beginnend auf den Knien den Rücken mit einem Schwung der Beine in den Handstand bringen.

Sätze	3	4	5
Wiederholungen	× 5	× 10	× 15
Trainingsmodus	Dynamisch		

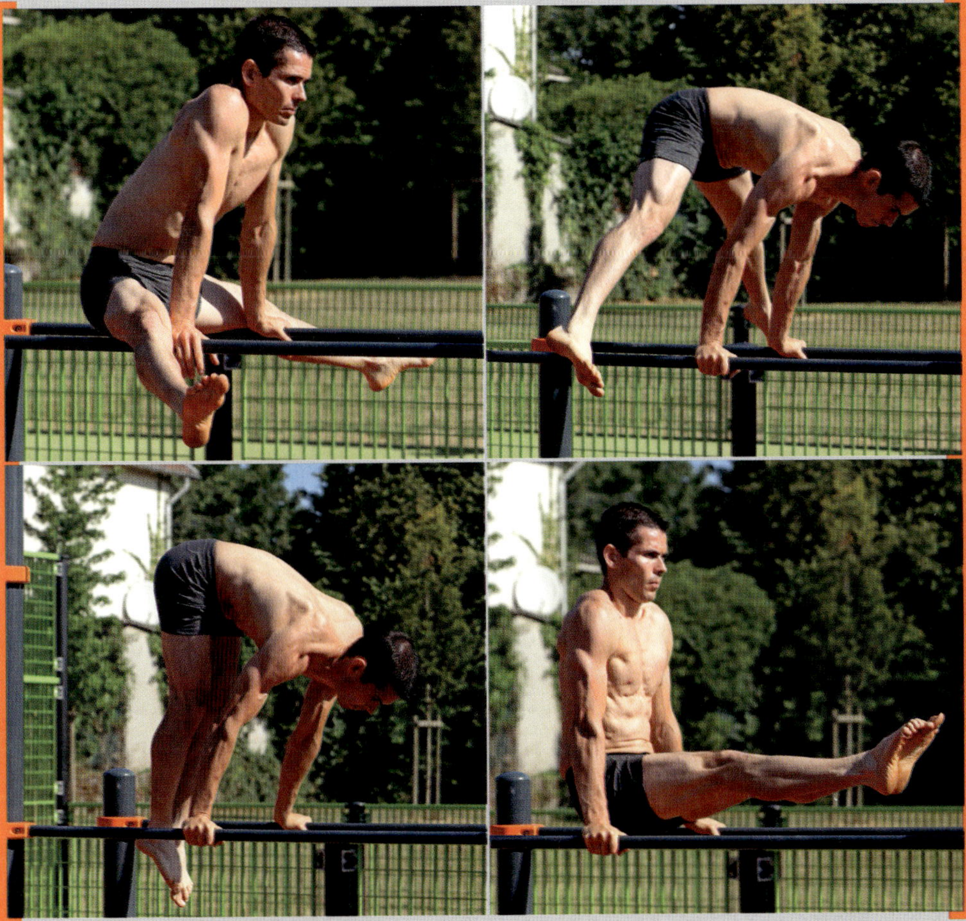

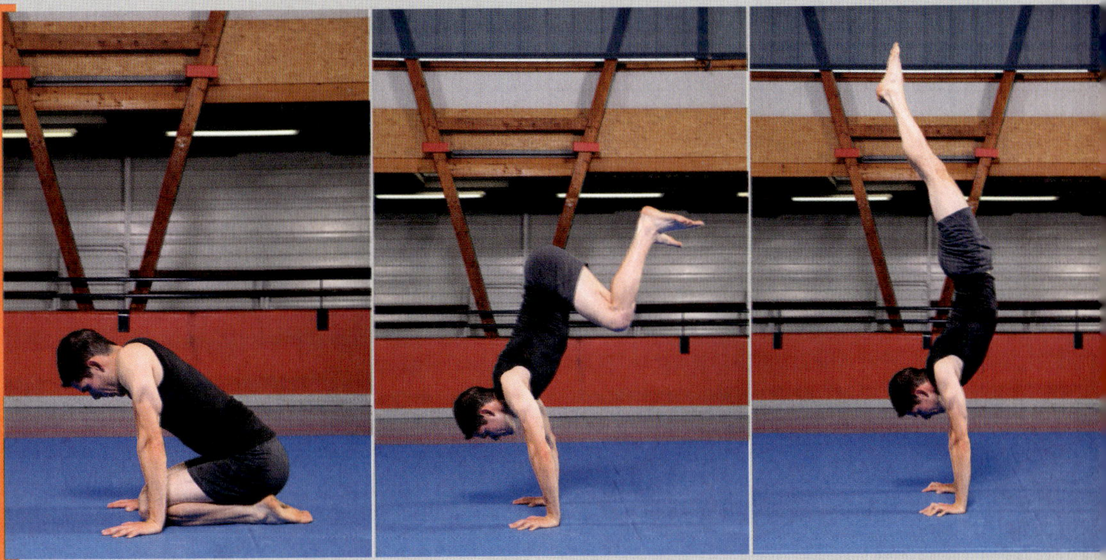

5 WALL PRESS HANDSTAND

Mit den Händen 20–30 Zentimeter vor einer Wand durch ein Nach-vorne-Bringen der Schultern den Rücken gegen die Wand pressen. Anschließend die Beine mit dem Oberkörper in eine Linie bringen.

Sätze	3	4	5
Wiederholungen	× 3	× 6	× 9
Trainingsmodus	Dynamisch		

6 PIKE PRESS HOLD

Den Rücken in die Vertikale bringen, das Becken liegt über den abgestützten Händen. Finger krümmen, 2 Sekunden halten.

Sätze	3	4	5
Wiederholungen	× 3	× 6	× 9
Trainingsmodus	Stato-dynamisch (2 Sek.)		

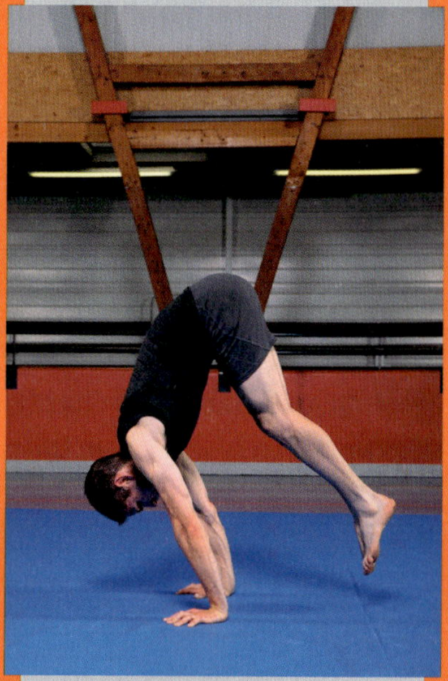

7 ELEVATED PRESS HANDSTAND

Mit den Händen 20–30 Zentimeter vor einem Kasten und den Füßen darauf abgestützt die Beine mit dem Oberkörper in eine Linie bringen. Um die Übung schwieriger zu machen, die Höhe des Kastens sukzessive reduzieren.

Sätze	3	4	5
Wiederholungen	× 3	× 6	× 9
Trainingsmodus	Dynamisch		

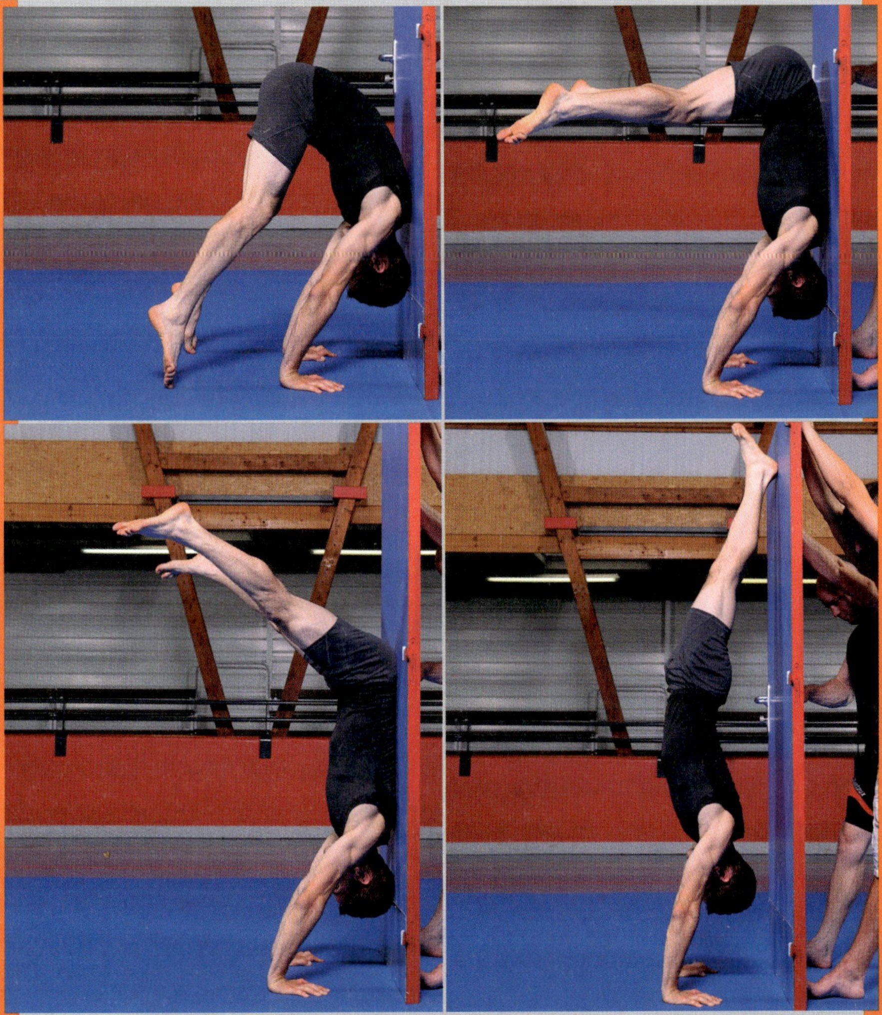

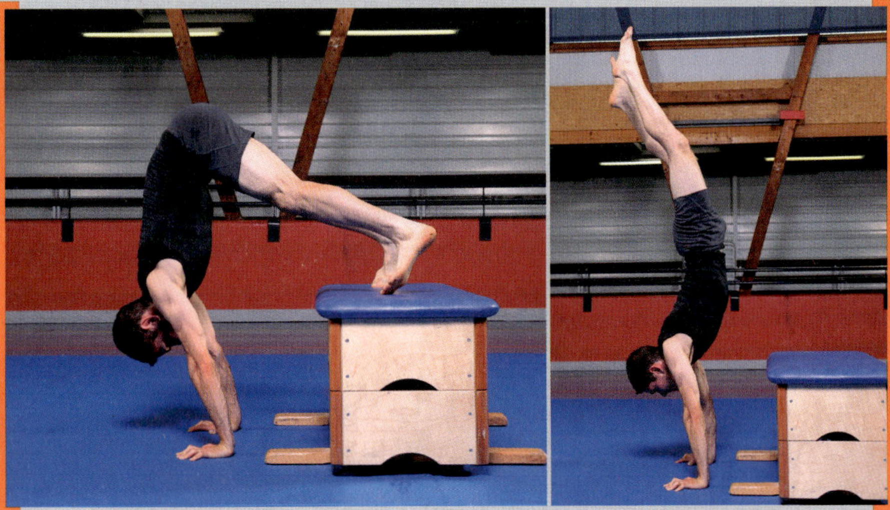

8 PIKE WALK HANDSTAND

Aus dem Liegestütz mit hoch gelagerten Füßen den Oberkörper in die Vertikale bringen, indem die Hände nach hinten wandern, bis sie unterhalb des Gesäßes sind.

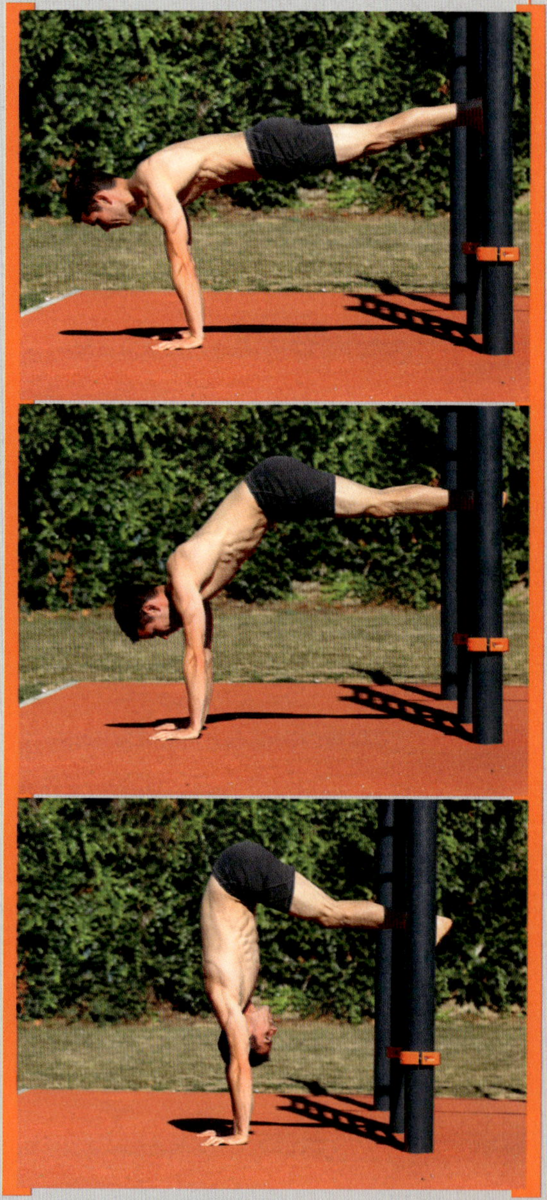

Sätze	3	4	5
Wiederholungen	× 5	× 10	× 15
Trainingsmodus	Dynamisch		

VARIANTE 1 FULL PRESS HANDSTAND

Auf dem Boden sitzend durch kraftvolle Schwebe zum Handstand kommen.

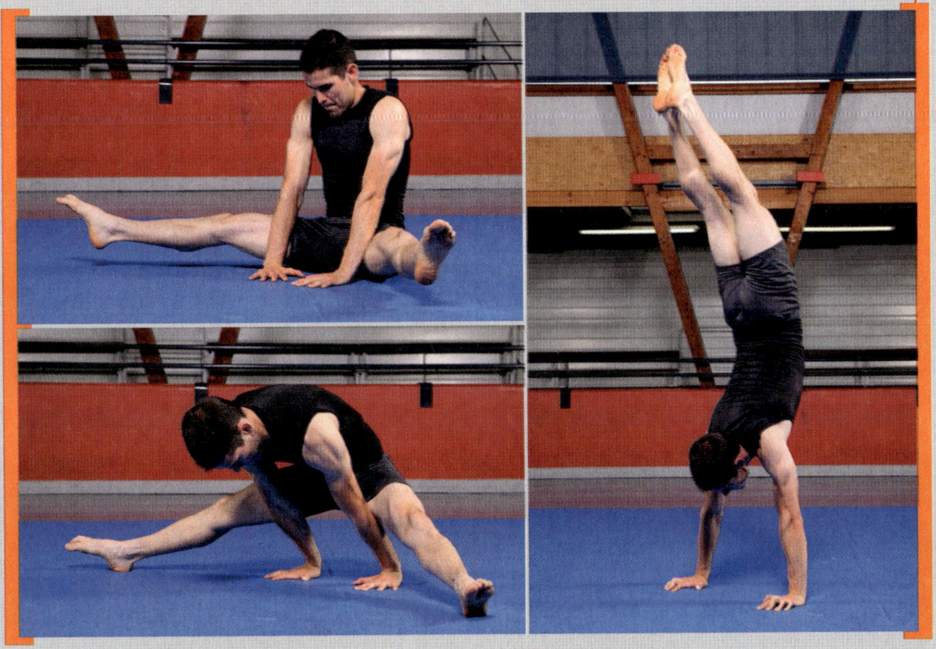

VARIANTE 2 L-SIT PRESS HANDSTAND

Ausgehend vom L-Sit durch kraftvolle Schwebe in den Handstand kommen.

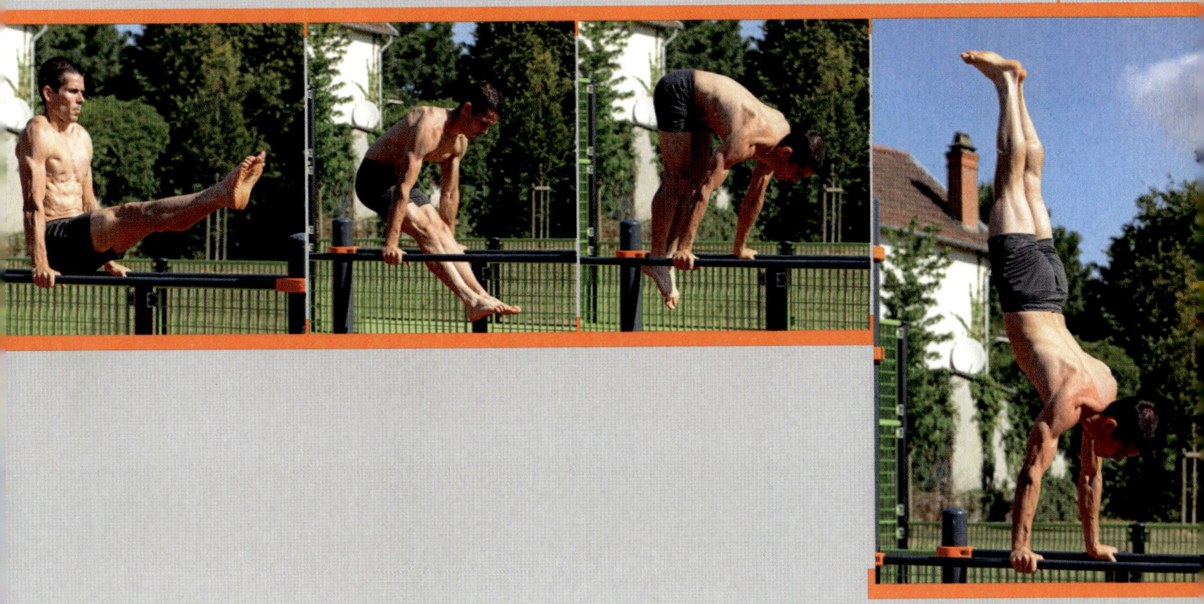

PUSH-UP

PUSH-UP 360° *Niveau* 3

- **Definition:** Explosive Liegestützen mit 360°-Drehung am Boden um die Längsachse.
- **Voraussetzungen:** Mindestens 50 explosive Liegestützen.

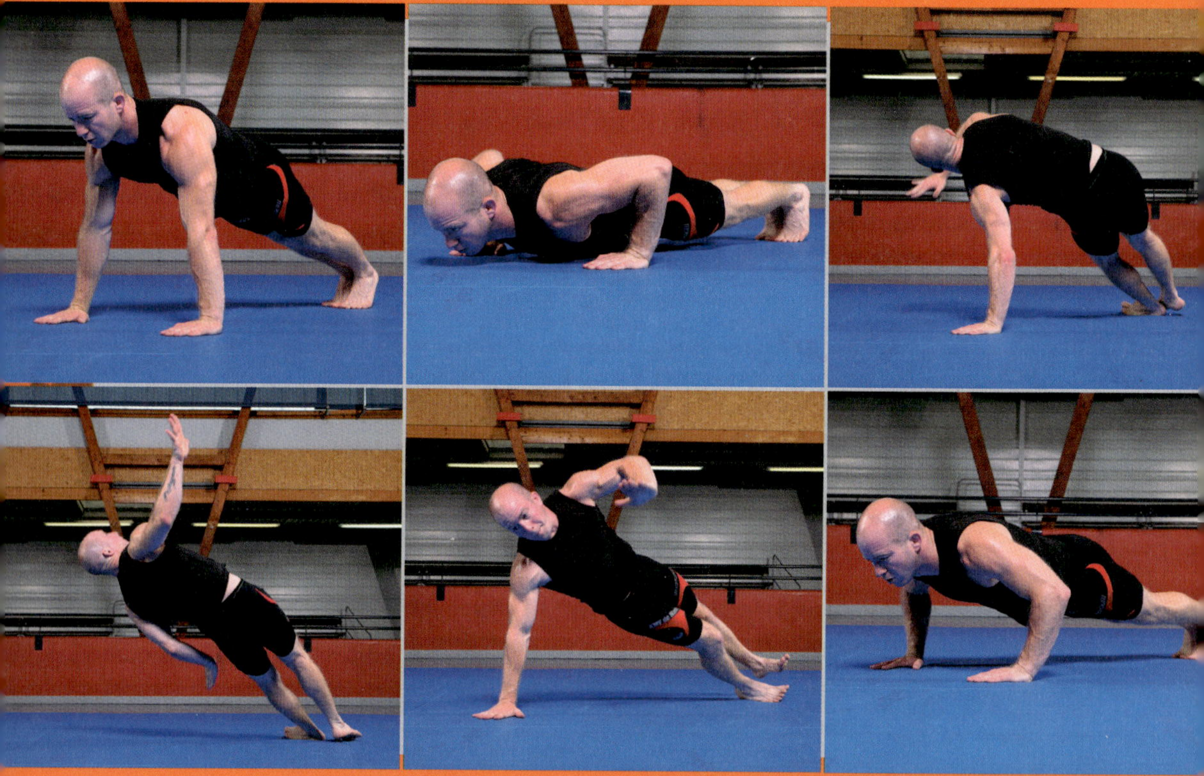

- **Beschreibung:** Aus dem Liegestütz werden die Arme bei angespanntem Körper gebeugt und gestreckt, um den Körper einmal vollständig um seine Längsache zu drehen.
- **Praxistipp:** Die Bewegung wird vom Blick geführt; am Ende der maximalen Abstoßbewegung der Arme den Schultergürtel drehen, um mit dem Blick den Bereich zu suchen, wo die Hände den Boden wieder berühren werden.
- **Vorbereitungsübungen auf den folgenden Seiten.**

1 WINDSHIELD WIPERS

In Rückenlage, die Schulterblätter fest am Boden, die Arme abgespreizt, die Beine von einer Seite zur anderen schwenken.

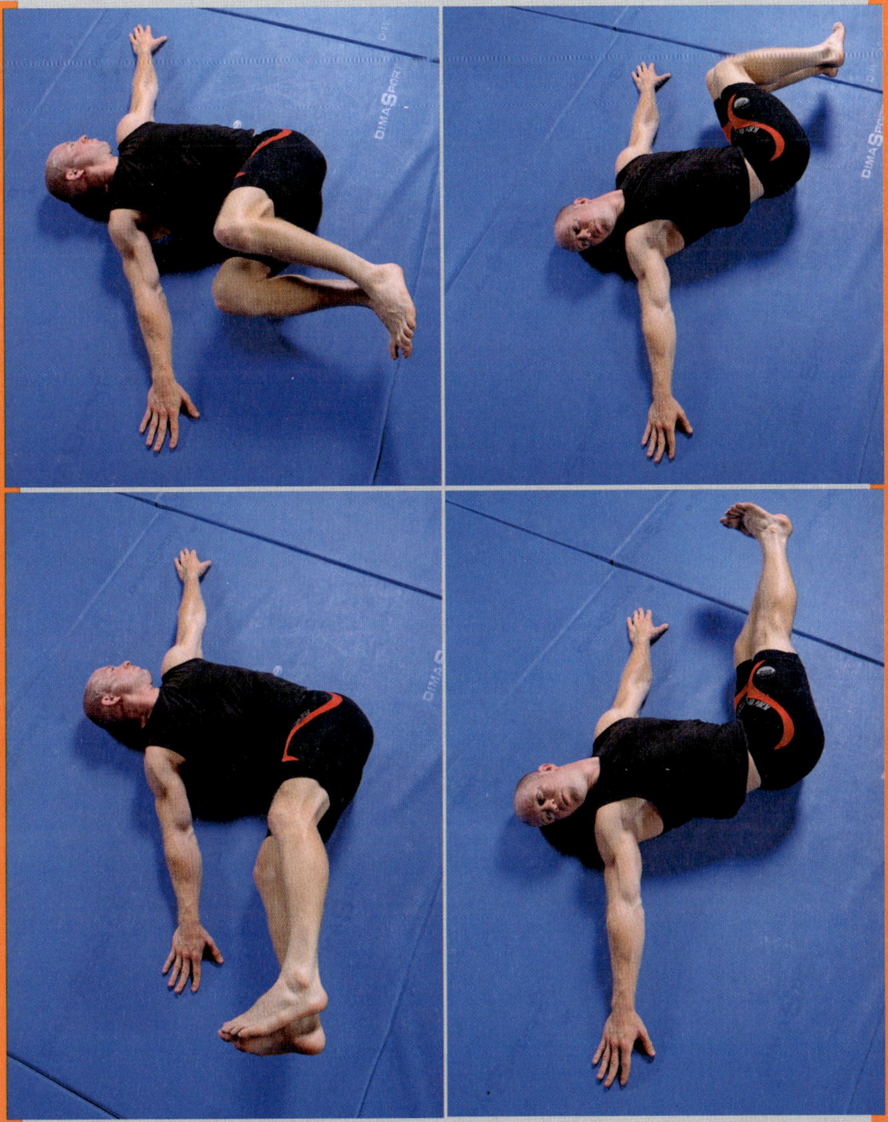

Sätze	3	4	5
Wiederholungen	× 10	× 15	× 20
Trainingsmodus	Dynamisch		

2 T-PUSH-UP

Im Liegestütz die Arme beugen, nach oben kommen und den Oberkörper zur Seite drehen (Arm über die Schulter gestreckt). Auf der anderen Seite wiederholen.

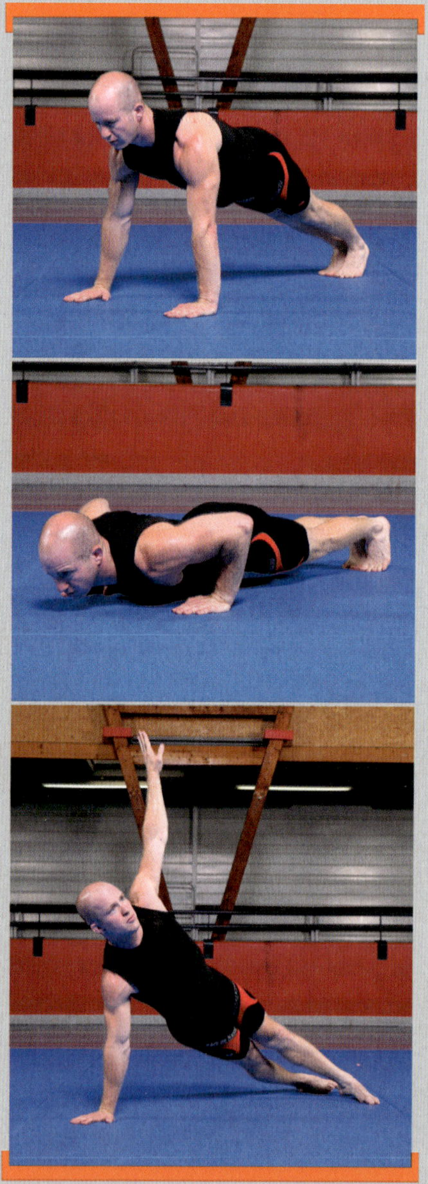

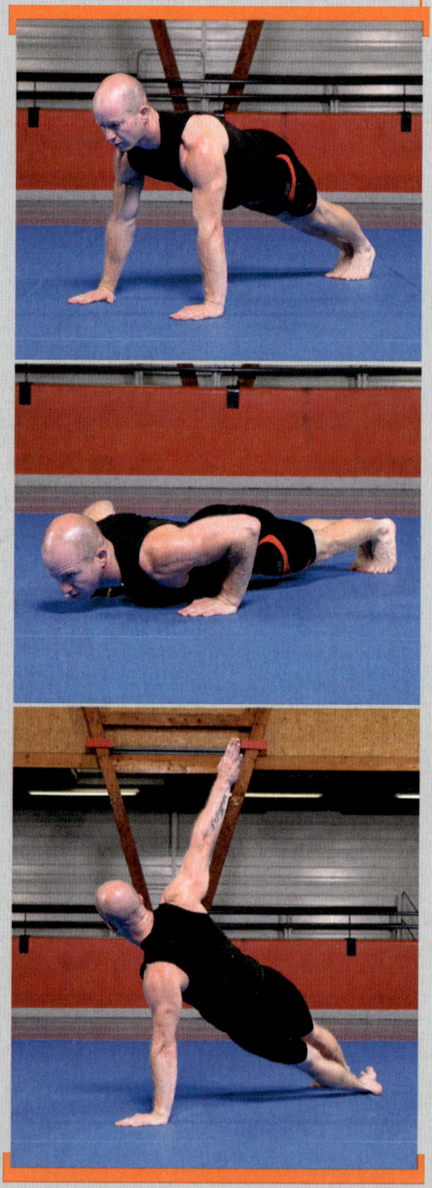

Sätze	3	4	5
Wiederholungen	× 5	× 10	× 15
Trainingsmodus		Dynamisch	

3 MUAY THAI PUSH-UP

A. Explosive Liegestützen ausführen, dabei berühren sich die Hände hinter dem Rücken.

B. Explosive Liegestützen ausführen, dabei berühren sich die Hände erst vor dem Körper und dann hinter dem Rücken.

C. Explosive Liegestützen ausführen, dabei berühren sich die Hände erst vor dem Körper, dann dahinter und dann nochmal davor.

A

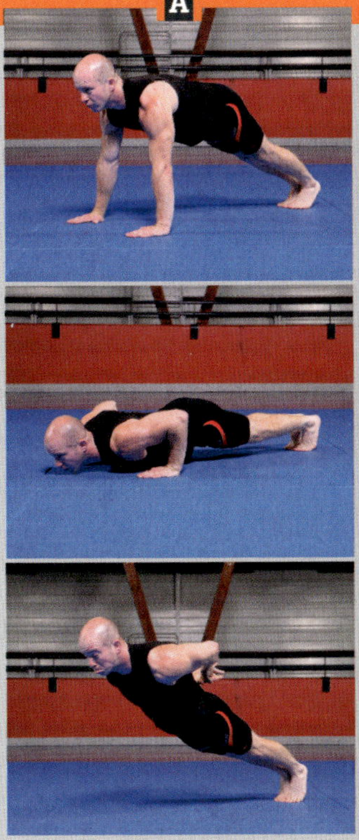

B

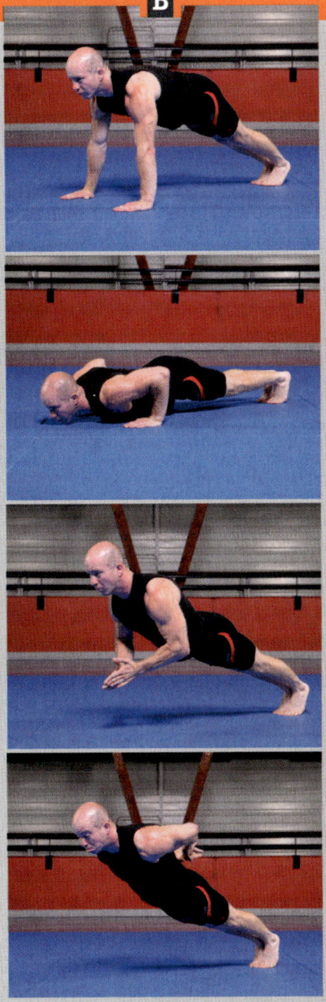

C

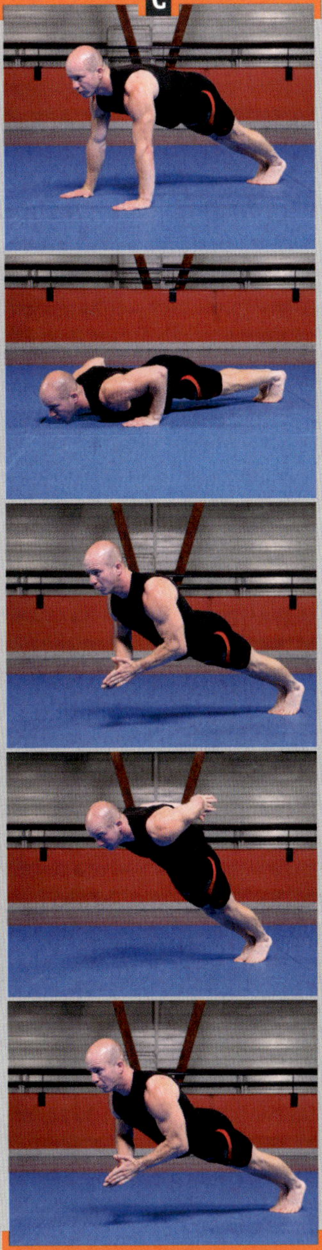

Sätze	3	4	5
Wiederholungen	× 3	× 6	× 9
Trainingsmodus	Dynamisch		

FOREARM STAND TO HANDSTAND: TIGER BEND PUSH-UP *Niveau* 3

- **Definition:** Aus dem Unterarmstand in den Handstand kommen.
- **Voraussetzungen:** Unterarmstand mindestens 10 Sekunden lang halten können sowie mindestens 10 Liegestützen aus dem Handstand.

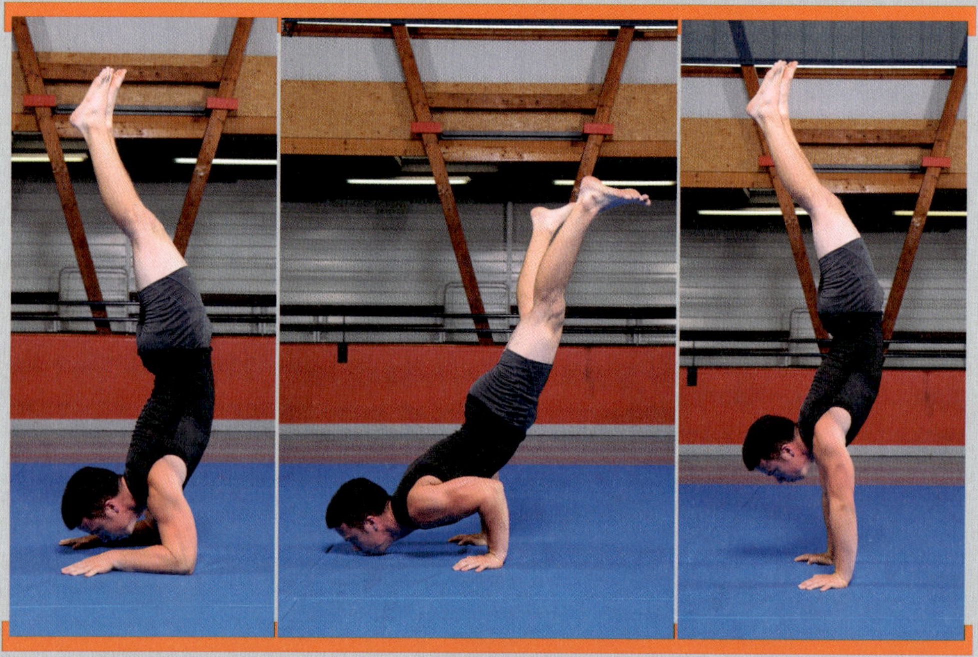

- **Beschreibung:** Aus dem Unterarmstand die Schultern nach vorne bringen, Ellenbogen anheben mit anschließender Streckung der Ellenbogen, um in den Handstand zu kommen
- **Praxistipp:** Der Anfang ist die schwierigste Phase der Bewegung, wenn es darum geht, die Ellenbogen vom Boden zu lösen. Darauf achten, das Gesicht sehr nah am Boden zu halten (Kinn), während die Ellenbogen beim Nach-vorne-Bringen der Schultern nach oben und hinten gezogen werden.
- **Vorbereitungsübungen auf den folgenden Seiten.**

1 TRICEPS EXTENSION

Auf parallelen Stangen mit fest gegen die Stangen gedrückten Unterarmen die Ellenbogen strecken, um in den Liegestütz zu kommen und dann wieder zurück.

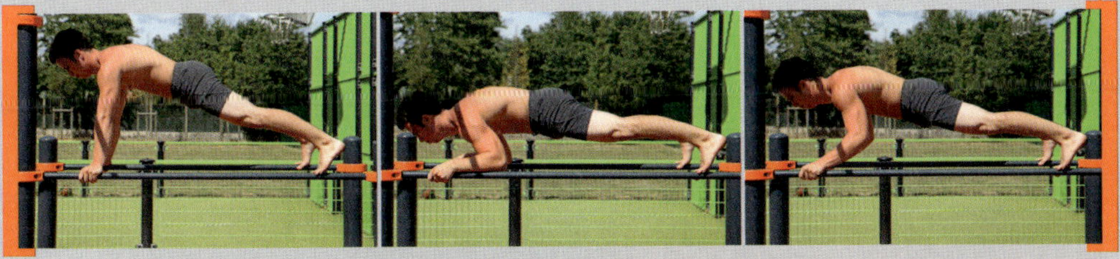

Sätze	3	4	5
Wiederholungen	× 5	× 10	× 15
Trainingsmodus	Dynamisch		

2 WALL TIGER BEND PUSH-UP

Mit den Unterarmen fest am Boden die Ellenbogen strecken, um in den Handstand gegen die Wand zu kommen.

Sätze	3	4	5
Wiederholungen	× 2	× 4	× 6
Trainingsmodus	Dynamisch		

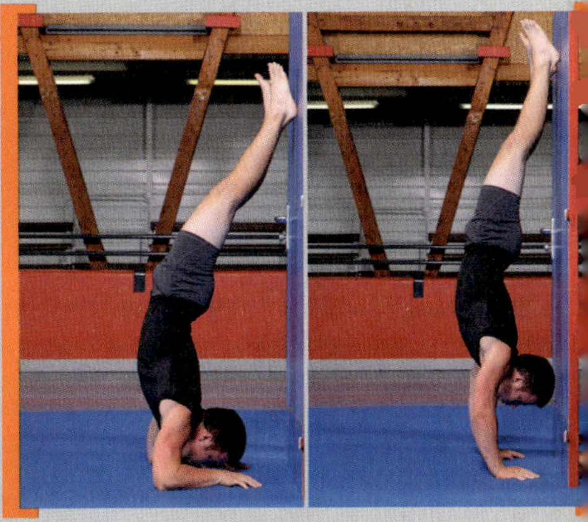

3 SCORPION PUSH-UP

Am Boden, die Schultern vor den Händen, den Körper mit den Füßen in der Luft gestreckt, werden die Ellenbogen durchgestreckt, um in den Handstand zu kommen. Dann wieder zurück in die Ausgangsposition.

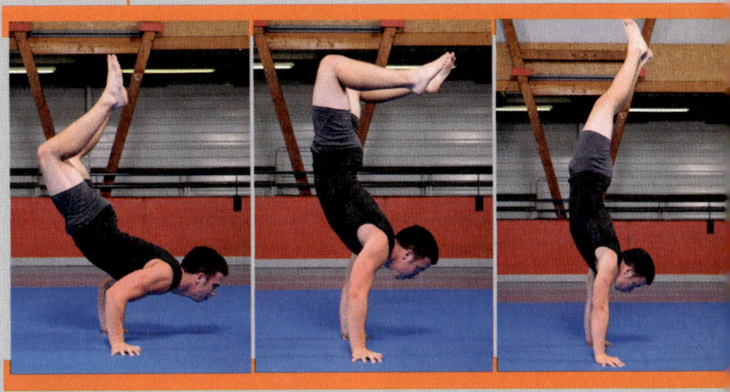

Sätze	3	4	5
Wiederholungen	× 2	× 4	× 6
Trainingsmodus	Dynamisch		

PUSH-UP

FULL PLANCHE PUSH-UP *Niveau* 4

- **Definition:** Liegestützen in der Front Plank am Boden oder an Stangen.
- **Voraussetzungen:** Full Planche mindestens 5 Sekunden halten können.

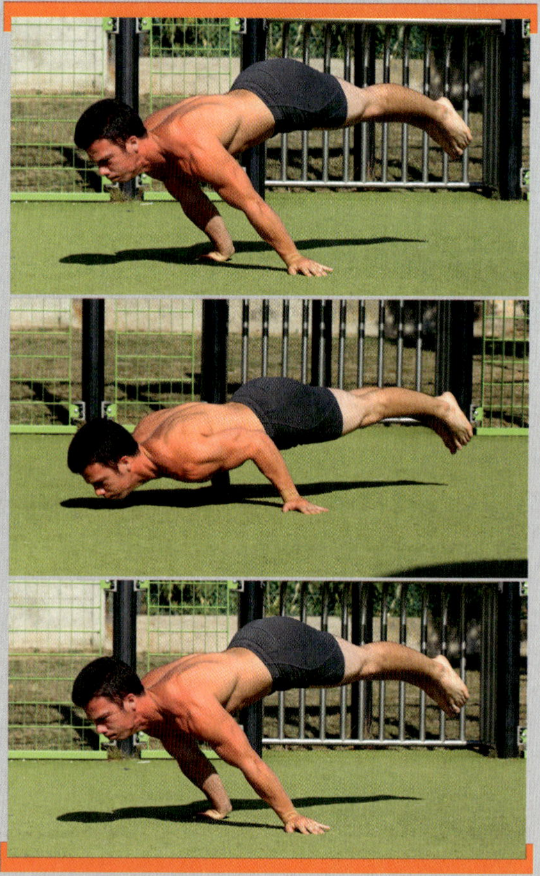

- **Beschreibung:** In der Position der Full Planche – Oberkörper und Beine parallel zum Boden, Hände am Boden oder an Stangen und Arme gestreckt, Füße vom Boden abgehoben – Beugung und Streckung der Ellenbogen.
- **Praxistipp:** Bei der Beugung der Ellenbogen die Schultern nach vorne kippen, Lendenbereich und Gesäß anspannen, damit die Beine den Boden nicht berühren.
- **Vorbereitungsübungen auf den folgenden Seiten.**

1 RAISED LEG PUSH-UP

Liegestützen ausführen mit den Ellenbogen eng am Körper, ein Bein am Boden, das andere anheben und nach oben ziehen.

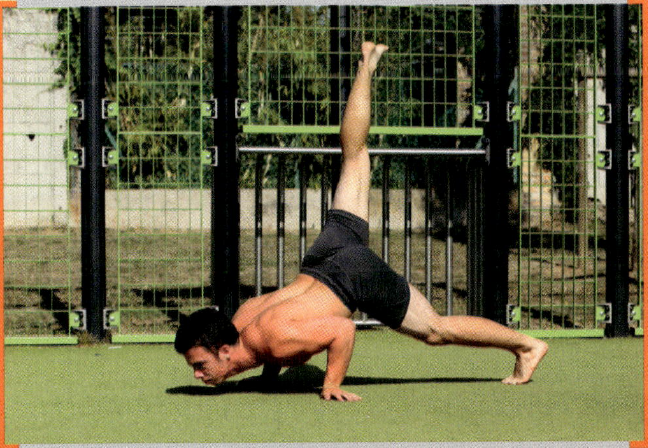

Sätze	3	4	5
Wiederholungen pro Bein	× 5	× 10	× 15
Trainingsmodus	Dynamisch		

2 BENT KNEE PLANCHE PUSH-UP

Mit dem Bauch am Boden Liegestützen ausführen, um den gesamten Körper vom Boden abzuheben. Die Knie sind gebeugt, die Füße zeigen nach hinten.

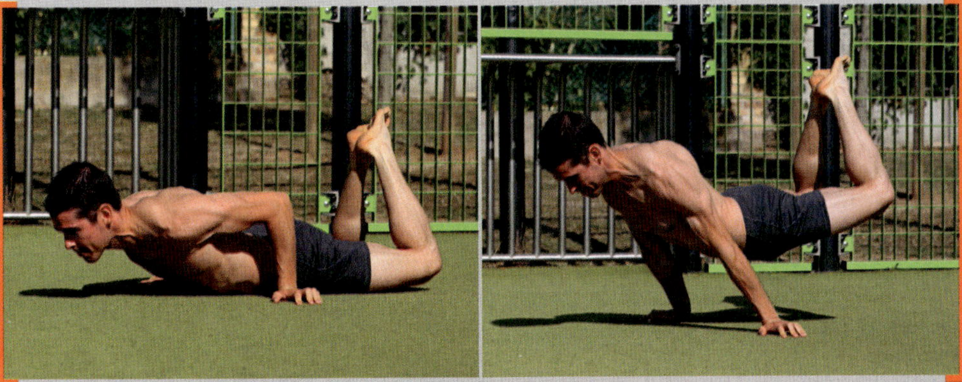

Sätze	3	4	5
Wiederholungen	× 2	× 4	× 6
Trainingsmodus	Dynamisch		

3 TUCK PLANCHE PUSH-UP oder ADVANCED

Aus der Position Tuck-Planche am Boden oder auf parallelen Stangen – Oberkörper parallel zum Boden, Arme gestreckt, Füße vom Boden abgehoben – werden die Ellenbogen erst gebeugt, dann gestreckt.

Sätze	3	4	5
Wiederholungen	× 5	× 7	× 9
Trainingsmodus	Dynamisch		

4 STRADDLE PLANCHE PUSH-UP oder ADVANCED

Aus der Position Tuck-Planche mit Grätsche am Boden oder auf parallelen Stangen – Oberkörper parallel zum Boden, Arme gestreckt, Füße vom Boden abgehoben – werden die Ellenbogen erst gebeugt, dann gestreckt.

Sätze	3	4	5
Wiederholungen	× 5	× 7	× 9
Trainingsmodus	Dynamisch		

VARIANTE FINGER TIP PLANCHE PUSH-UP

Liegestützen in der Full Planche am Boden auf den Fingern.

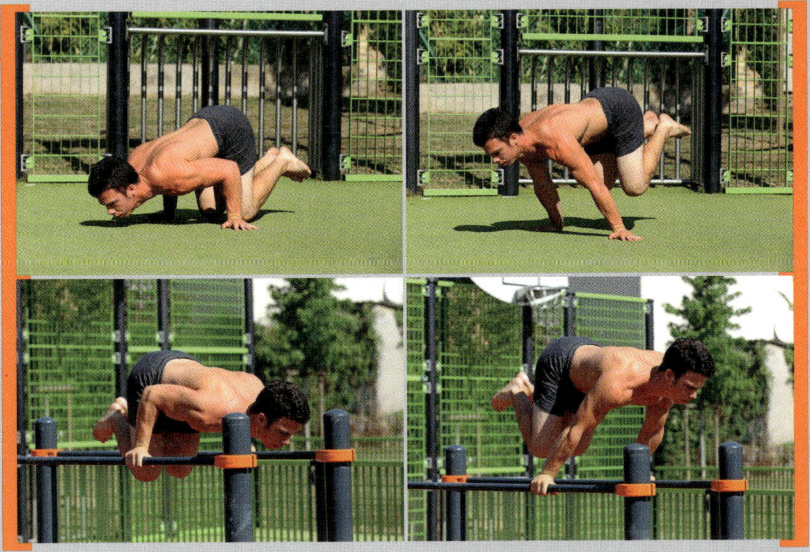

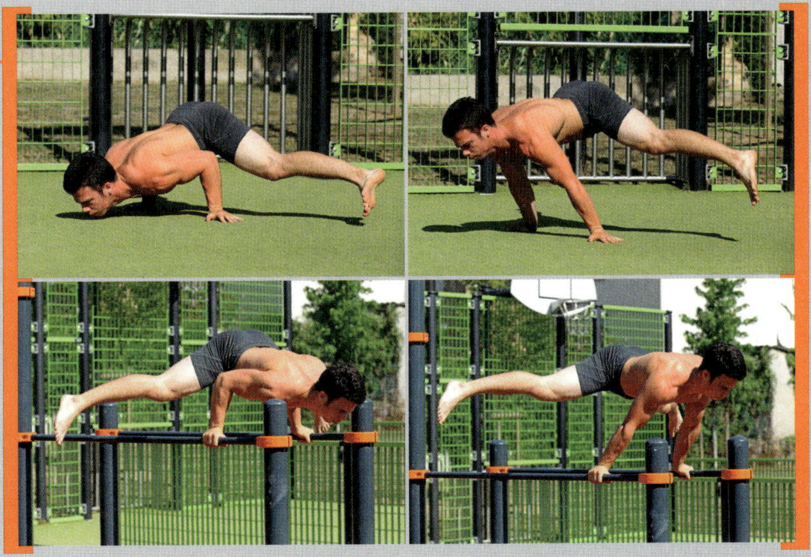

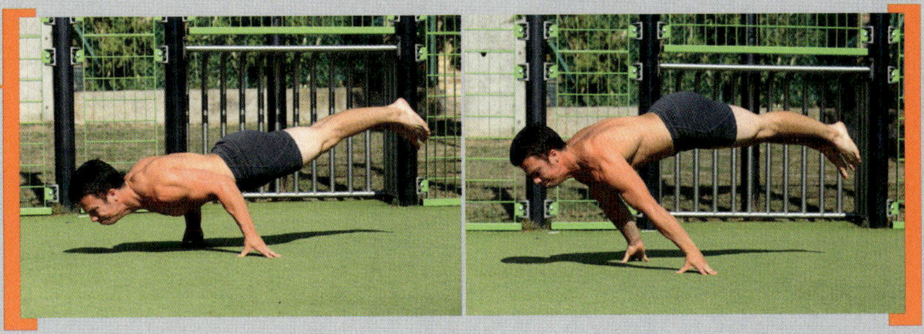

PUSH-UP

FULL PLANCHE PRESS TO HANDSTAND : 90° PUSH-UP *Niveau* **4**

- **Definition:** Am Boden/auf Stangen aus der Full Planche in den Handstand kommen.
- **Voraussetzungen:** Full Planche mindestens 5 Sekunden halten können, mindestens 50 explosive Liegestützen.

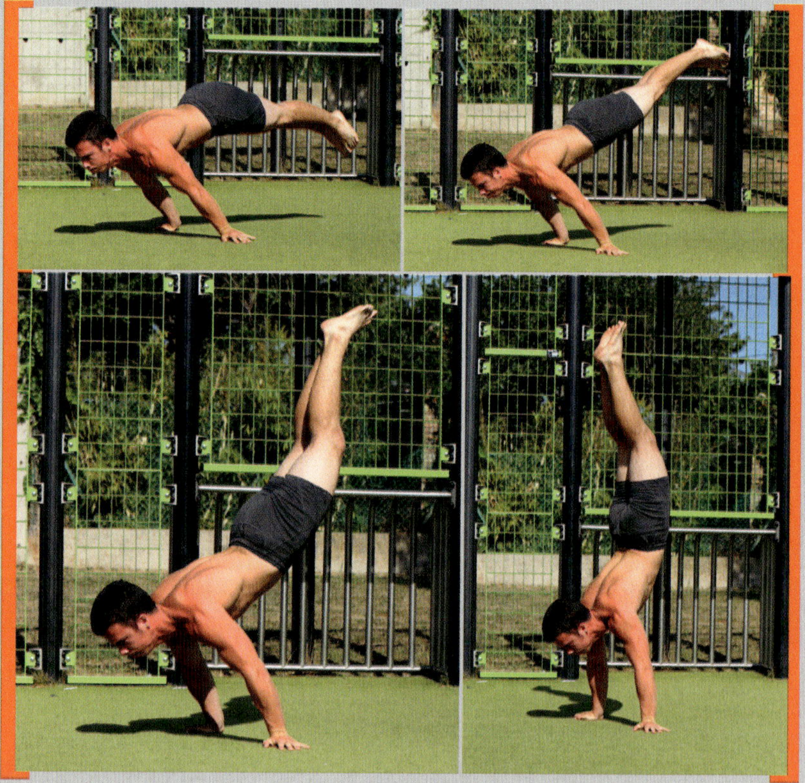

- **Beschreibung:** In der Position Full Planche den Arm-Rumpf-Winkel öffnen, um in den Handstand zu kommen.
- **Praxistipp:** Um das Anheben des Körpers in den Handstand zu unterstützen, die Fersen leicht nach hinten ziehen.
- **Vorbereitungsübungen auf den folgenden Seiten.**

1 FROG TO HANDSTAND

Aus dem Frogstand (siehe S. 83) in den Handstand kommen.

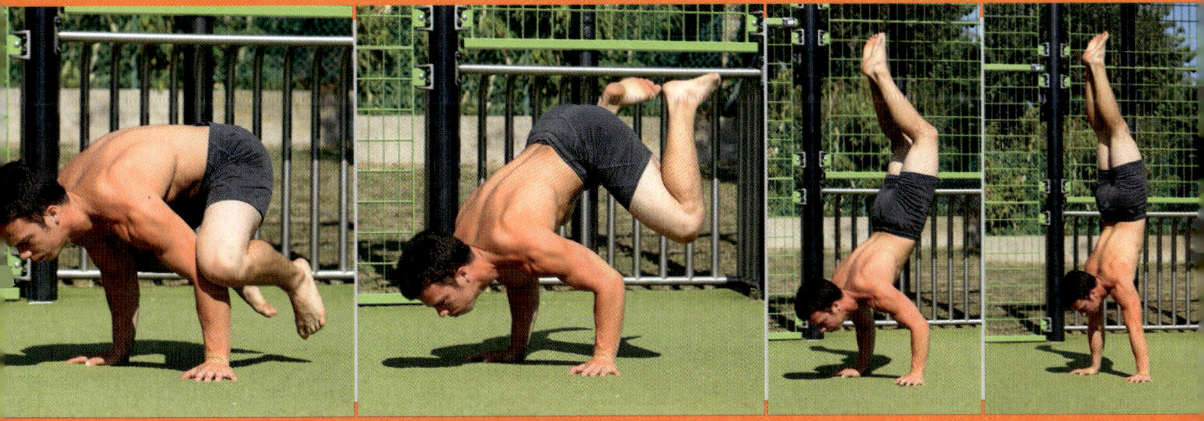

Sätze	3	4	5
Wiederholungen	× 2	× 4	× 6
Trainingsmodus	Dynamisch		

2 ROLLING HANDSTAND PUSH-UP

Aus einer Rückenstreckung mit den Händen am Boden mit dem Körper eine Schaukelbewegung ausführen, um sich dann in den Handstand zu strecken.

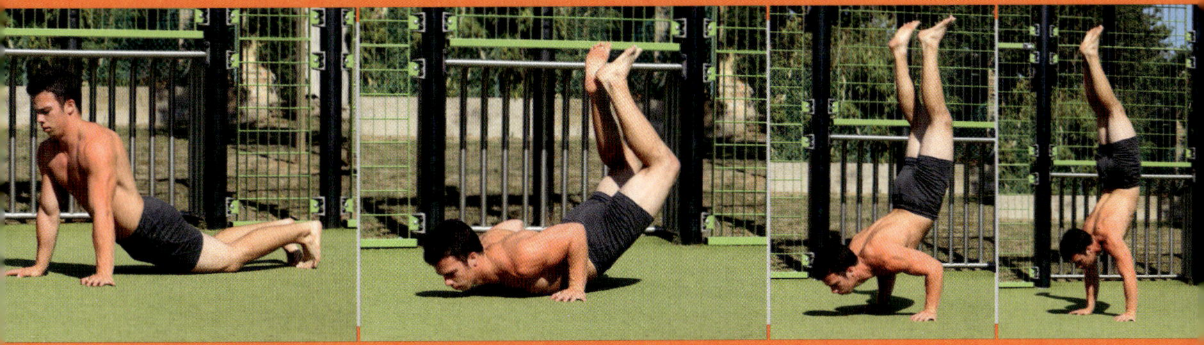

Sätze	3	4	5
Wiederholungen	× 2	× 4	× 6
Trainingsmodus	Dynamisch		

3 NEGATIVE FULL PLANCHE

Im Handstand die Schultern nach vorne bringen, um in die Full Planche zu kommen. Oberkörper und Beine bleiben in einer Linie, senken sich langsam ab.

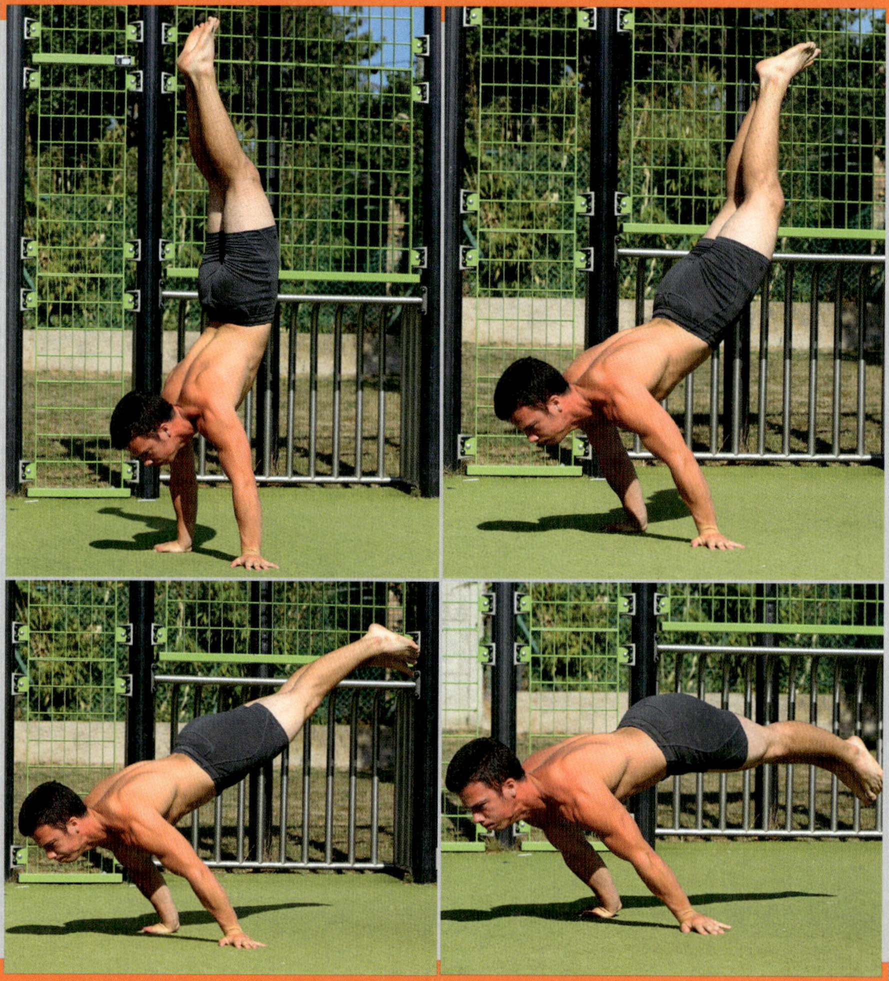

Sätze	3	4	5
Wiederholungen	× 2	× 4	× 6
Trainingsmodus	Stato-Dynamisch (2 Sek.)		

PUSH-UP

DIPS ONE ARM *Niveau* 4

- **Definition:** Abstoßen mit einem Arm an einer festen Stange.
- **Voraussetzungen:** Mindestens 50 Dips (Barrenstützen) und 70 dynamische Liegestützen.

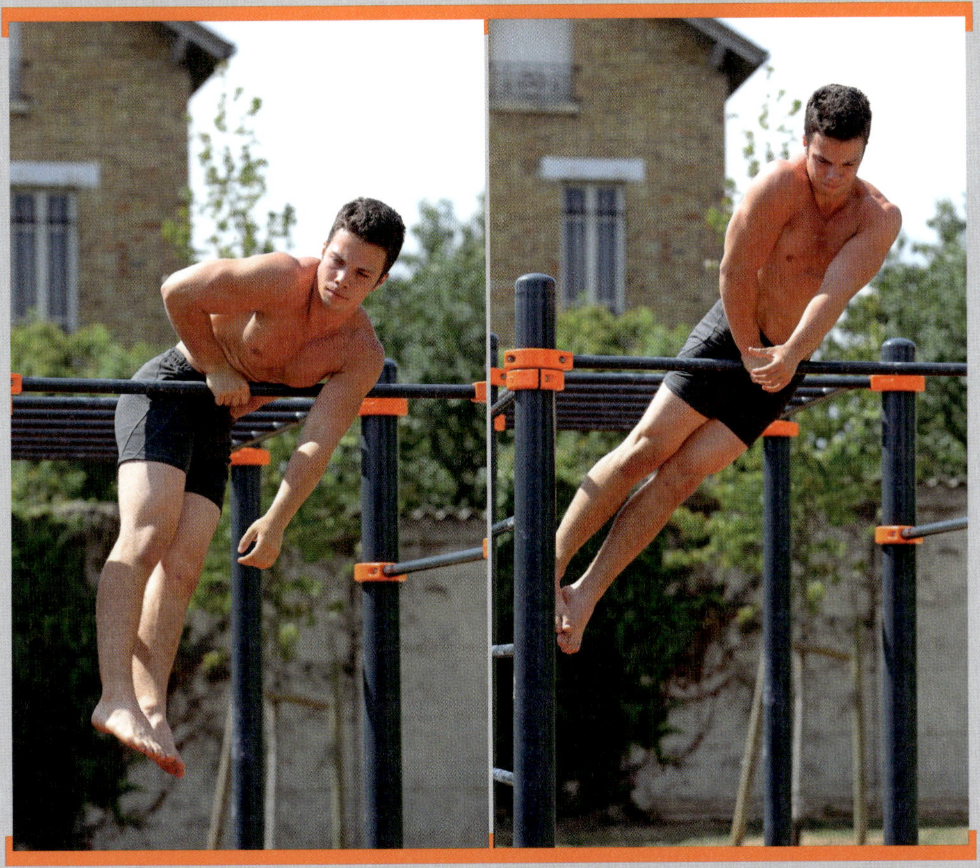

- **Beschreibung:** Im Einarmstütz auf der Stange Beugung und Streckung des Ellenbogens.
- **Praxistipp:** Sie können eine Bewegung mit den Beinen ausführen (schließen/öffnen), um die Armbelastung im Moment des Abstoßens etwas zu reduzieren. Während der gesamten Übung durch die Ausrichtung der Schulterlinie das Gleichgewicht halten.
- **Vorbereitungsübungen auf den folgenden Seiten.**

1 FOREARM DIPS (A) / RUSSIAN DIPS (B)

Mit den Unterarmen auf parallelen Stangen abgestützt die Schultern nach vorne bringen und die Ellenbogen strecken, um in den Handstütz zu kommen.

A

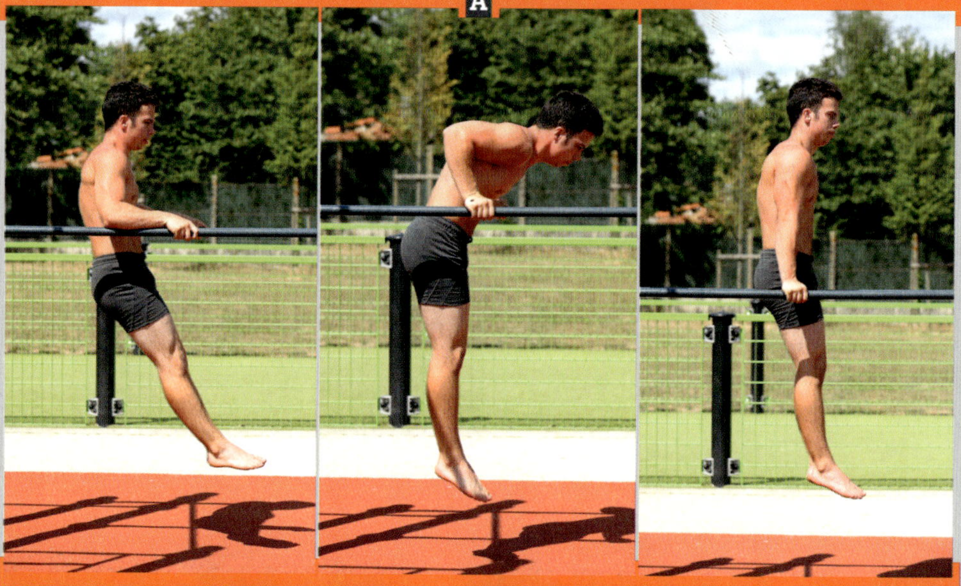

B

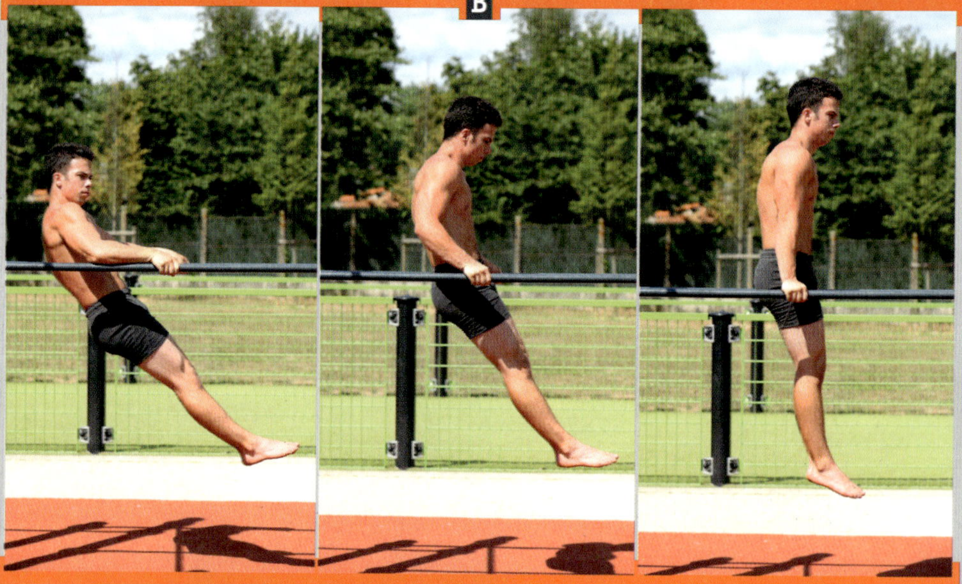

Sätze	3	4	5
Wiederholungen	× 6	× 9	× 12
Trainingsmodus	Dynamisch		

2 KOREAN DIPS

Mit den Händen hinter dem Rücken an einer Stange die Ellenbogen beugen und strecken, um sich auf die Stange zu setzen und wieder nach unten zu kommen.

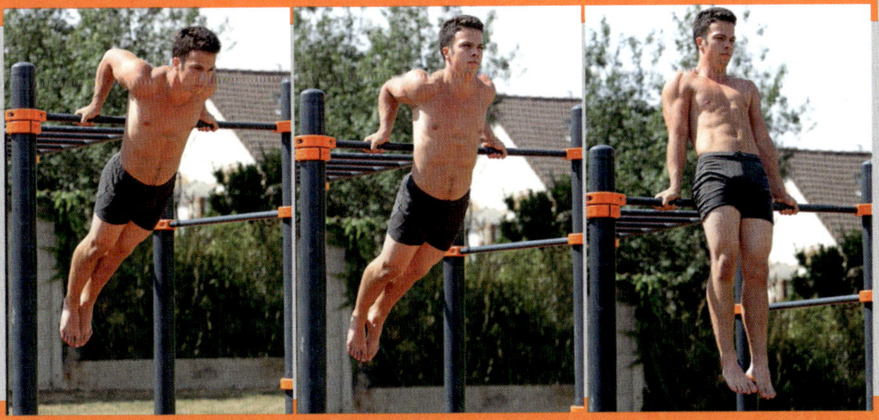

Sätze	3	4	5
Wiederholungen	× 3	× 6	× 9
Trainingsmodus	Dynamisch		

3 ARCHER KOREAN DIPS

Mit den Händen hinter dem Rücken an einer Stange die Ellenbogen abwechselnd beugen und strecken, um den Körper von einer Seite zur anderen zu bringen.

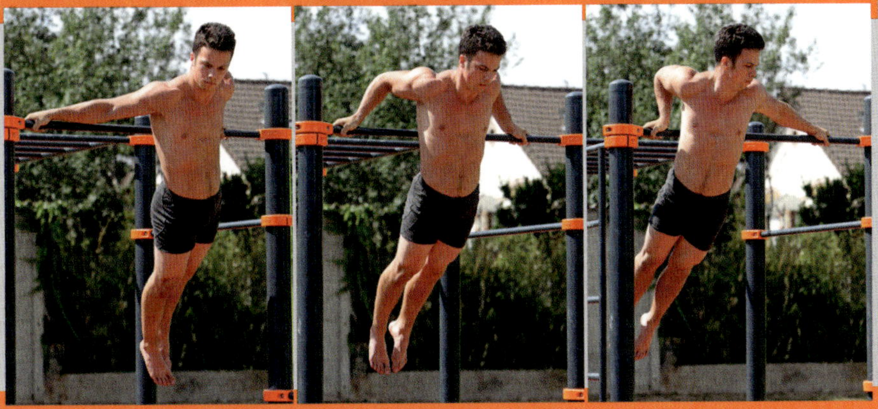

Sätze	3	4	5
Wiederholungen	× 3	× 6	× 9
Trainingsmodus	Dynamisch		

BEI ALLEN PUSH-UP-ÜBUNGEN SIND AUCH ANDERE HANDPOSITIONEN MÖGLICH

BACK HAND INSIDE

Auf den Handrücken, die Finger zeigen nach innen.

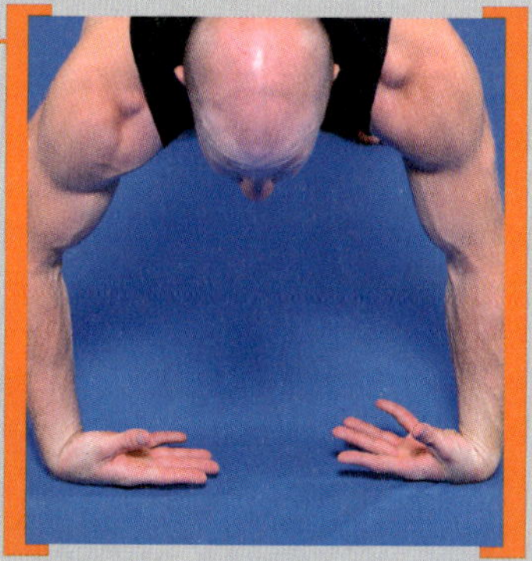

BACK HAND OUTSIDE

Auf den Handrücken, die Finger zeigen nach außen.

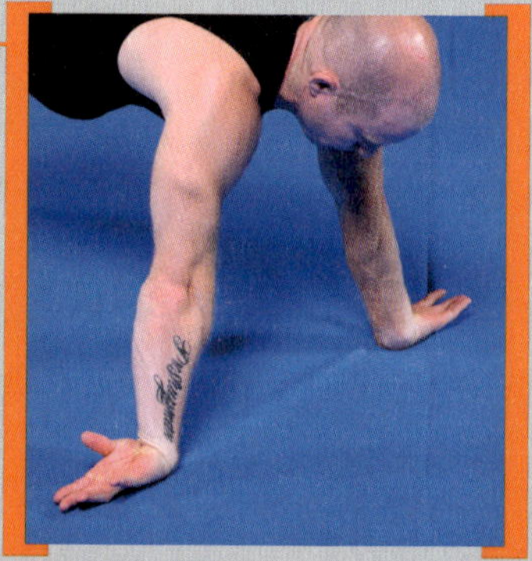

FINGERTIPS

Auf den Fingerspitzen.

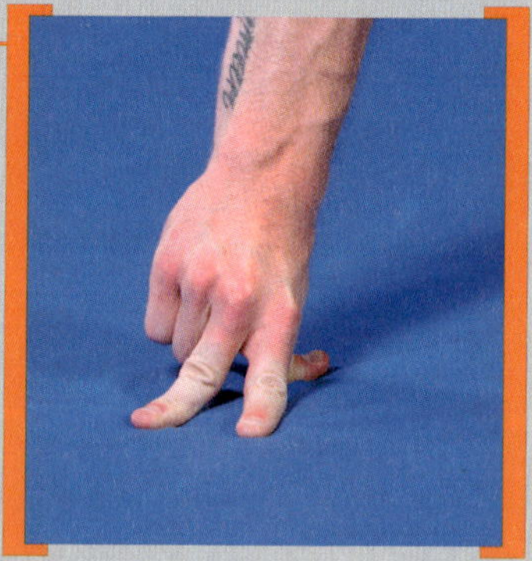

THUMB

Auf dem Daumen.

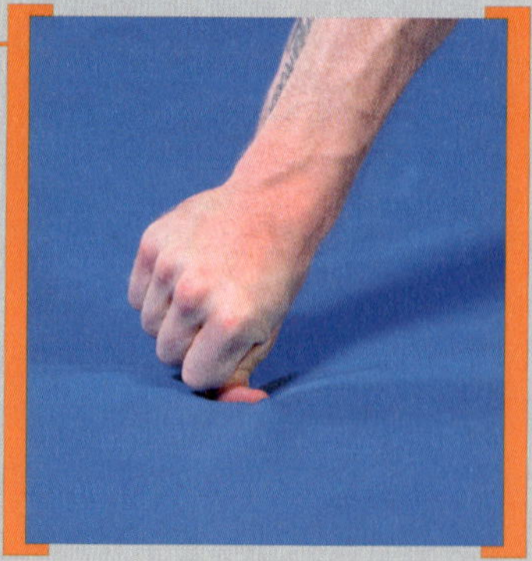

PULL-UP

CLAPPING PULL-UP *Niveau* 1

- **Definition:** Klimmzüge an einer festen Stange mit In-die-Hände-Klatschen.
- **Voraussetzungen:** 15 dynamische Klimmzüge.

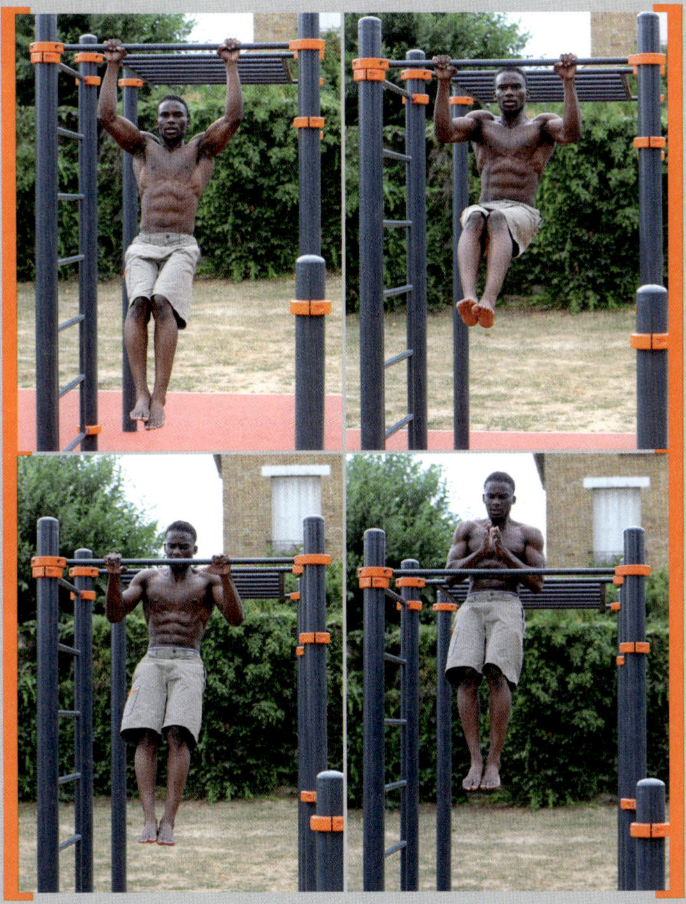

- **Beschreibung:** An einer festen Stange hängend durch Beugung der Ellenbogen einen dynamischen Klimmzug ausführen, um den Körper zu heben und über der Stange in die Hände klatschen.
- **Praxistipp:** Versuchen Sie, beim Klimmzug den Körper etwas nach hinten zu bringen, um den Oberkörper gegen die Stange zu ziehen.
- **Vorbereitungsübungen auf den folgenden Seiten.**

1 HIGH PULL-UP (CHEST TO BAR PULL-UP)

An einer festen Stange hängend durch Beugung der Ellenbogen einen dynamischen Klimmzug ausführen, um den Körper zu heben und die Stange mit den Brustmuskeln zu berühren.

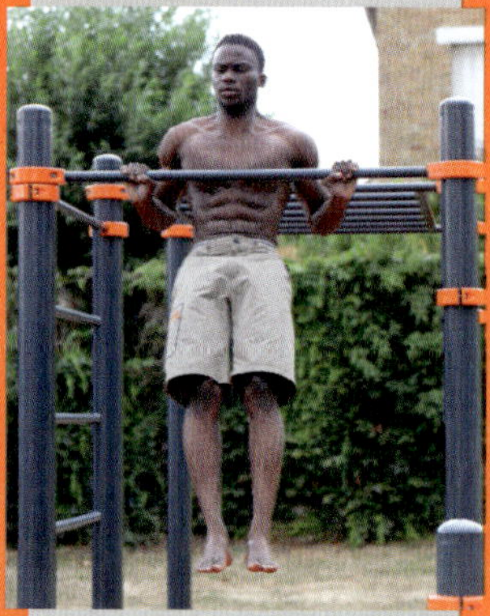

Sätze	3	4	5
Wiederholungen	× 3	× 6	× 9
Trainingsmodus	Dynamisch		

2 EXPLOSIVE PULL-UP

An einer festen Stange hängend durch Beugung der Ellenbogen einen dynamischen Klimmzug ausführen, beide Hände 2–15 Zentimeter hoch von der Stange abheben.

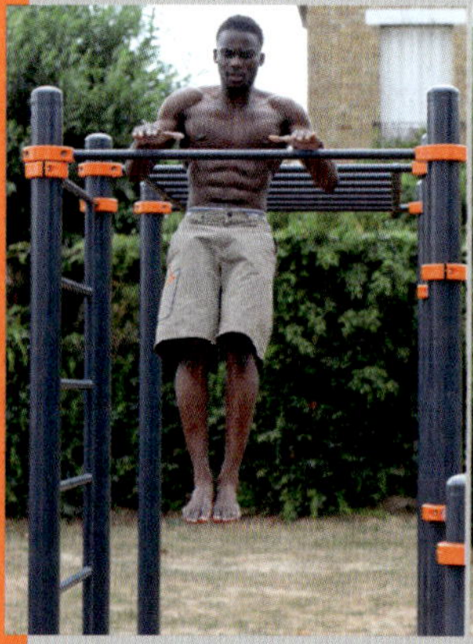

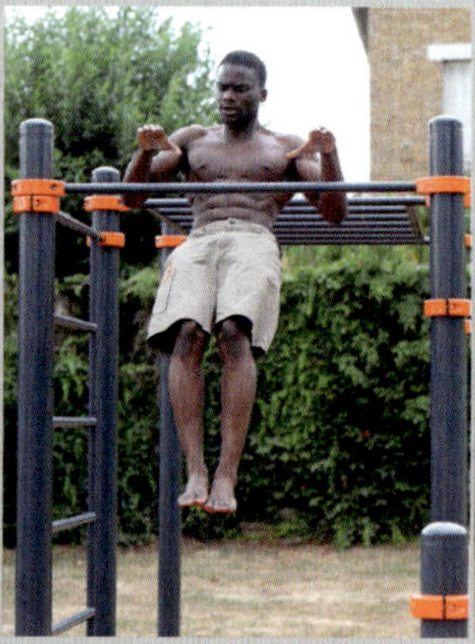

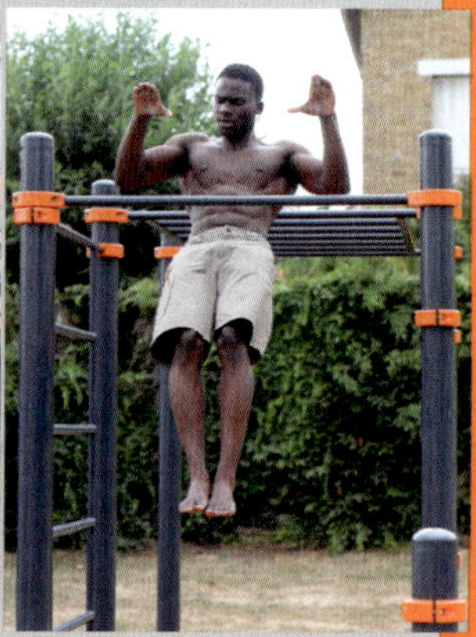

Sätze	3	4	5
Wiederholungen	× 3	× 6	× 9
Trainingsmodus	Dynamisch		

3 FINGER TOUCH PULL-UP

An einer festen Stange hängend durch Beugung der Ellenbogen einen dynamischen Klimmzug ausführen. Beide Hände von der Stange abheben, die Finger berühren sich über der Stange.

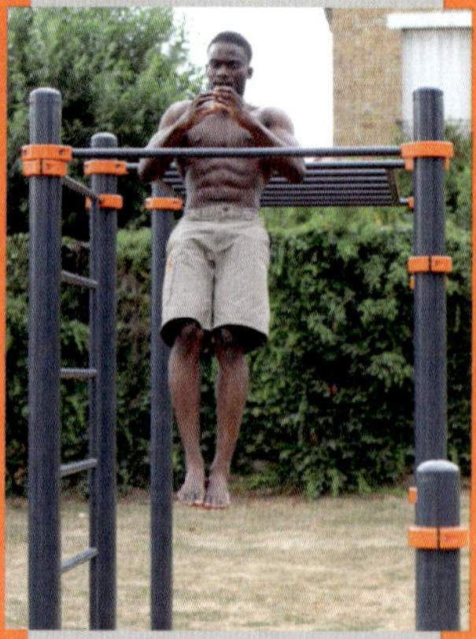

Sätze	3	4	5
Wiederholungen	× 3	× 6	× 9
Trainingsmodus	Dynamisch		

4 IN und OUT PULL-UP

An einer festen Stange hängend durch Beugung der Ellenbogen einen dynamischen Klimmzug ausführen, um den Körper zu heben und die Stange mit den Händen einmal eng und einmal weit zu fassen.

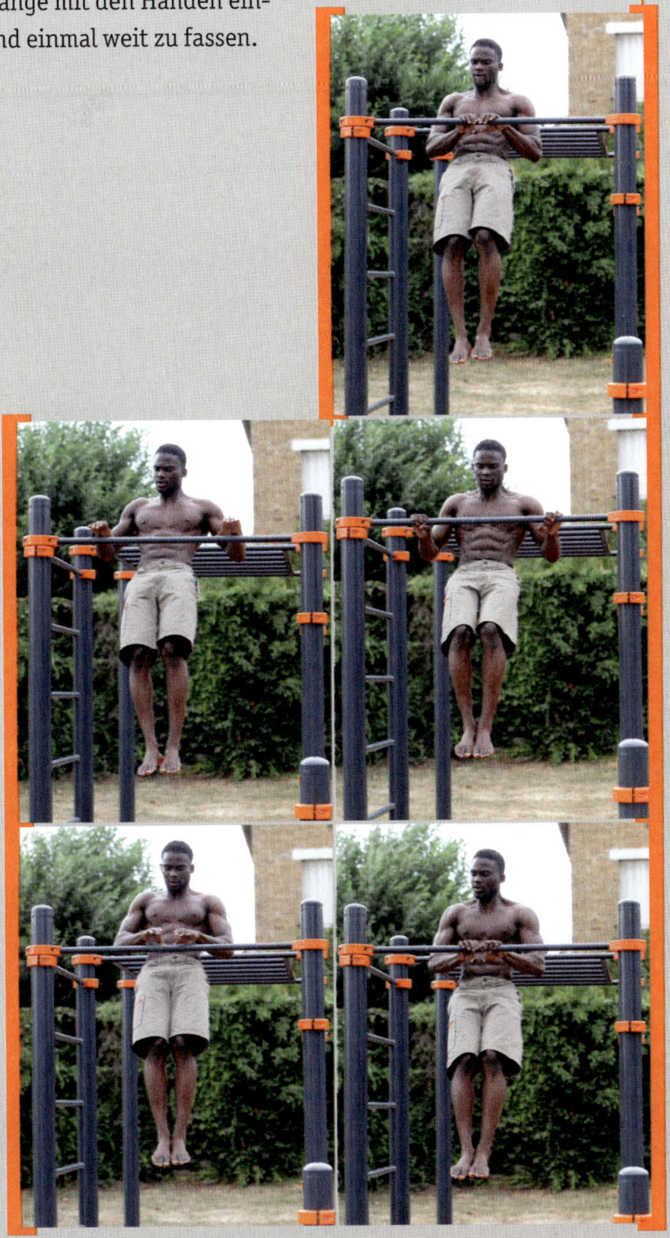

Sätze	3	4	5
Wiederholungen	× 3	× 6	× 9
Trainingsmodus	Dynamisch		

5 SWITCH GRIP PULL-UP

An einer festen Stange hängend durch Beugung der Ellenbogen einen dynamischen Klimmzug ausführen, um den Körper zu heben und die Hände einmal von außen und einmal von innen an die Stange zu bringen.

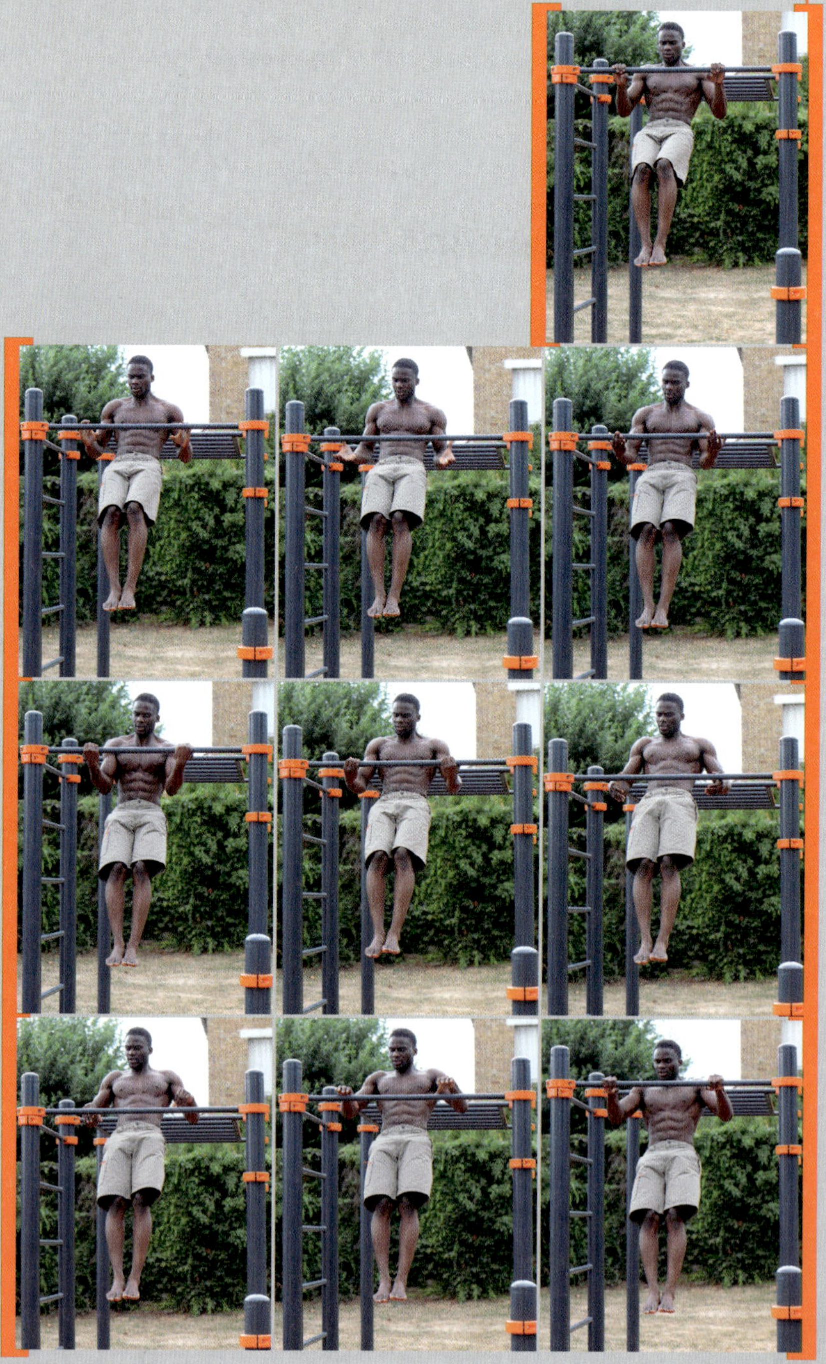

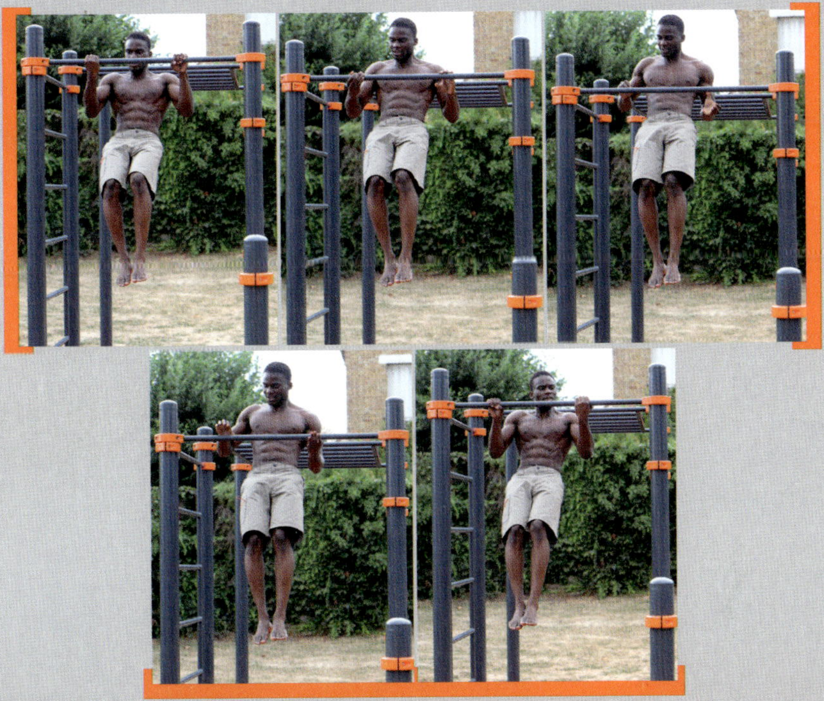

Sätze	3	4	5
Wiederholungen	× 3	× 6	× 9
Trainingsmodus	Dynamisch		

6 FOREARM PULL-UP

An einer Stange hängend durch Beugung der Ellenbogen einen dynamischen Klimmzug ausführen, um den Körper zu heben und die Unterarme auf die Stange zu bringen.

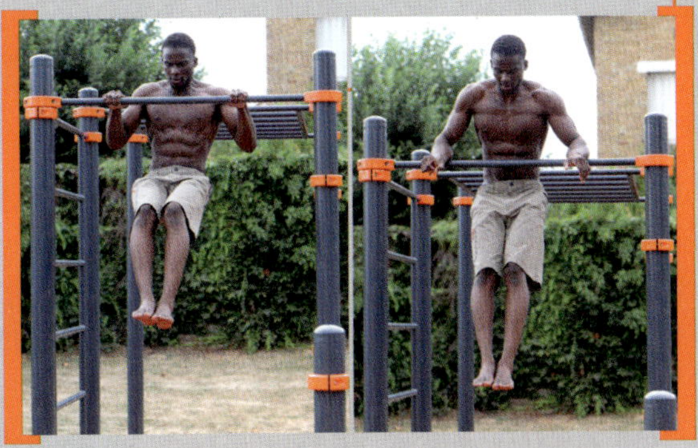

Sätze	3	4	5
Wiederholungen	× 3	× 6	× 9
Trainingsmodus	Dynamisch		

PULL-UP

TYPEWRITER PULL-UP *Niveau* 1

* **Definition:** Klimmzüge vom Typ »Scheibenwischer«.
* **Voraussetzungen:** Mindestens 10 kontrollierte Klimmzüge.

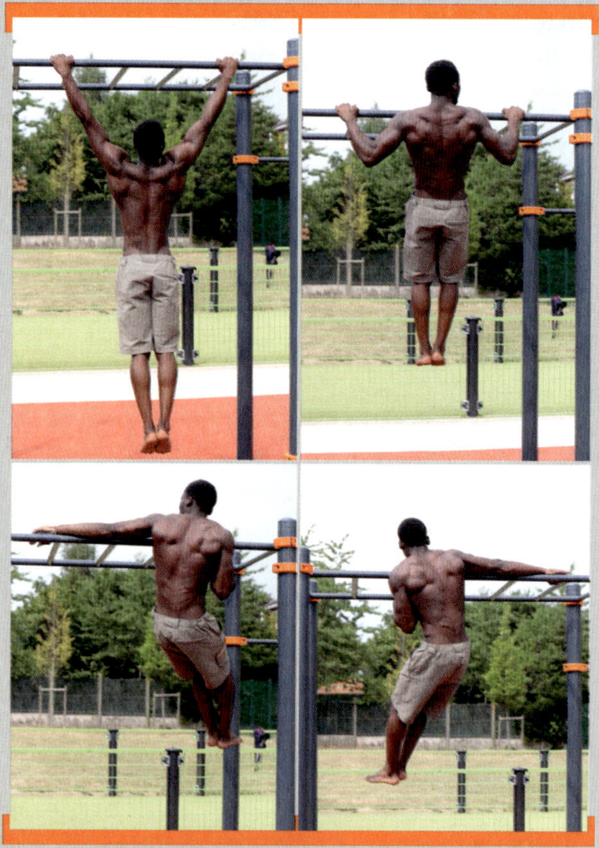

* **Beschreibung:** An einer festen Stange hängend durch Beugung der Ellenbogen einen Klimmzug ausführen, um den Körper zu heben und das Kinn über die Stange zu bringen. Dann den Körper von rechts nach links bewegen, indem jeweils der Arm der Gegenseite gestreckt und die Schulter über die Stange bewegt wird.
* **Praxistipp:** Zum Abschluss der Übung den gestreckten Arm mit der Schulter gut über die Stange bringen. Hierzu im gebeugten Arm die Zugkraft ständig halten.
* **Vorbereitungsübungen auf den folgenden Seiten.**

1 ARCHER PULL-UP

An einer festen Stange hängend, die Hände in Pronation, einen Klimmzug ausführen, um den Körper zu heben und das Kinn erst auf einer Seite, dann auf der anderen Seite über die Stange zu bringen, indem der Arm auf der Seite gebeugt wird, wo das Kinn hochkommen soll. Diese Übung kann auch mit den Händen in Supination ausgeführt werden (Archer Chin-up).

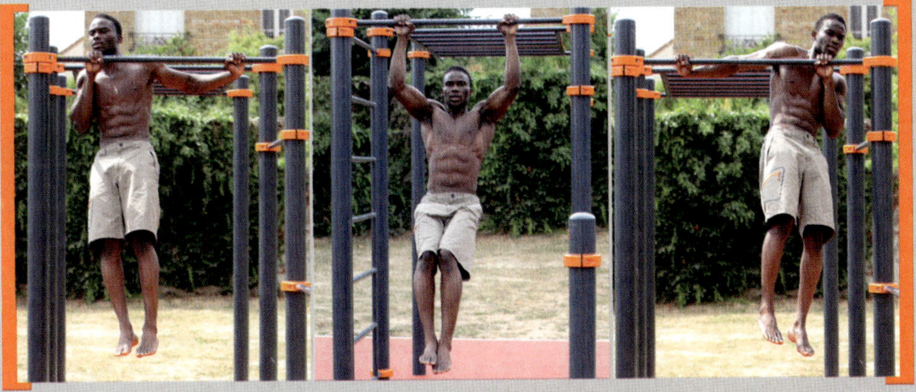

Sätze	3	4	5
Wiederholungen	× 3	× 6	× 9
Trainingsmodus	Dynamisch		

2 SLIDE CHIN-UP

An einer festen Stange hängend, die Hände in Supination (oder in Pronation als Slide Pull-up), einen Klimmzug ausführen, um den Körper zu heben und das Kinn von rechts nach links über die Stange gleiten lassen; dabei den Körper mitnehmen.

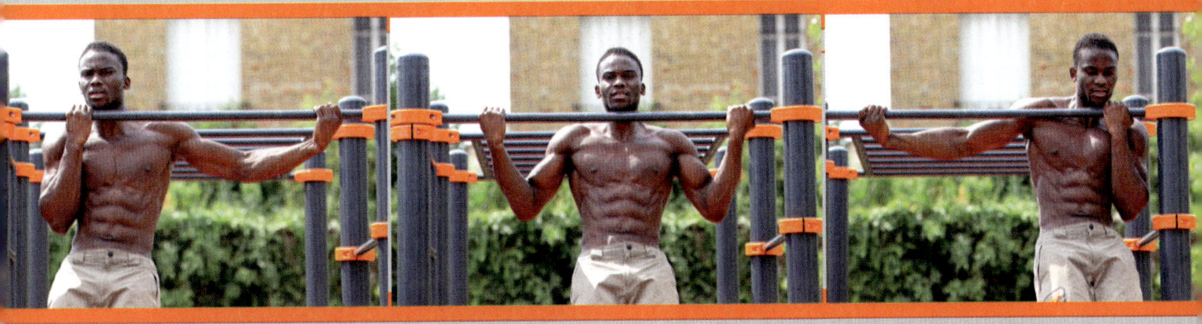

Sätze	3	4	5
Wiederholungen	× 3	× 6	× 9
Trainingsmodus	Dynamisch		

VARIANTE 1 WALKING STEP PULL-UP

Treppensteigen in den Klimmzug.

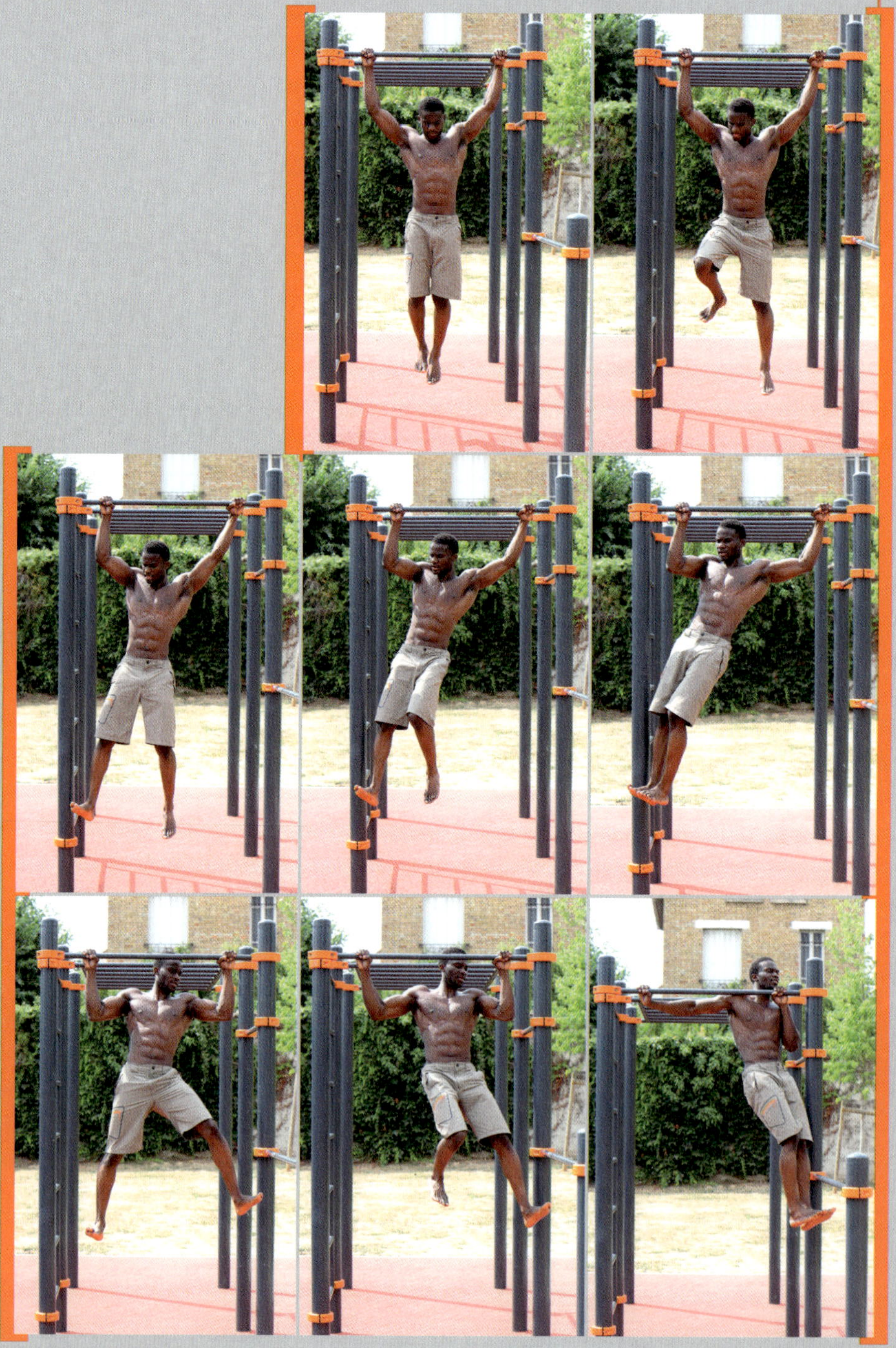

VARIANTE 2 WALKING STEP TYPEWRITER

Treppensteigen in den Typewriter Pull-up.

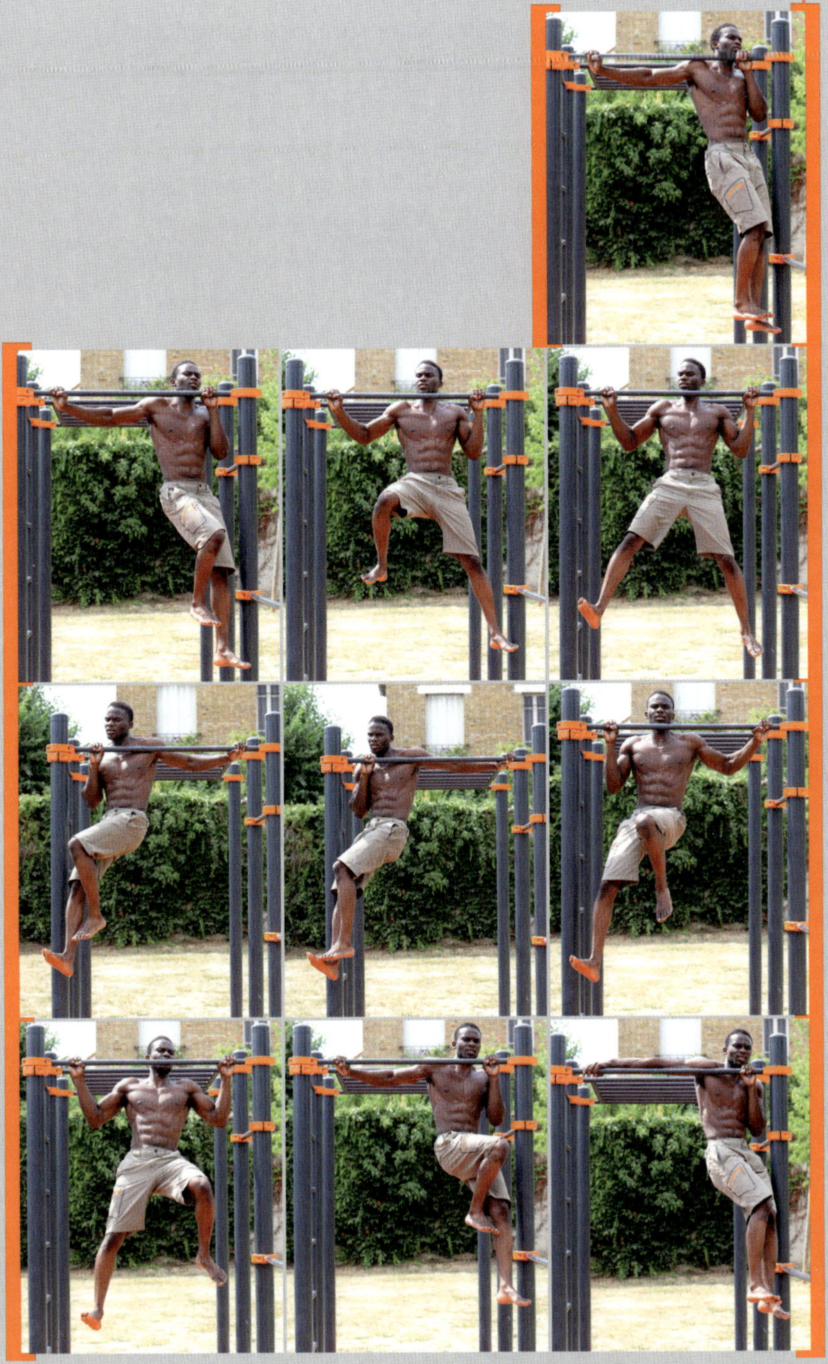

L-SIT PULL-UP *Niveau* 2

- **Definition:** Klimmzug im L-Sit an einer festen Stange.
- **Voraussetzungen:** L-Sit kann mindestens 10 Sekunden gehalten werden, mindestens 10 kontrollierte Klimmzüge.

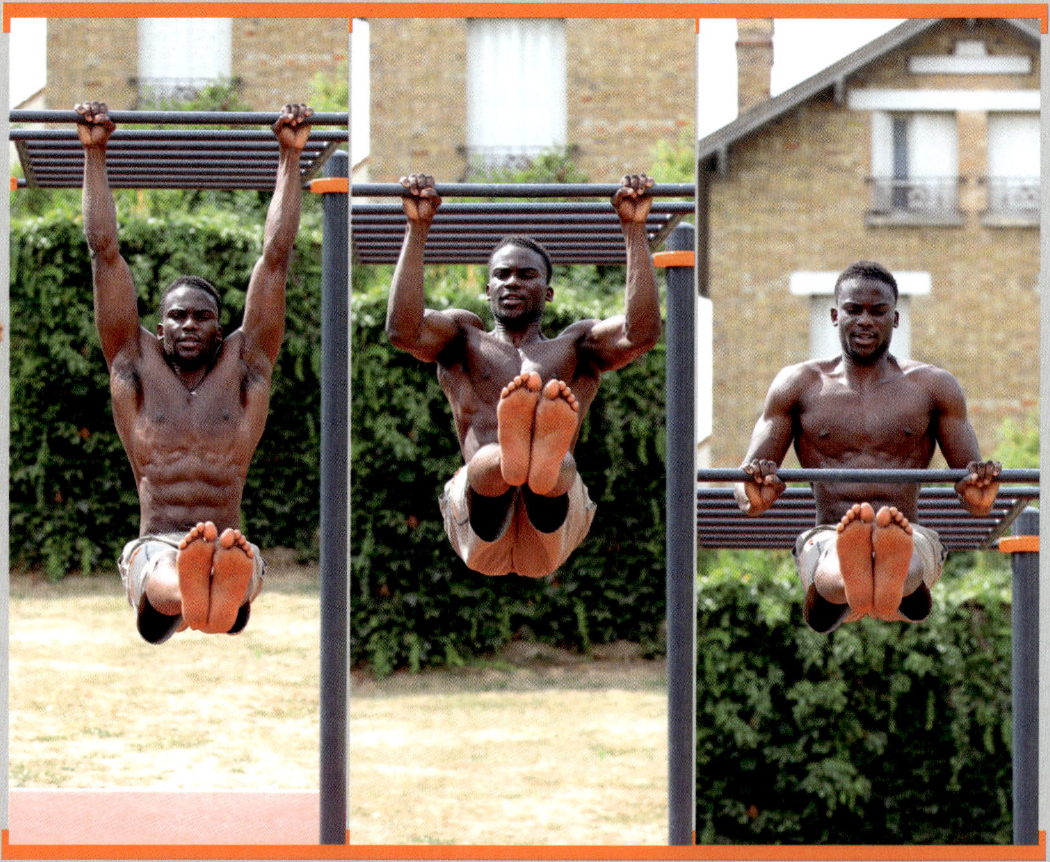

- **Beschreibung:** An einer festen Stange hängend durch Beugung der Ellenbogen einen Klimmzug ausführen, um den Körper zu heben und das Kinn über die Stange zu bringen, dabei die Position L-Sit halten (Beine-Rumpf-Winkel 90°).
- **Praxistipp:** Versuchen Sie, die Oberschenkel Richtung Stange zu ziehen, indem Sie die Ellenbogen nach hinten bringen.
- **Vorbereitungsübungen auf den folgenden Seiten.**

1 TUCK-L PULL-UP (A) oder CHIN-UP (B)

An einer festen Stange hängend durch Beugung der Ellenbogen einen Klimmzug ausführen, um den Körper zu heben und das Kinn über die Stange zu bringen, dabei den Körper in der Hockposition halten (Unterschenkel-Oberschenkel-Rumpf-Winkel geschlossen).

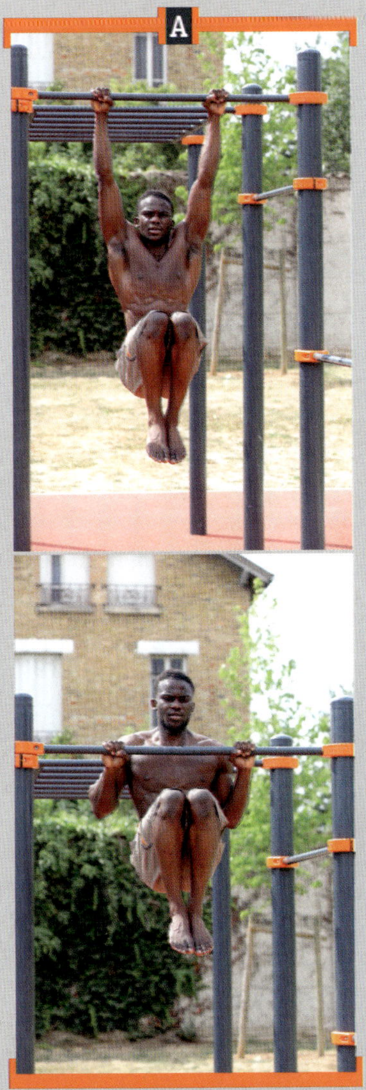

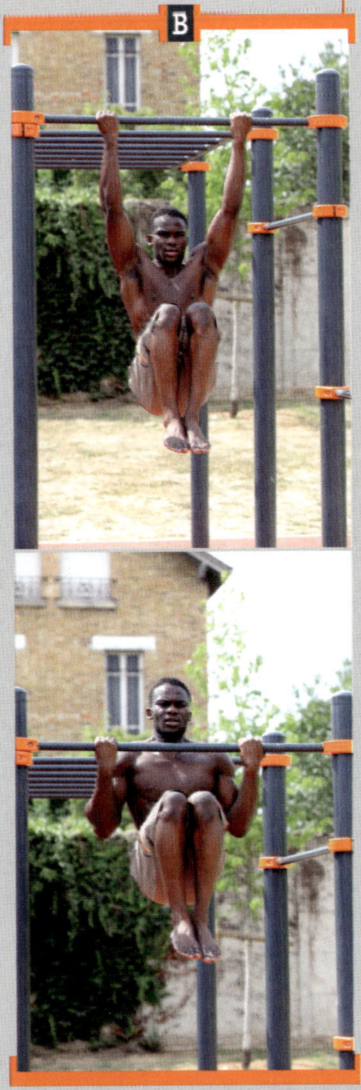

Sätze	3	4	5
Wiederholungen	× 3	× 6	× 9
Trainingsmodus	Dynamisch		

2 INVERTED-L PULL-UP

An einer festen Stange hängend, mit den Beinen nach oben, durch Beugung der Ellenbogen den Körper anheben, um die Beine bis zu den Oberschenkeln entlang der Stange nach oben zu ziehen.

Sätze	3	4	5
Wiederholungen	× 3	× 6	× 9
Trainingsmodus	Dynamisch		

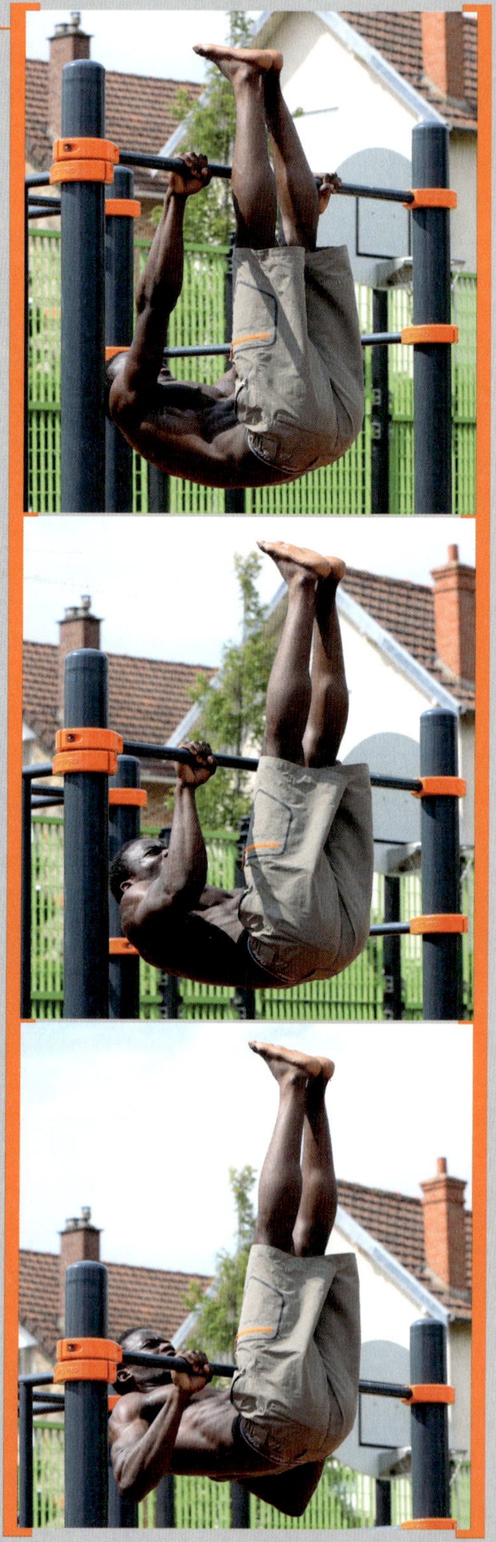

3 PULL-OVER

An einer festen Stange hängend durch Beugung der Ellenbogen einen Klimmzug ausführen, dabei die Beine an die Stange bringen (Beine-Rumpf-Schluss), um den Körper mit den Füßen voraus über die Stange nach hinten zu bringen.

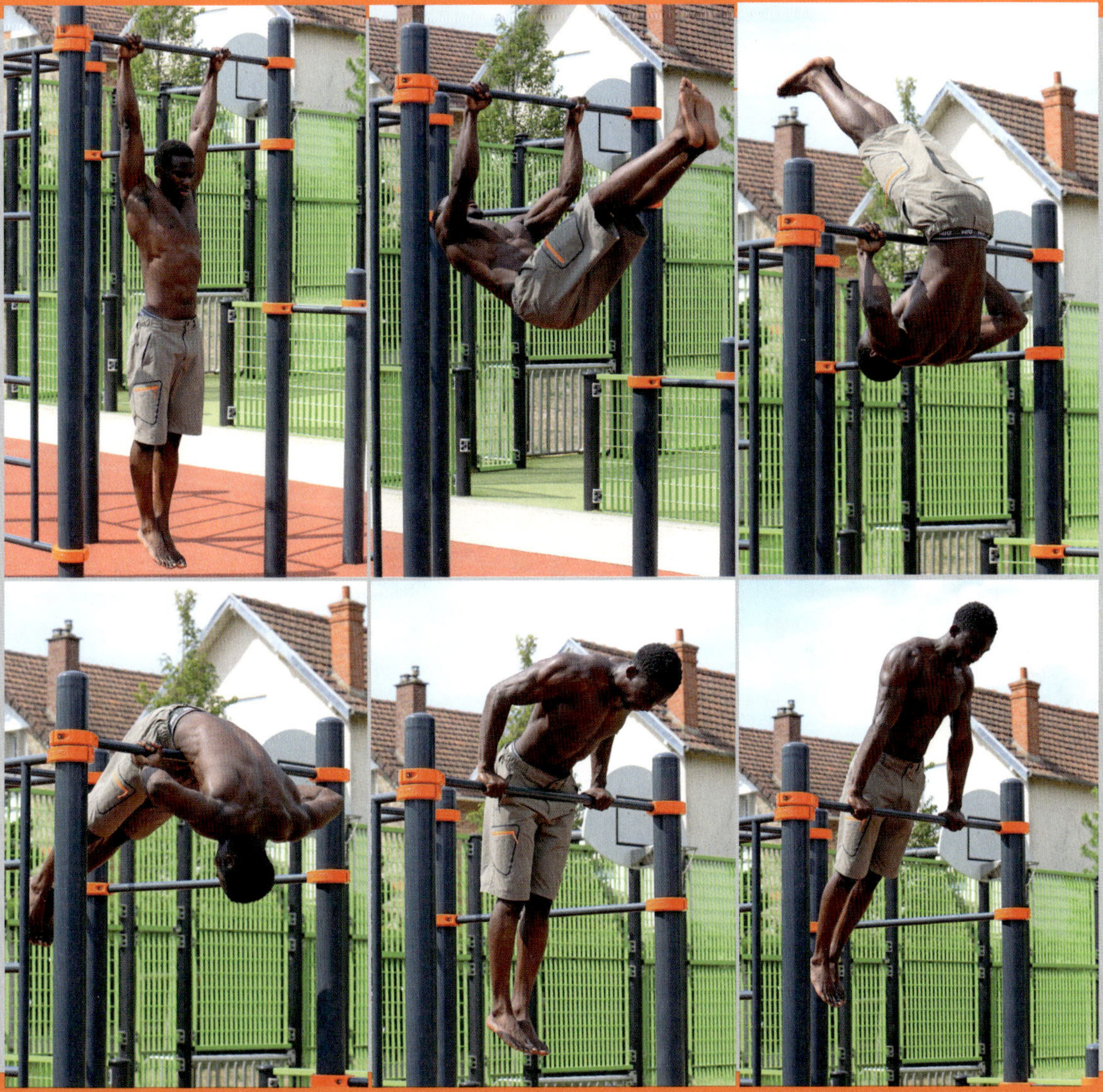

Sätze	3	4	5
Wiederholungen	× 3	× 6	× 9
Trainingsmodus	Dynamisch		

VARIANTE TOE TOUCH PULL-UP

An einer festen Stange hängend den Körper durch einen dynamischen Klimmzug anheben, dann die Hände von der Stange lösen und die Füße berühren.

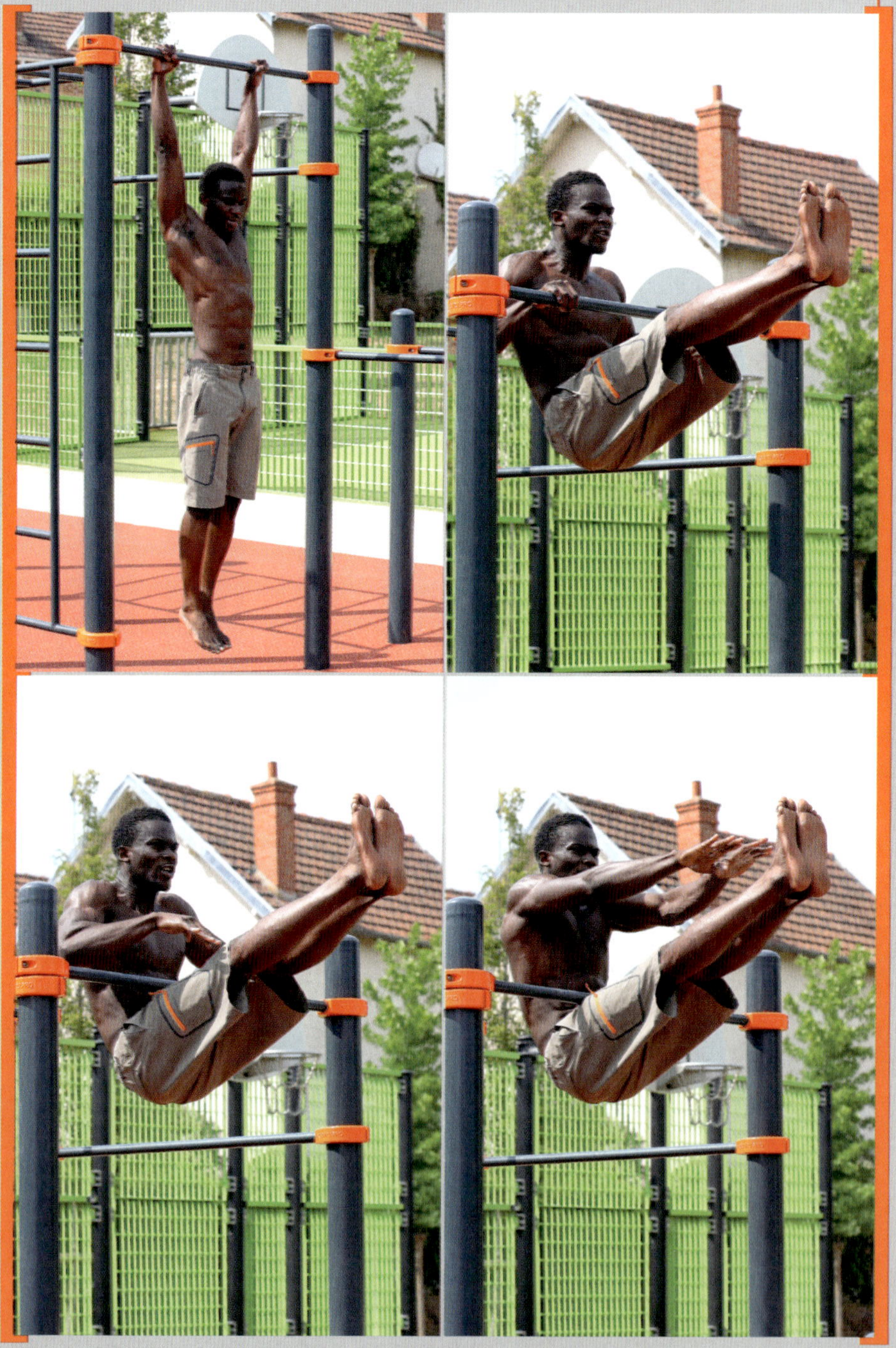

PULL-UP

MUSCLE-UP *Niveau* 3

* **Beschreibung:** Explosiver Klimmzug mit Aufschwung über die Stange (eine Verbindung von Klimmzug und Barrenstütz).
* **Voraussetzungen:** Mindestens 30 dynamische Barrenstützen und 20 dynamische Klimmzüge.

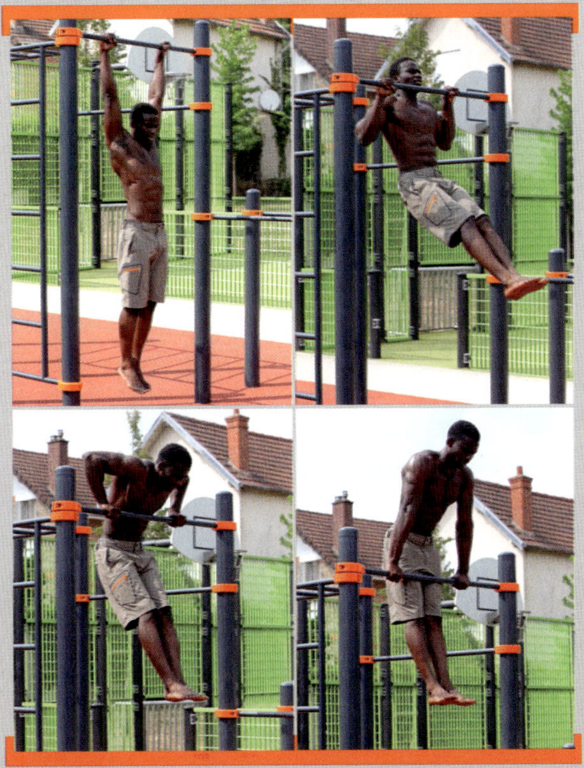

* **Beschreibung:** An einer festen Stange hängend, dynamischer Klimmzug, um den Körper anzuheben und über die Stange zu bringen. Dann die Ellenbogen strecken, um sich mit gestreckten Armen abzustützen.
* **Praxistipp:** Der wichtigste Rat für den Anfänger – nicht vergessen, die Arme, insbesondere die Ellenbogen, immer möglichst nah am Körper zu halten. Je weiter die Ellenbogen vom Körper entfernt sind, desto stärker wird der Hebelarm während der Übergangsphase belastet und desto schwieriger ist die Übung.
* **Vorbereitungsübungen auf den folgenden Seiten.**

1 BAR DIPS

Auf einer festen Stange abgestützt die Ellenbogen beugen/strecken, um den Körper nah an der Stange soweit anzuheben, bis die Arme gestreckt sind.

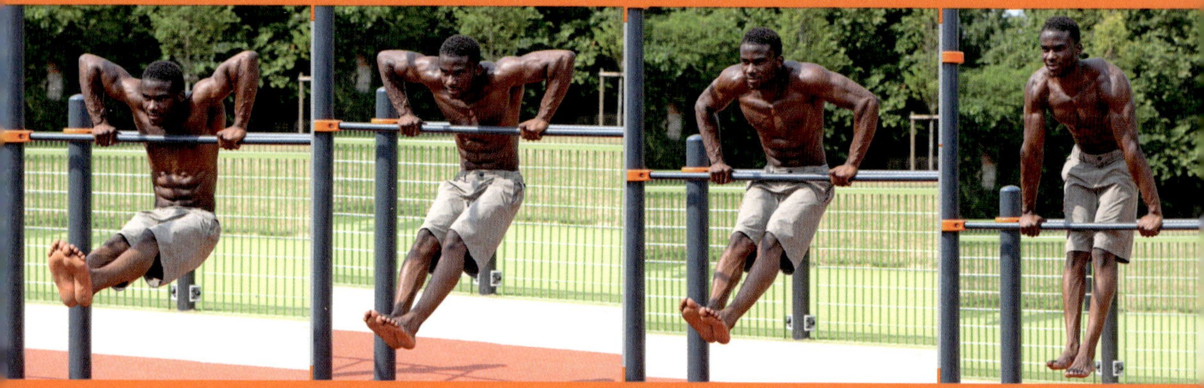

Sätze	3	4	5
Wiederholungen	× 5	× 10	× 15
Trainingsmodus	Dynamisch		

2 IMPOSSIBLE STRAIGHT BAR DIPS

Auf einer festen Stange abgestützt die Arme beugen, um die Ellenbogen unter die Stange zu bringen, bis das Gesicht auf Höhe der Stange ist, dann wieder über die Stange kommen, bis die Arme gestreckt sind.

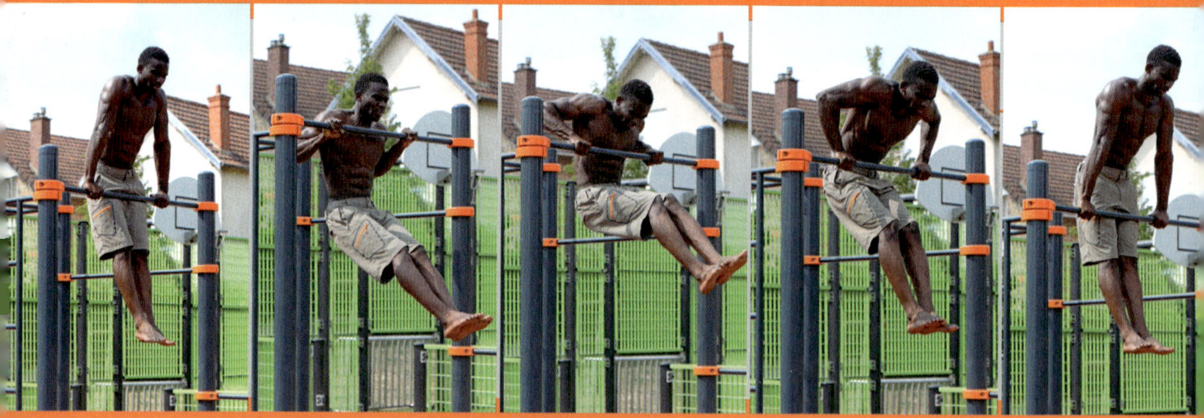

Sätze	3	4	5
Wiederholungen	× 2	× 3	× 4
Trainingsmodus	Dynamisch		

3 DEAD HANG MUSCLE-UP (SLOW)

An einer festen Stange hängend durch Beugung der Ellenbogen den Körper langsam und kontrolliert nach oben über die Stange ziehen, dann die Ellenbogen strecken, um sich mit gestreckten Armen auf die Stange zu stützen. Beim Hochziehen wechselt der Griff aus der Pronation in den False Grip (Übergriff).

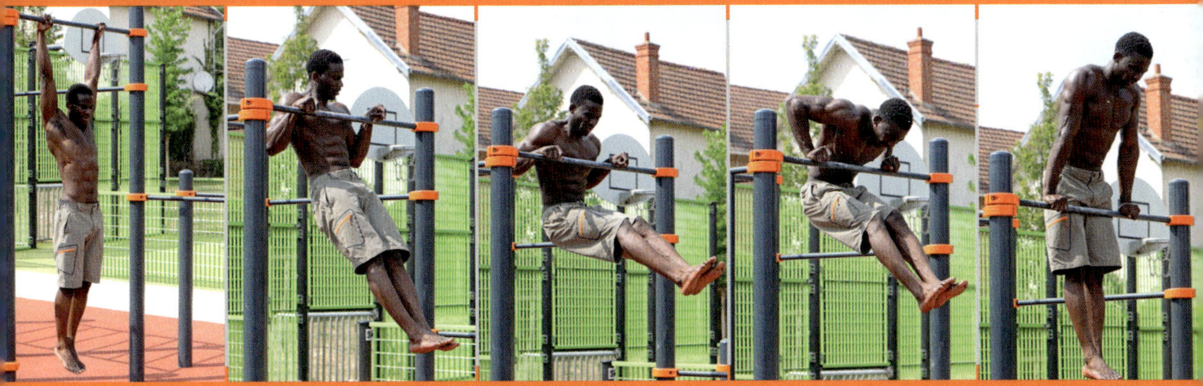

Sätze	3	4	5
Wiederholungen	× 1	× 2	× 3
Trainingsmodus	Dynamisch		

4 PALM MUSCLE-UP (SLOW)

Unter parallelen Stangen hängend durch Beugung der Ellenbogen den Körper langsam und kontrolliert nach oben über die Stangen ziehen, dann die Ellenbogen strecken, um sich mit gestreckten Armen aufzustützen.

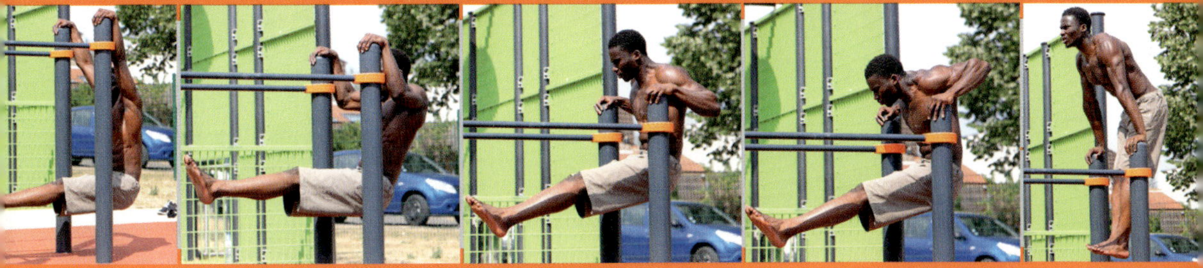

Sätze	3	4	5
Wiederholungen	× 1	× 2	× 3
Trainingsmodus	Dynamisch		

5 ABS PULL-UP (WAIST PULL-UP)

An einer festen Stange hängend durch Beugung der Ellenbogen einen dynamischen Zug ausüben, um den Körper anzuheben und mit den Bauchmuskeln die Stange zu berühren.

Sätze	3	4	5
Wiederholungen	× 3	× 6	× 9
Trainingsmodus	Dynamisch		

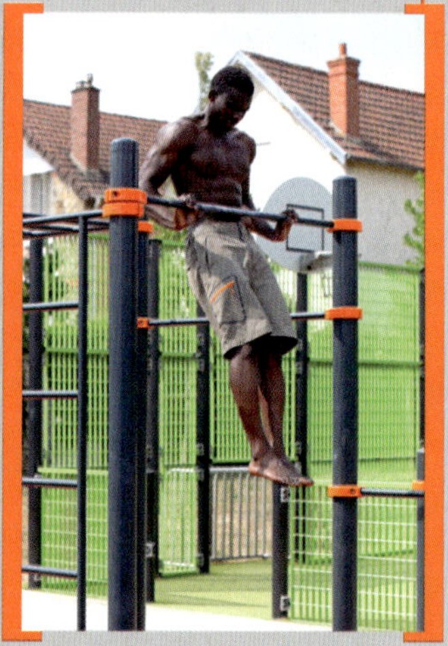

VARIANTE 1

CHIN MUSCLE-UP: GRIFF IN SUPINATION

VARIANTE 2

WIDE GRIP MUSCLE-UP: WEITER GRIFF

VARIANTE 3

CLOSE GRIP MUSCLE-UP: ENGER GRIFF

VARIANTE 4

SERDJICK MUSCLE-UP: ENGER GRIFF IN SUPINATION

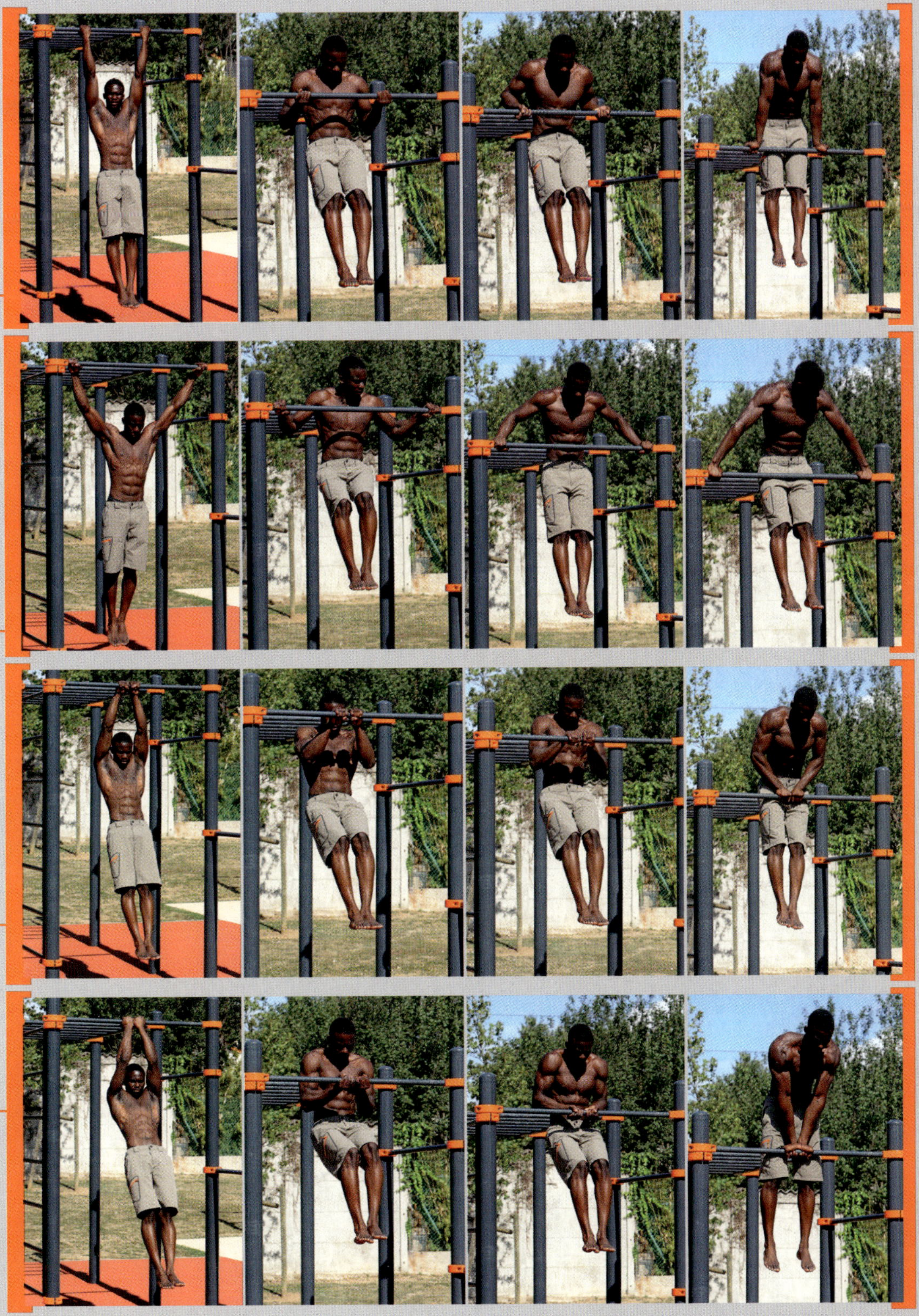

VARIANTE 5

MIXED GRIP MUSCLE-UP: GEGENLÄUFIGER GRIFF

VARIANTE 6

X-GRIP MUSCLE-UP: ARME GEKREUZT

VARIANTE 7

SWITCHBLADE MUSCLE-UP: GRIFFWECHSEL AUS DER SUPINATION IN DIE PRONATION

VARIANTE 8

UPSTART KIP: WIPPE NACH HINTEN

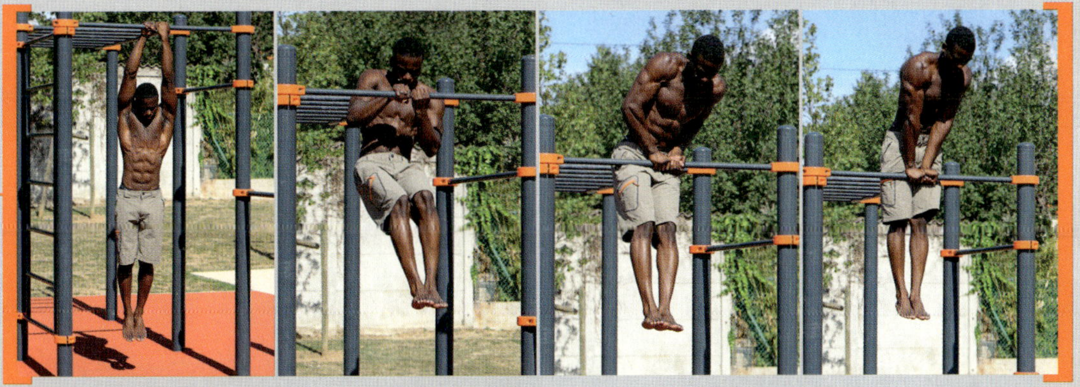

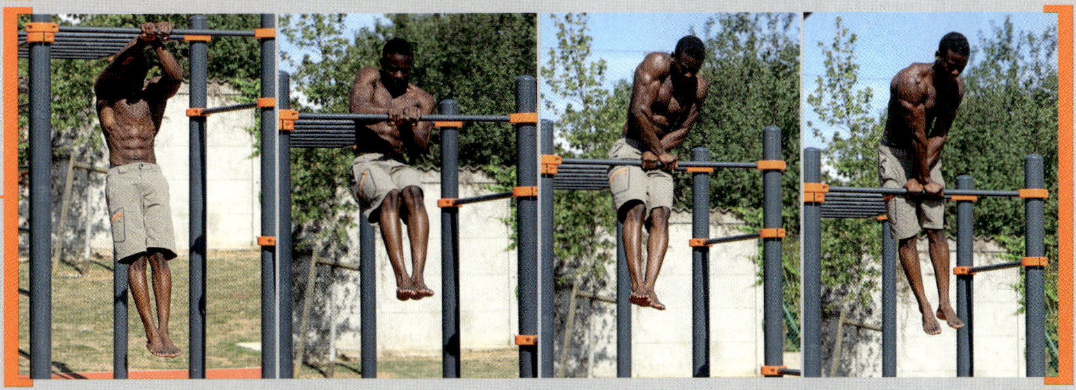

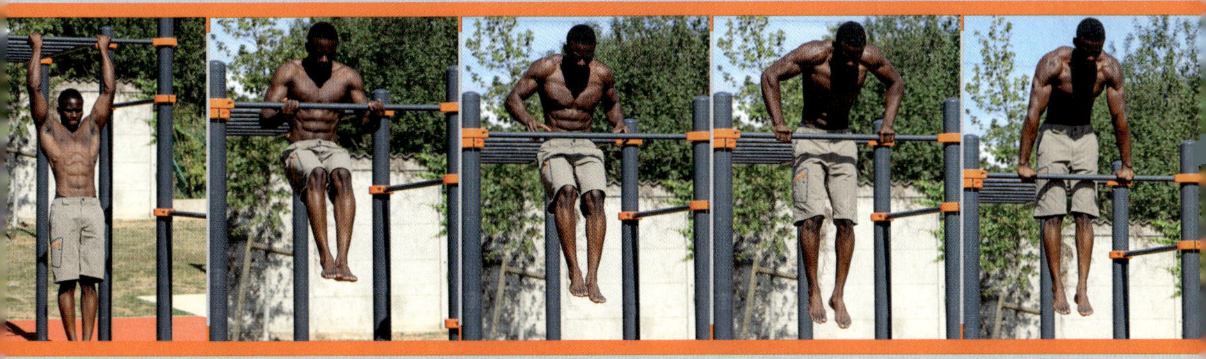

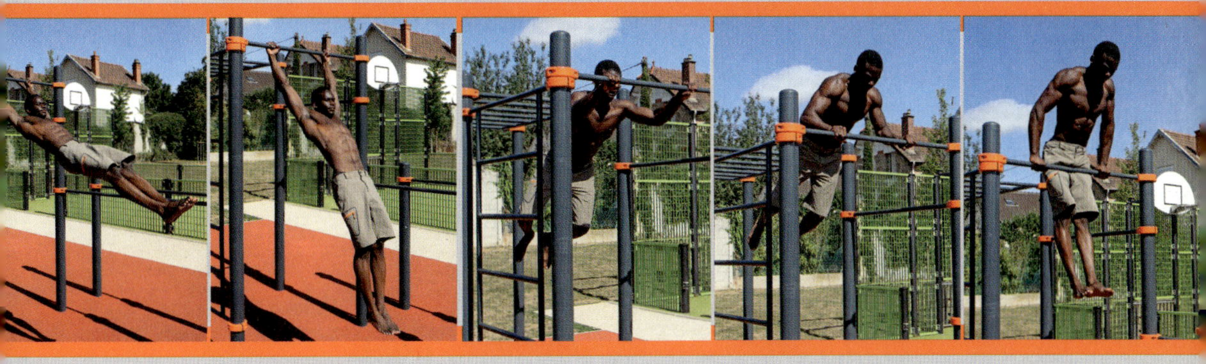

PULL-UP

FRONT LEVER PULL-UP *Niveau* 4

- **Definition:** Front Plank hängend mit Klimmzug an einer festen Stange.
- **Voraussetzungen:** Front Plank kann mindestens 10 Sekunden gehalten werden.

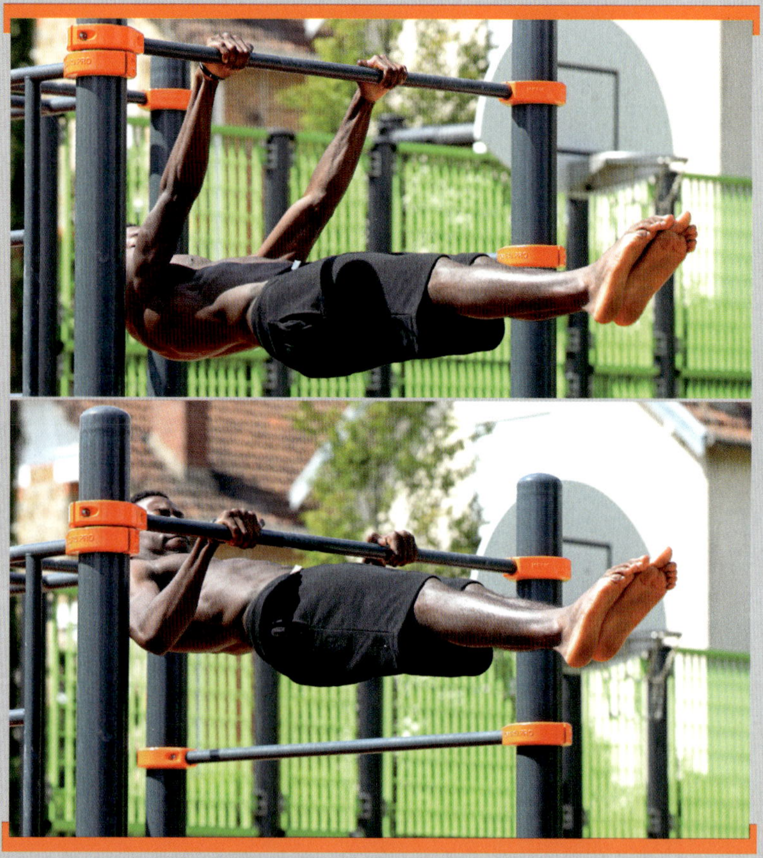

- **Beschreibung:** In der Position Front Plank an einer festen Stange hängend einen Klimmzug ausführen, um den Körper nach oben ziehen. Dabei bleibt der Körper in der Horizontalen und berührt die Stange mit dem Bauchnabel.
- **Praxistipp:** Es handelt sich um eine sehr komplexe Bewegung, bei der es sehr wichtig ist, sich beim Hochziehen auf das Beibehalten der Front Plank zu konzentrieren.
- **Vorbereitungsübungen auf den folgenden Seiten.**

1 TUCK FRONT LEVER PULL-UP oder CHIN-UP

In der Position Front Lever in Hockposition an einer festen Stange hängend einen Klimmzug ausführen. Beim Hochziehen bleibt der Körper in der Hockposition und berührt die Stange mit dem Bauchnabel; Hände in Pronation (Bild) oder Supination.

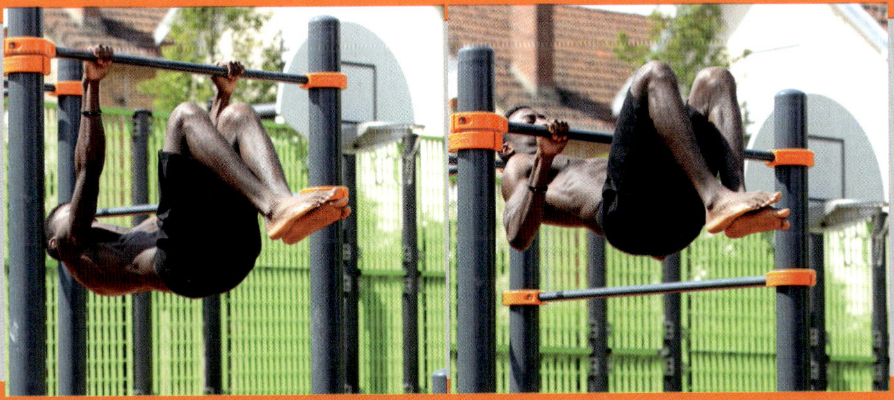

Sätze	3	4	5
Wiederholungen	× 3	× 6	× 9
Trainingsmodus	Dynamisch		

2 HEAD BANGER PULL-UP oder CHIN-UP

Im Klimmzug an einer festen Stange hängend, die Beine im L-Sit, das Kinn über der Stange. Nun die Ellenbogen beugen/strecken, um die Schultern nach hinten zu kippen (der Körper bleibt gestreckt), dann das Kinn wieder an die Stange führen.

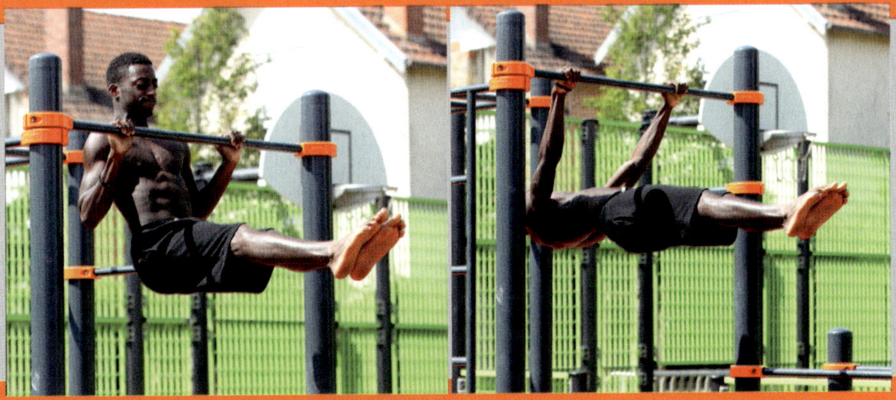

Sätze	3	4	5
Wiederholungen	× 3	× 6	× 9
Trainingsmodus	Dynamisch		

3 BENT ARM TO FRONT LEVER

Im hohen Klimmzug an einer festen Stange hängend, der Körper ist gestreckt, das Kinn über der Stange. Nun die Ellenbogen beugen/strecken, um die Schultern nach hinten zu kippen (der Körper bleibt gestreckt, dann das Kinn wieder an die Stange führen (fortlaufende Kippbewegung nach hinten).

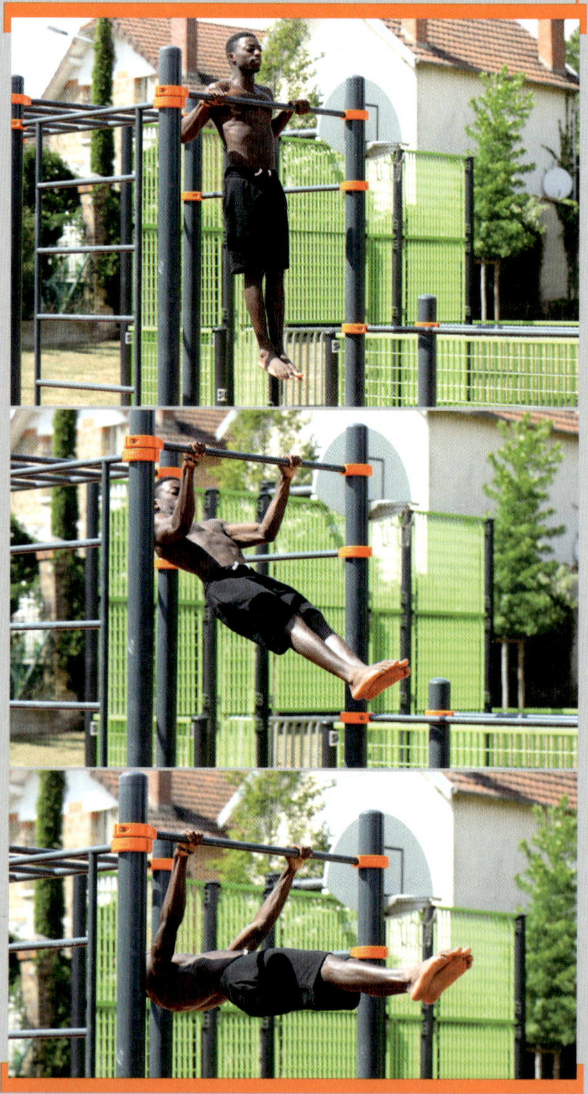

Sätze	3	4	5
Wiederholungen	× 3	× 6	× 9
Trainingsmodus	Dynamisch		
Wiederholungen	× 2	× 4	× 6
Trainingsmodus	Stato-Dynamisch (2 Sek.)		

BACK LEVER PULL-UP Niveau 4

- **Definition:** Back Plank hängend mit Klimmzug an einer festen Stange.
- **Voraussetzungen:** Back Plank kann mindestens 10 Sekunden gehalten werden.

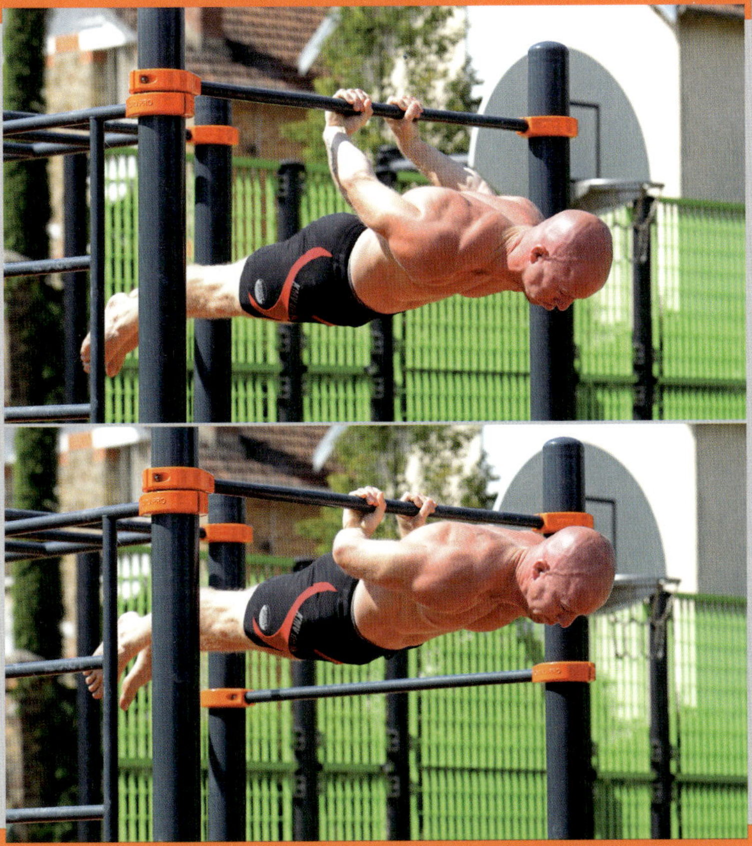

- **Beschreibung:** In der Position Back Plank an einer festen Stange hängend durch Beugung der Ellenbogen den Körper anheben, dabei bleibt er in der Horizontalen. Nun mit den Lendenwirbeln die Stange berühren.
- **Praxistipp:** Es handelt sich um eine sehr komplexe Bewegung, bei der es sehr wichtig ist, beim Hochziehen die Position Back Plank beizubehalten.
- **Vorbereitungsübungen auf den folgenden Seiten.**

1 INVERTED TUCK ROW (TUCK BACK LEVER PULL-UP)

In der Position Back Plank mit Hocke an einer festen Stange hängend durch Beugung der Ellenbogen den Körper anheben, dabei bleibt er in der Hockposition. Nun mit den Lendenwirbeln die Stange berühren, die Hände in Pronation.

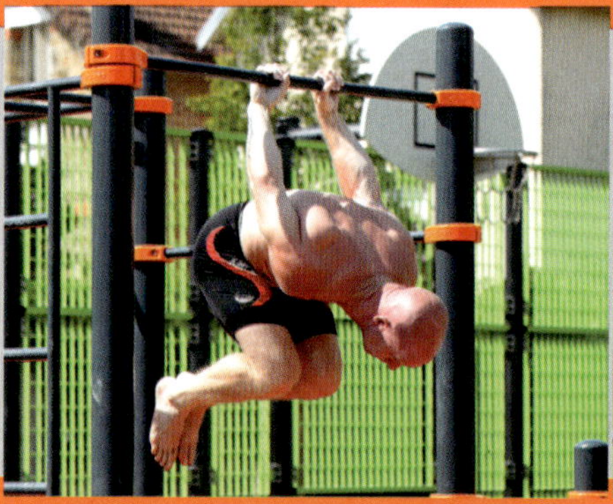

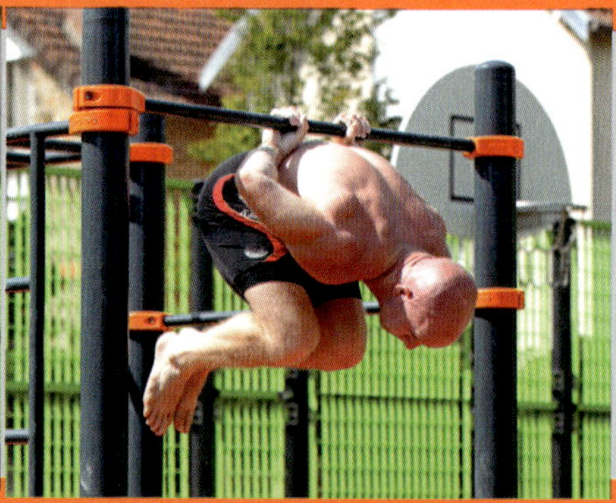

Sätze	3	4	5
Wiederholungen	× 3	× 6	× 9
Trainingsmodus	Dynamisch		

2 BACK LEVER PULL-UP ONE LEG

In der Position Back Plank mit einem Bein an einer festen Stange hängend durch Beugung der Ellenbogen den Körper anheben und mit den Lendenwirbeln die Stange berühren, die Hände in Pronation.

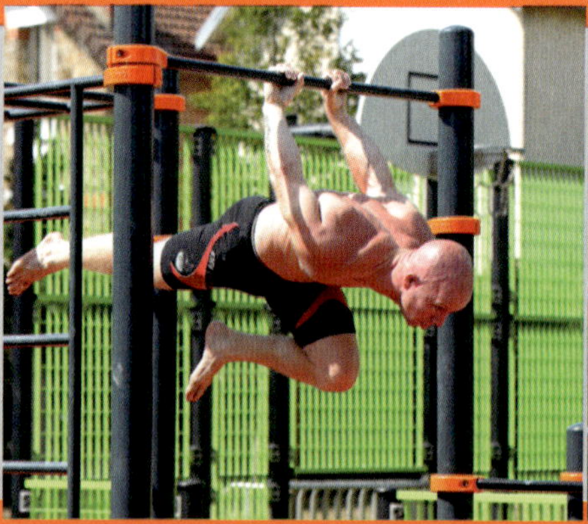

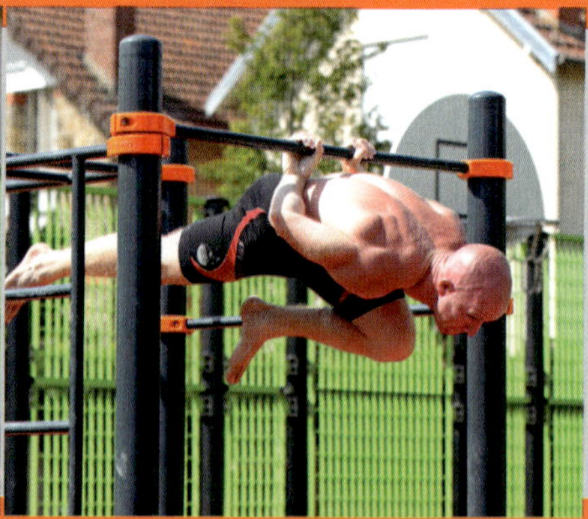

Sätze	3	4	5
Wiederholungen	× 2	× 4	× 6
Trainingsmodus	Dynamisch		

VARIANTE 1 BACK TO FRONT 180°

Aus der hängenden Position, mit dem Oberkörper in Richtung Boden, in eine hängende Position mit dem Oberkörper in Richtung Stange wechseln.

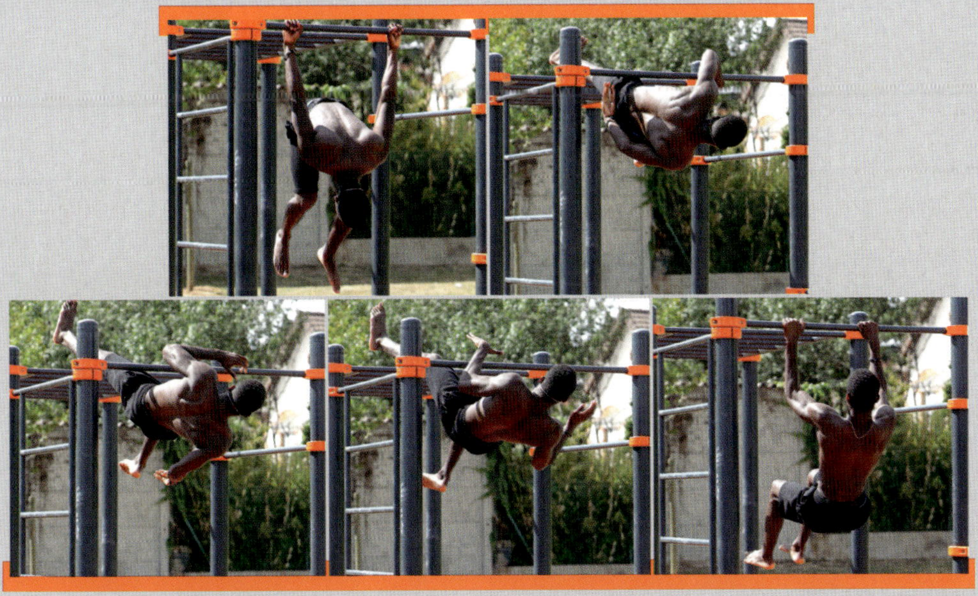

VARIANTE 2 FRONT TO BACK 180°

Aus der hängenden Position, mit dem Oberkörper in Richtung Stange, in eine hängende Position mit dem Oberkörper in Richtung Boden wechseln.

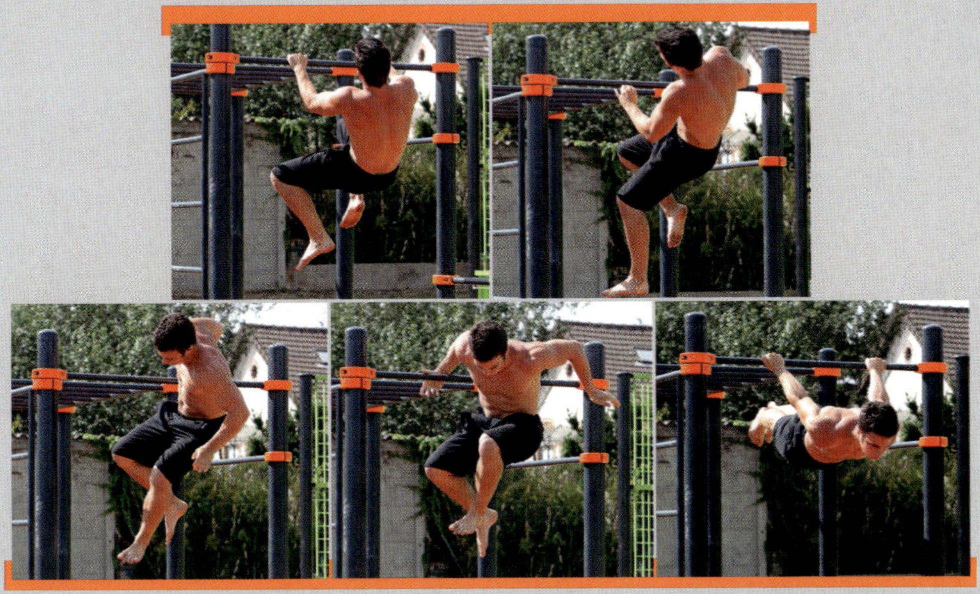

TYPEWRITER HUMAN FLAG PULL-UP *Niveau* 4

- **Definition:** Scheibenwischer in der Position Human Flag.
- **Voraussetzungen:** Die Position Human Flag kann mindestens 10 Sekunden gehalten werden.

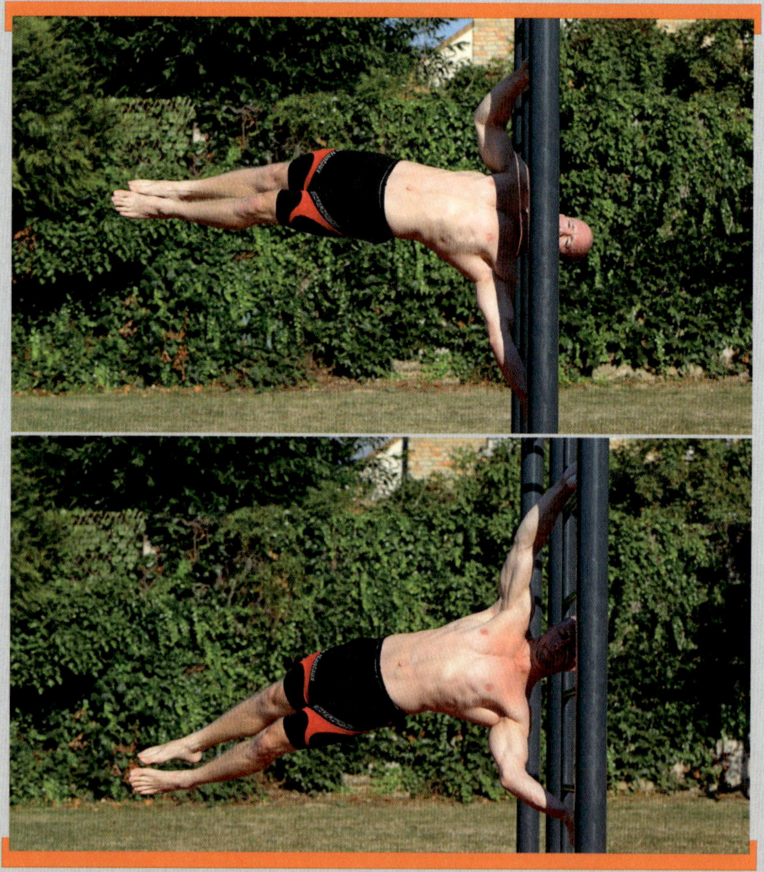

- **Beschreibung:** Abwechselnde Beugung/Streckung des rechten/linken Ellenbogens, um den Körper, der in der Horizontalen bleibt, zu heben und zu senken.
- **Praxistipp:** Starker Zug des M. latissimus dorsi des oberen Armes und starke Streckung des M. triceps brachii des unteren Armes.
- **Vorbereitungsübungen auf den folgenden Seiten.**

1 TUCK HUMAN FLAG PULL-UP (BENT LEGS)

Human Flag in Hockstellung: Ellenbogen beugen und strecken, um das Kinn hinter die Stange zu bringen (der Körper bleibt in der Horizontalen).

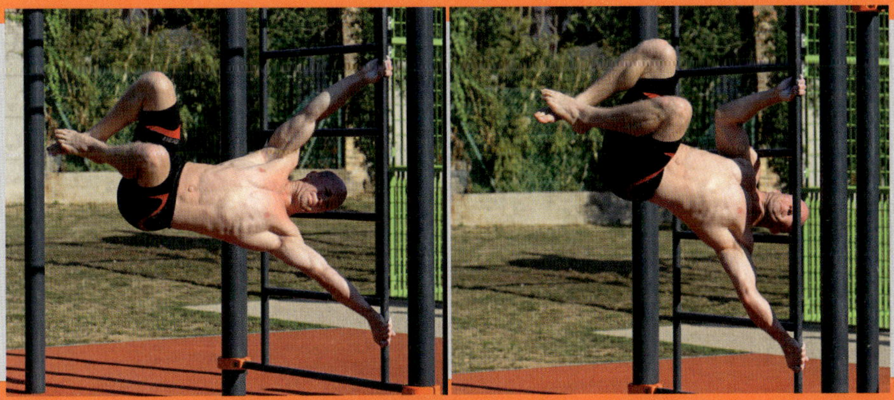

Sätze	3	4	5
Wiederholungen	× 3	× 6	× 9
Trainingsmodus	Dynamisch		

2 HUMAN FLAG ONE LEG PULL-UP

Human Flag mit einem angehogenem Bein: Ellenbogen beugen/strecken, um das Kinn hinter die Stange zu bringen (der Körper bleibt in der Horizontalen).

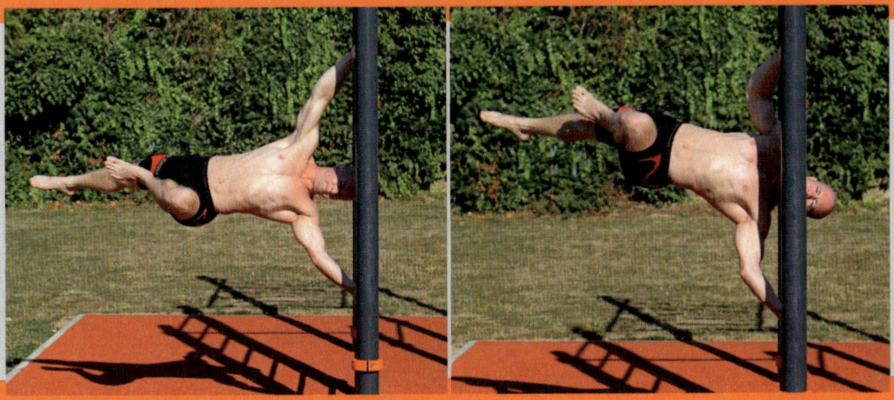

Sätze	3	4	5
Wiederholungen	× 3	× 6	× 9
Trainingsmodus	Dynamisch		

3 HUMAN FLAG PULL-UP

Human Flag: Ellenbogen beugen/strecken, um das Kinn hinter die Stange zu bringen; dabei bleibt der Körper in der Horizontalen.

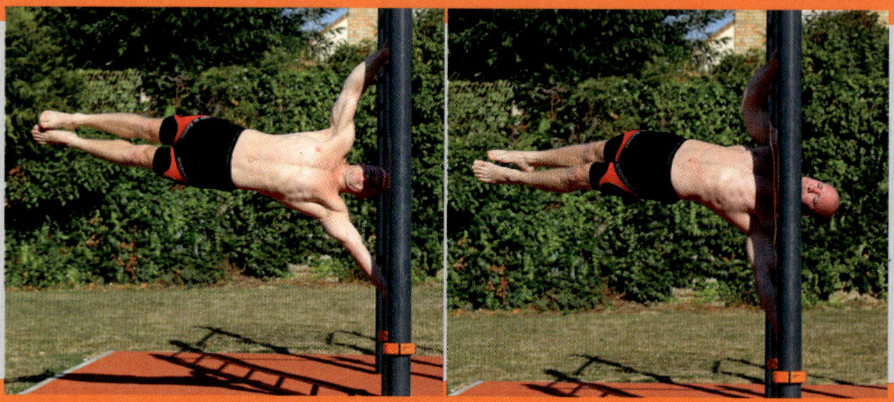

Sätze	3	4	5
Wiederholungen	× 2	× 4	× 6
Trainingsmodus	Dynamisch		

4 TUCK TYPEWRITER

Human Flag in Hockstellung: Abwechselnd den rechten/linken Ellenbogen beugen/strecken, um den horizontal bleibenden Körper anzuheben/abzusenken.

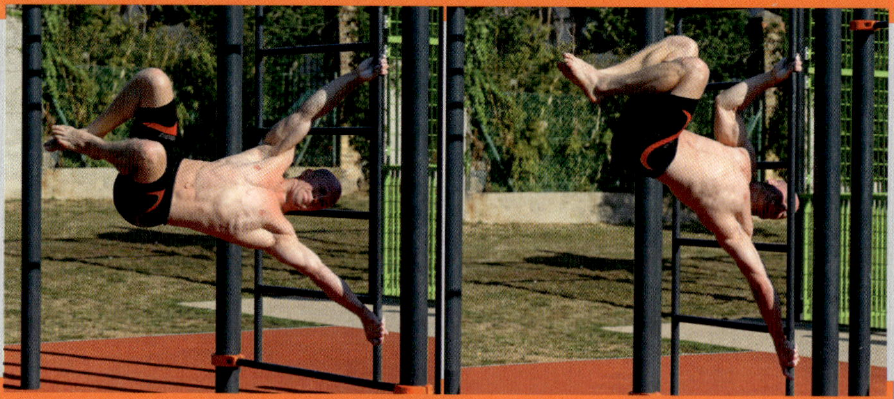

Sätze	3	4	5
Wiederholungen	× 2	× 4	× 6
Trainingsmodus	Dynamisch		

5 TYPEWRITER ONE LEG

Human Flag mit einem Bein gebeugt: Abwechselnd den rechten/linken Ellenbogen beugen/strecken, um den in der Horizontalen bleibenden Körper anzuheben oder abzusenken.

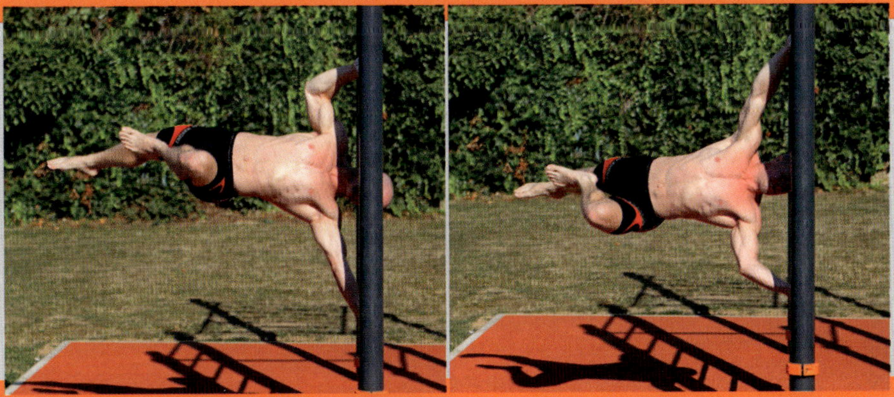

Sätze	3	4	5
Wiederholungen	× 2	× 4	× 6
Trainingsmodus	Dynamisch		

PULL-UP

SINGLE ARM PULL-UP *Niveau* 4

- **Definition:** Klimmzug mit einem Arm.
- **Voraussetzungen:** Mindestens 30 kontrollierte Klimmzüge.

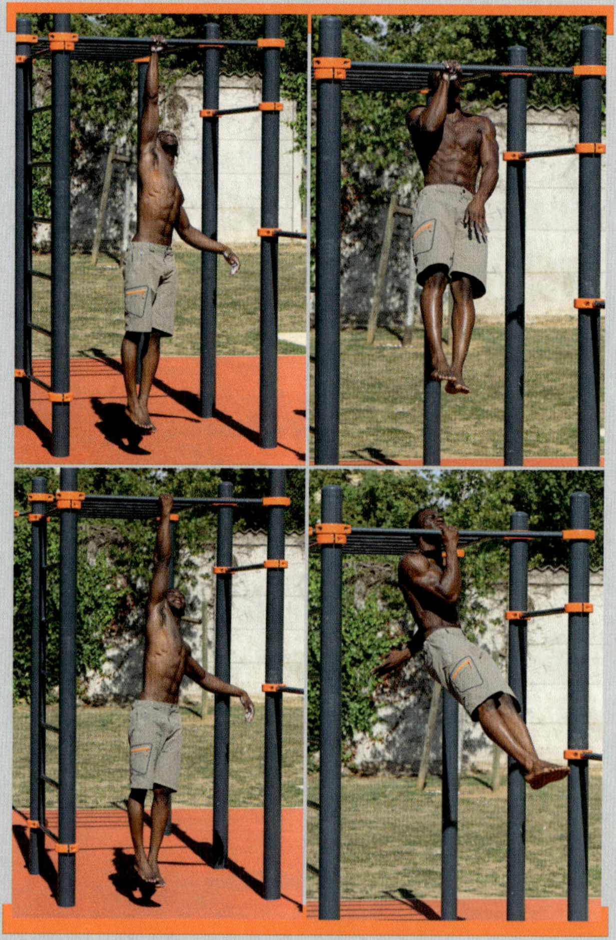

- **Beschreibung:** Mit einem Arm an einer festen Stange hängend durch Beugung der Ellenbogen den Körper nach oben ziehen und das Kinn über die Stange bringen.
- **Praxistipp:** Die Bewegung beginnt mit einer starken Anspannung des M. latissimus dorsi auf der Seite des Armes, an dem der Körper hängt.
- **Vorbereitungsübungen auf den folgenden Seiten.**

1 SINGLE ARM PULL-UP (HOLD)

Mit einem Arm an einer festen Stange hängend das Kinn über der Stange halten. Der Ellenbogen ist in der Beugung verriegelt.

Sätze	3	4	5
Übungszeit pro Arm	3 Sek.	5 Sek.	9 Sek.
Trainingsmodus		Statisch	

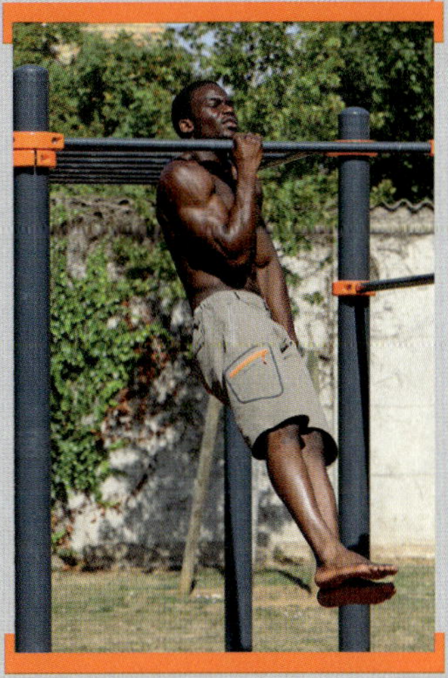

2 HEAD BANGER PULL-UP/CHIN-UP ONE ARM

Mit einem Arm in Kinnhöhe an einer festen Stange hängend den Ellenbogen beugen/strecken, um die Schultern nach hinten zu kippen (Körper bleibt gestreckt). Dann das Kinn wieder an die Stange führen (Hände in Pronation/Supination).

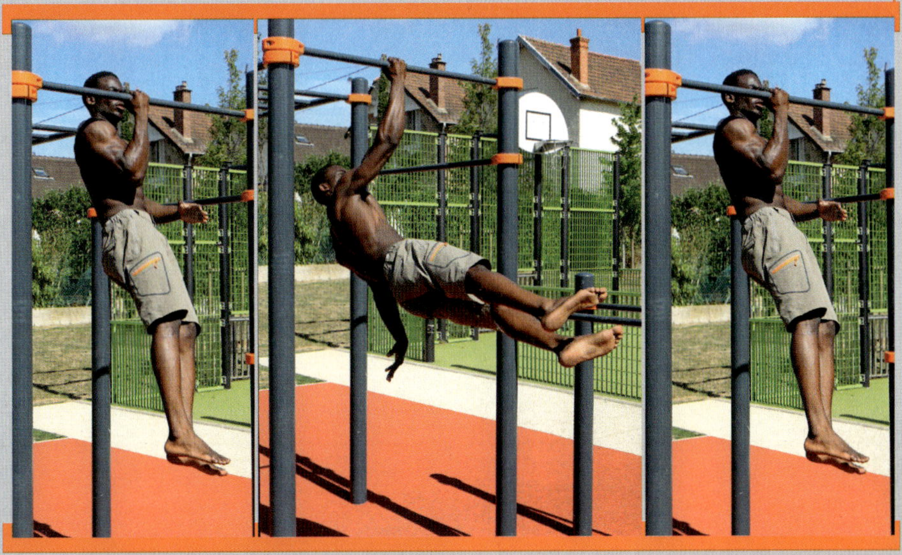

Sätze	3	4	5
Wiederholungen	× 2	× 4	× 6
Trainingsmodus		Dynamisch	

3 INVERTED ROWS ONE ARM (NEUTRAL GRIP/PRO ODER SUP)

Mit einem Arm an einer festen Stange hängend, die Füße am Boden: Ellenbogen beugen/strecken, um Schultern und Kinn an die Stange zu bringen (Körper bleibt gestreckt). Dann mit gestrecktem Arm in die Ausgangsposition zurückkommen, die Hände im Hammergriff, in Pronation oder Supination.

Sätze	3	4	5
Wiederholungen	× 2	× 4	× 6
Trainingsmodus	Dynamisch		

4 ASSISTED ONE ARM PULL-UP

Teilweise mit beiden Armen an einer Stange hängend, ein Arm ist gestreckt, der andere halb gebeugt (an der Schlinge): Ellenbogen beugen/strecken, um das Kinn auf der Seite des gestreckten Armes über die Stange zu bringen (der Arm der halb gebeugten Seite kommt über die Stütze), dann mit gestrecktem Arm zurück.

Sätze	3	4	5
Wiederholungen	× 2	× 4	× 6
Trainingsmodus	Dynamisch		

VARIANTE HALF AND HALF

Klimmzug mit einem Arm, Übergang mit Unterstützung, dann Barrenstützen mit einer Hand.

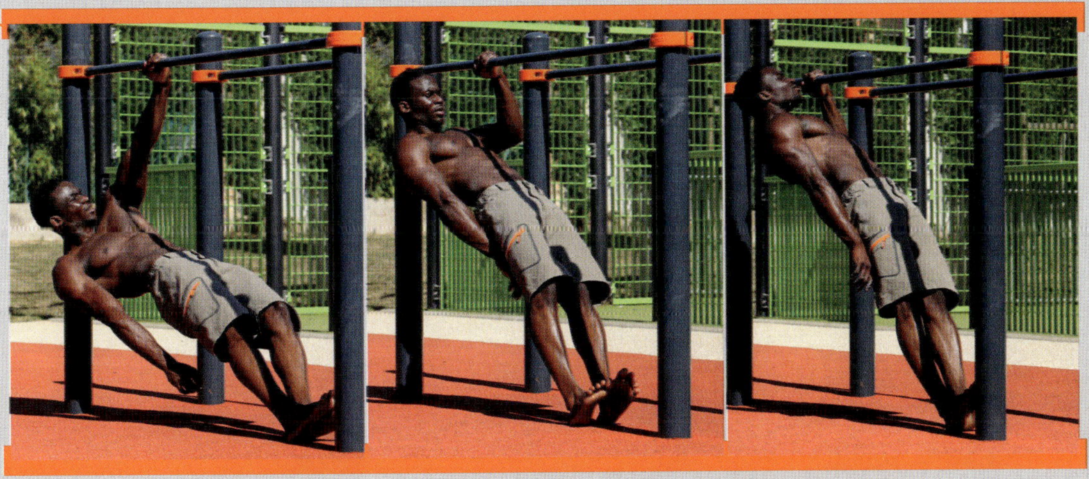

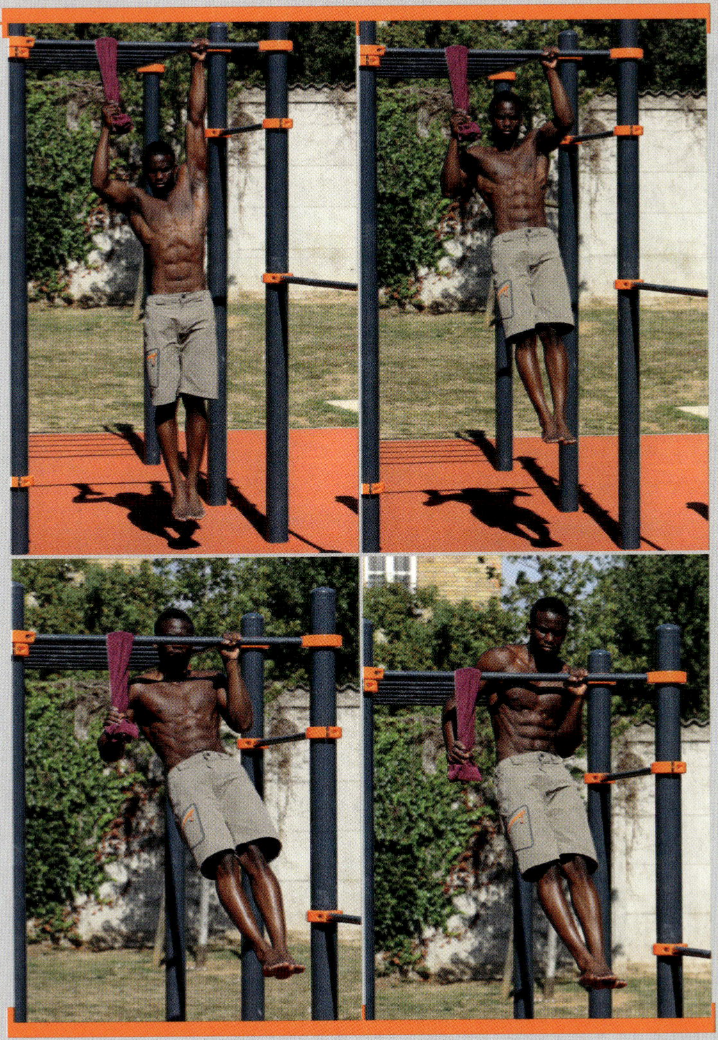

ROTATION

JUMP oder MUSCLE OVER Niveau 2

* **Definition:** Halbe Umdrehung über eine feste Stange.
* **Voraussetzungen:** Mindestens 5 Muscle-ups, 20 Klimmzüge und 30 Barrenstützen.

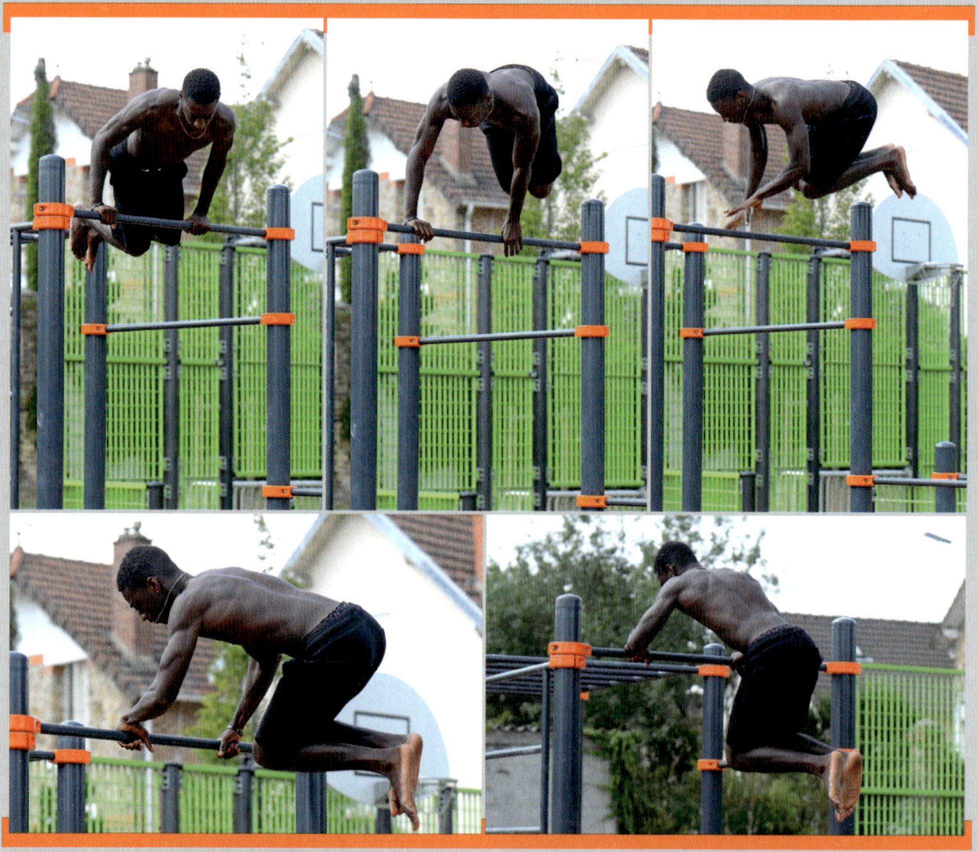

* **Beschreibung:** Mit den Händen auf einer festen Stange abgestützt den Beine-Rumpf-Winkel erst schließen, dann dynamisch öffnen, um seitlich mit einer halben Drehung über die Stange zu kommen
* **Praxistipp:** Vorausschauende Konzentration auf die Handhaltung macht die Bewegung leichter und flüssiger. Den Blick immer zielgerichtet halten und den Kopf in Rotationsrichtung drehen, da die Bewegung vom Blick geführt wird.
* **Vorbereitungsübungen auf den folgenden Seiten.**

1 LOW JUMP OVER

An einer niedrigen festen Stange, die Hände auf der Stange abgestützt, aus dem Stand mit einem Abstoßimpuls aus den Beinen die Stange mit einer halben Drehung seitlich überspringen.

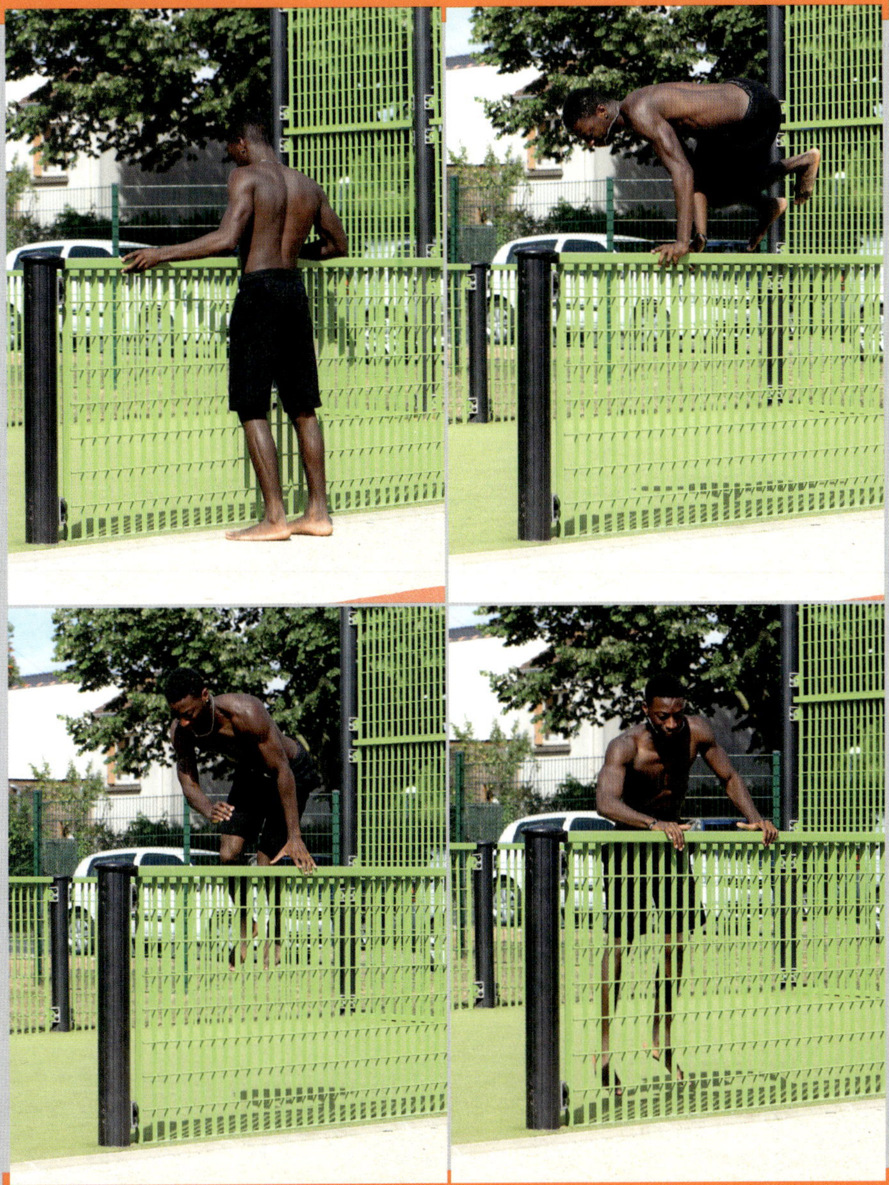

Sätze	3	4	5
Wiederholungen	× 5	× 7	× 9
Trainingsmodus	Dynamisch		

2 JUMP OVER BAR DIPS (90°)

Mit den Händen auf einer von zwei parallen niedrigen festen Stangen abgestützt den Beine-Rumpf-Winkel erst schließen, dann dynamisch öffnen, um seitlich mit einer Vierteldrehung über die Stange zu kommen; Endposition ist der Barrenstütz.

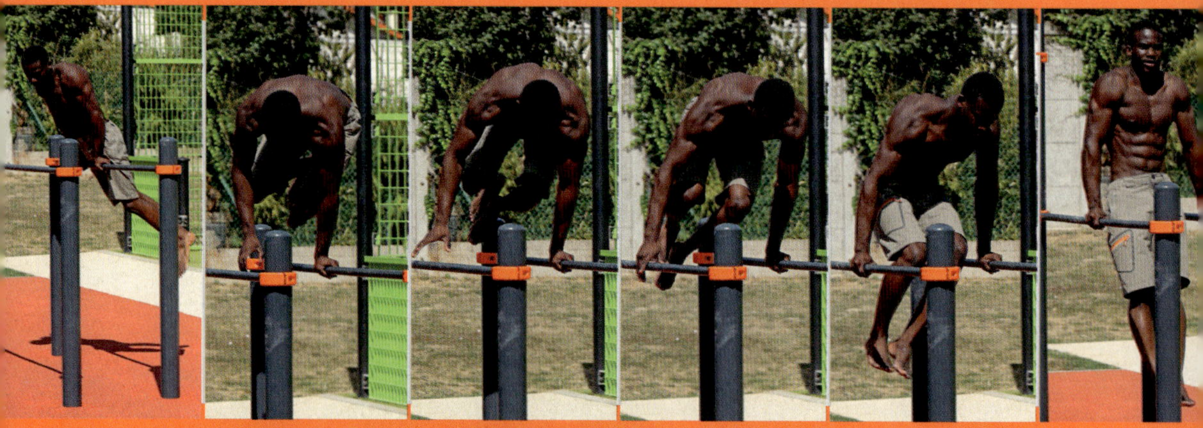

Sätze	3	4	5
Wiederholungen	× 5	× 7	× 9
Trainingsmodus	Dynamisch		

3 FOOT BAR

Mit den Händen auf einer festen Stange abgestützt den Beine-Rumpf-Winkel erst schließen, dann dynamisch öffnen, um die Füße so hoch wie möglich zu heben und zwischen den Händen auf der Stange abzustellen, dann zurückkommen.

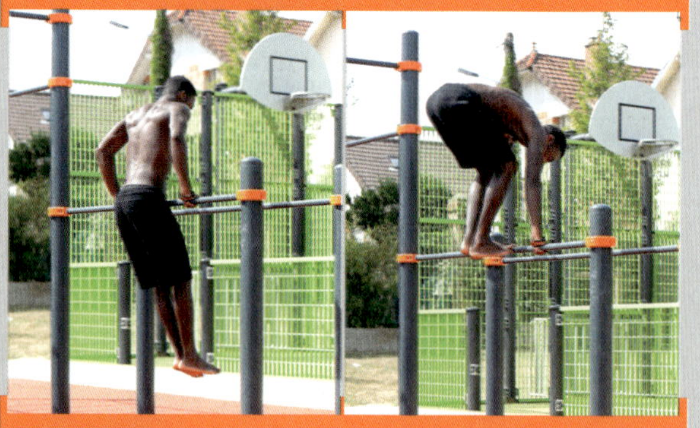

Sätze	3	4	5
Wiederholungen	× 5	× 7	× 9
Trainingsmodus	Dynamisch		

4 STAND ON BAR

Mit den Händen auf einer festen Stange abgestützt den Beine-Rumpf-Winkel erst schließen, dann dynamisch öffnen, um die Füße so hoch wie möglich zu heben und zum aufrechten Stand auf der Stange zu kommen.

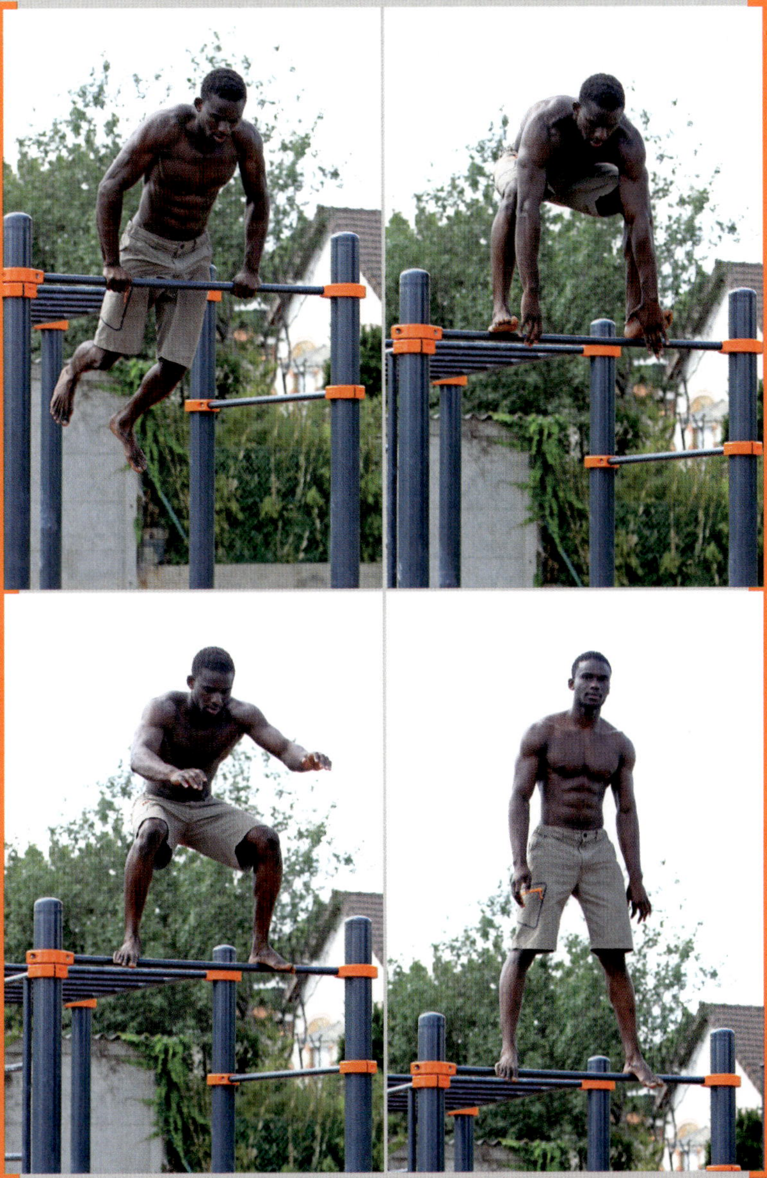

Sätze	3	4	5
Wiederholungen	× 5	× 7	× 9
Trainingsmodus	Dynamisch		

5 SIDE JUMP OVER

Mit den Händen auf einer festen Stange abgestützt den Beine-Rumpf-Winkel erst schließen, dann dynamisch öffnen, um seitlich über die Stange zu kommen, sodass sich diese hinter den Knien befindet.

Sätze	3	4	5
Wiederholungen	× 5	× 7	× 9
Trainingsmodus	Dynamisch		

6 CAT'S JUMP

Mit den Händen auf einer festen Stange abgestützt den Beine-Rumpf-Winkel erst schließen, dann dynamisch öffnen, um die Beine zwischen den Händen hindurch über die Stange zu bringen, sodass sich diese hinter den Knien befindet.

Sätze	3	4	5
Wiederholungen	× 5	× 7	× 9
Trainingsmodus	Dynamisch		

7 POP OFF THE BAR (KIPPING, RAISING UND FLYING)

Explosives Zurückstoßen aus dem Stütz auf einer festen Stange (die Hände sind von der Stange gelöst wie im »Flug«), abschließend unter der Stange hängend schaukeln. Es gibt verschiedene Varianten dieser Figur. Typisch dafür sind das Schwungholen in der Beine-Rumpf-Öffnung (Blockade des Drehimpulses, Kraftübertragung) und das Anheben des Schwerpunkts in der »Flug«-Phase nach der dynamischen Schließung/Öffnung von Beinen und Rumpf sowie nach einem Abstoßen mit den Armen nach vorne und hinten.

Sätze	3	4	5
Wiederholungen	× 5	× 7	× 9
Trainingsmodus	Dynamisch		

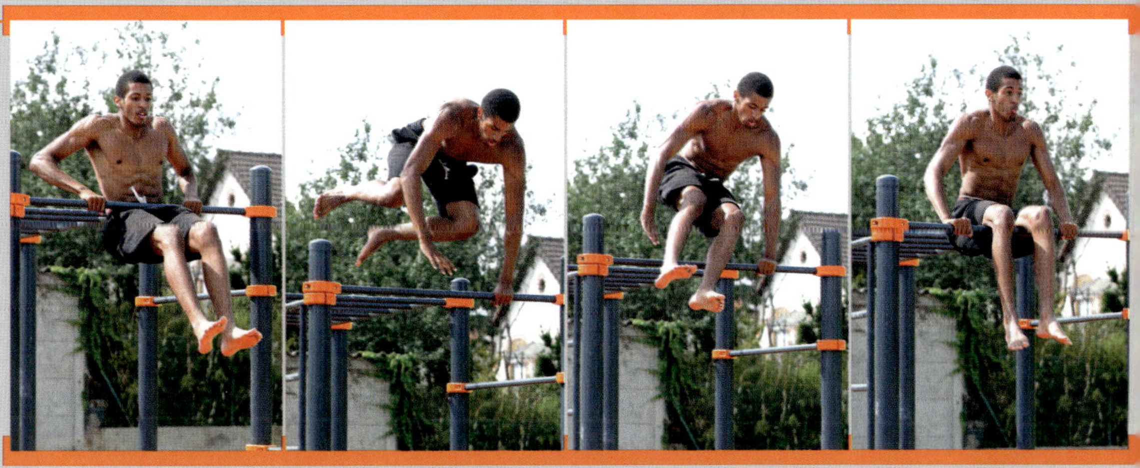

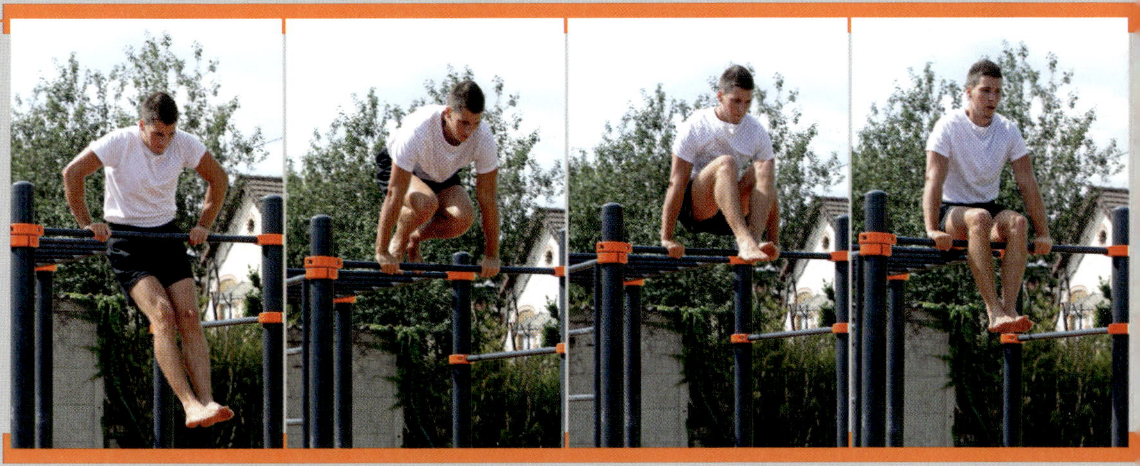

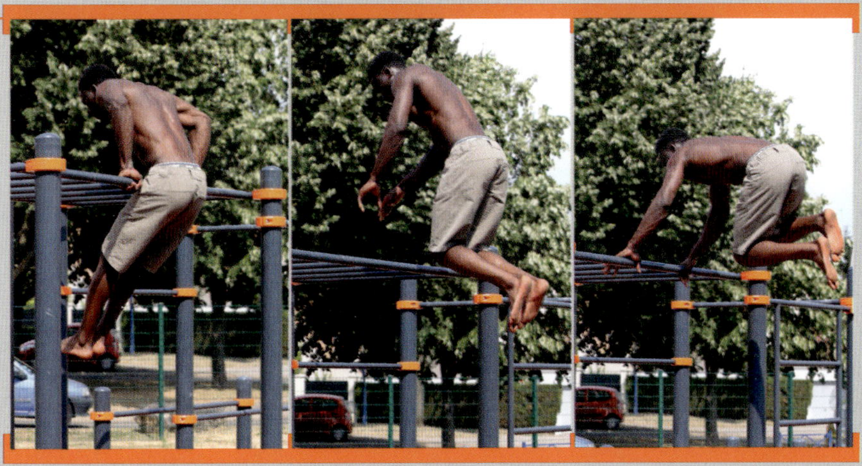

VARIANTE 1 MUSCLE-UP TO CROSS THE HAND

Arme überkreuzen.

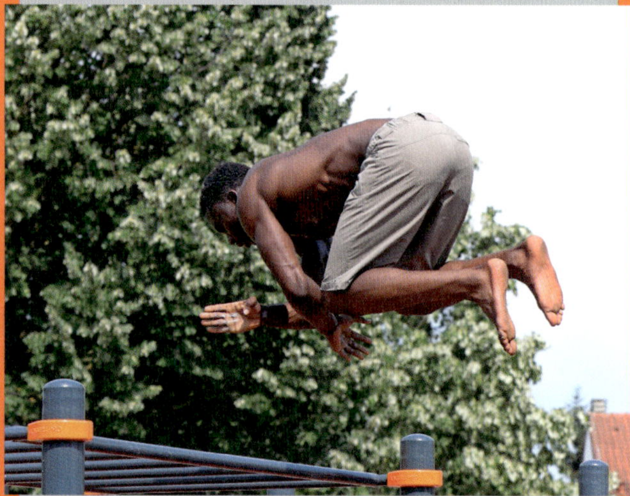

VARIANTE 2 MUSCLE-UP TO CLAP BEHIND

Klatschen hinter den Beinen.

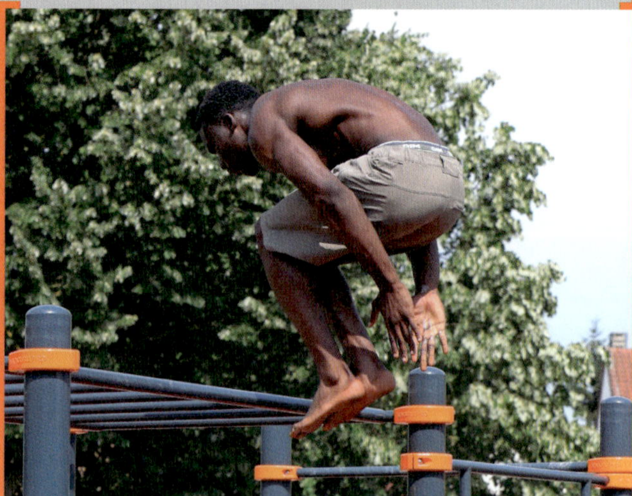

VARIANTE 3 MUSCLE-UP TO CLAP BETWEEN

Klatschen zwischen den Beinen.

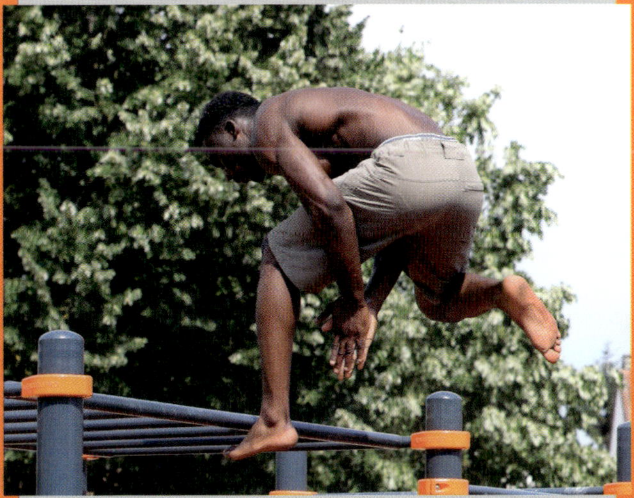

VARIANTE 4 MUSCLE-UP TO AZTEC

Die Fußspitzen berühren.

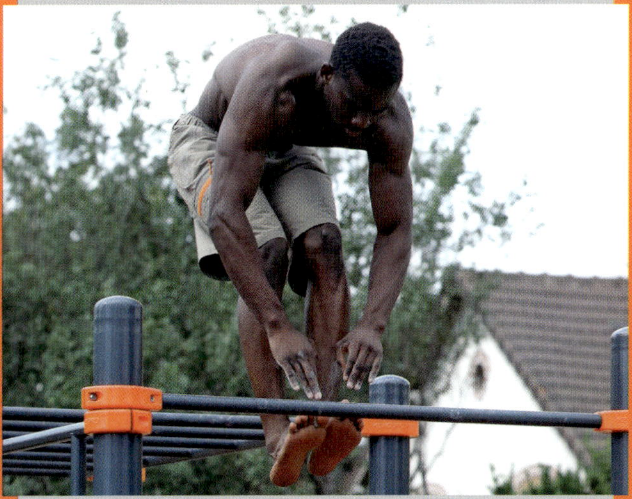

ROTATION

180° DIPS BAR Niveau 2

- **Definition:** Halbe Drehung an parallelen Stangen.
- **Voraussetzungen:** Mindestens 30 dynamische Barrenstützen.

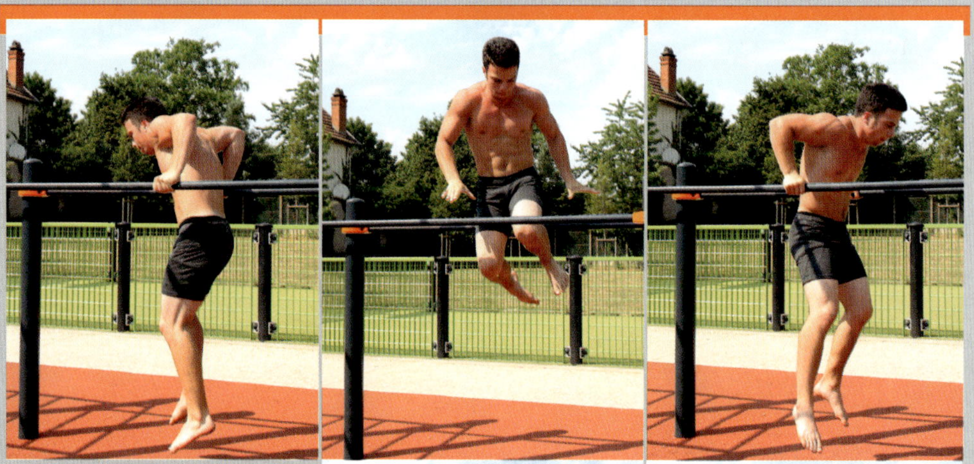

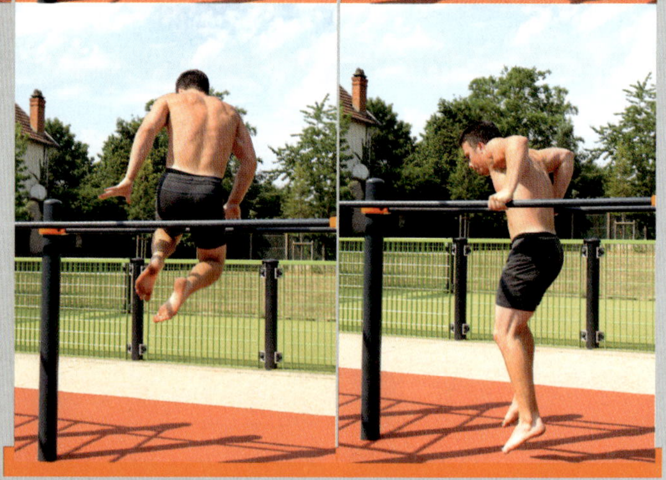

- **Beschreibung:** Dynamische Beugung und Streckung, um die auf zwei parallelen Stangen abgestützten Hände zu lösen, eine halbe Drehung (rechts/links) auszuführen und sich mit dem Gesicht zur anderen Seite wieder abzustützen.
- **Praxistipp:** Explosiver Abstoß bei der Streckung der Ellenbogen. Blick und Kopf stets in die Rotationsrichtung drehen, da die Bewegung vom Blick geführt wird.
- **Vorbereitungsübungen auf den folgenden Seiten.**

1 EXPLOSIVE DIPS

Auf zwei parallelen Stangen abgestützt die Ellenbogen dynamisch beugen und strecken, um die Hände ein paar Zentimeter von den Stangen zu lösen.

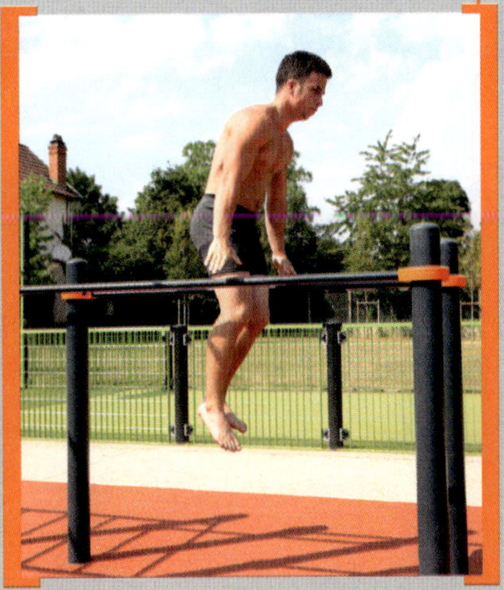

Sätze	3	4	5
Wiederholungen	× 5	× 7	× 9
Trainingsmodus	Dynamisch		

2 ROMANIAN TO REGULAR EXPLOSIVE DIPS

Mit den Unterarmen auf zwei parallelen Stangen abgestützt die Ellenbogen strecken, dabei die Schultern nach vorne bringen, um in den Stütz auf den Händen zu kommen.

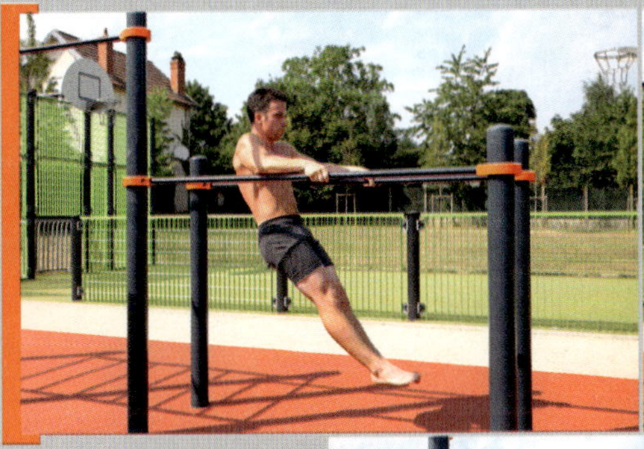

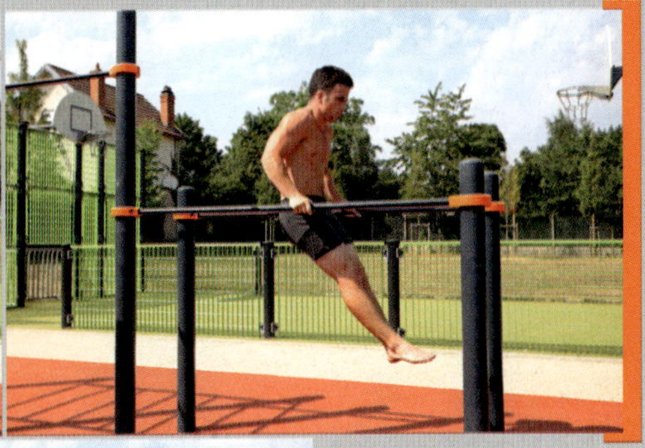

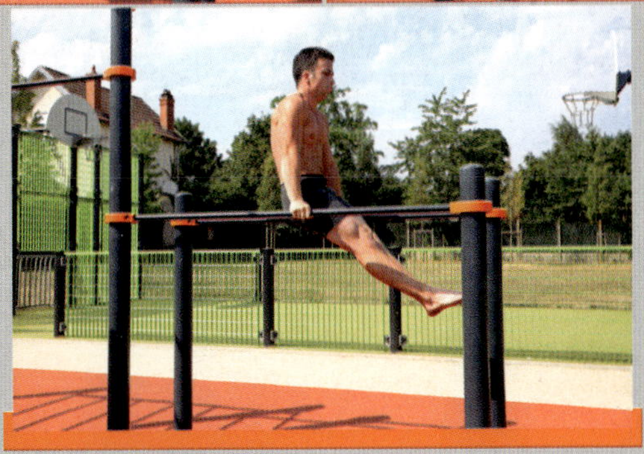

Sätze	3	4	5
Wiederholungen	× 2	× 4	× 6
Trainingsmodus	Dynamisch		

3 90°/90°

Auf zwei parallelen Stangen abgestützt auf einem der Stützarme den Körper mit Schwung zu dieser Seite drehen; dabei löst sich die Gegenhand, um mit dem Körper eine halbe Drehung auszuführen. Übung wiederholen.

Sätze	3	4	5
Wiederholungen	× 5	× 7	× 9
Trainingsmodus	Dynamisch		

4 CLAP DIPS

Auf zwei parallelen Stangen abgestützt die Ellenbogen dynamisch beugen/strecken, um die Hände von den Stangen zu lösen und zu klatschen. Abschließend in den Stütz zurückkommen.

Sätze	3	4	5
Wiederholungen	× 1	× 2	× 3
Trainingsmodus	Dynamisch		

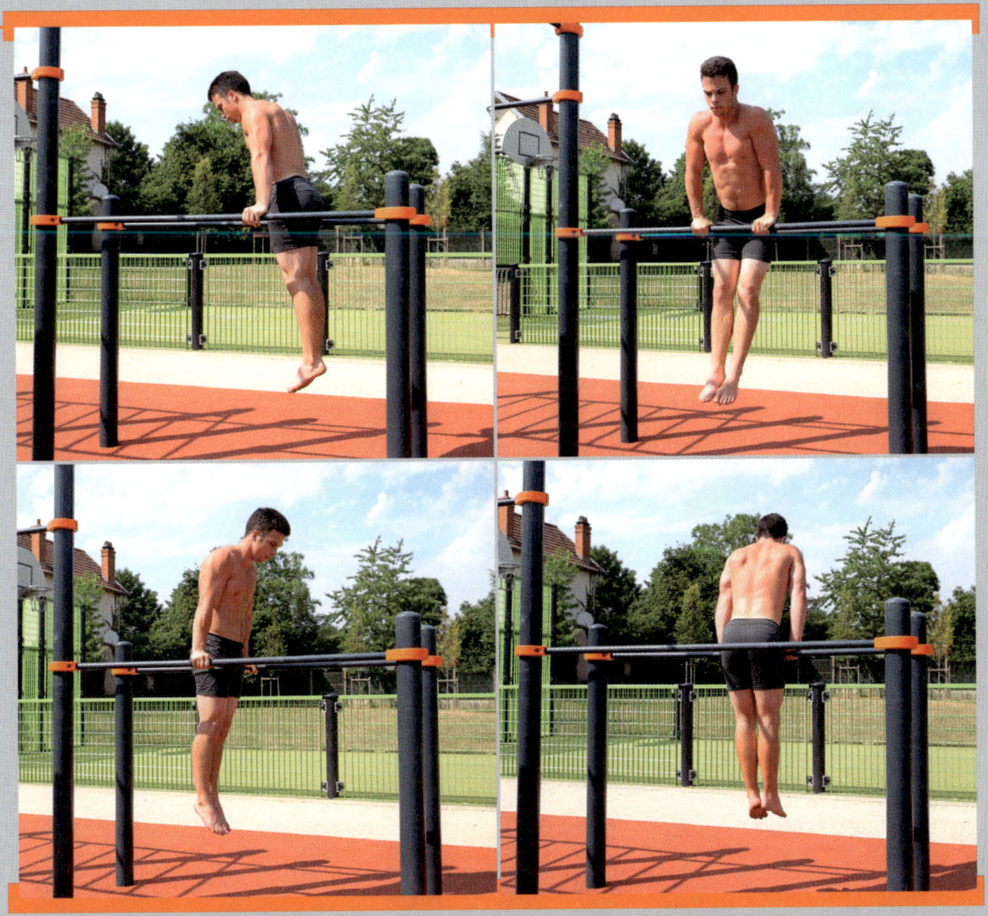

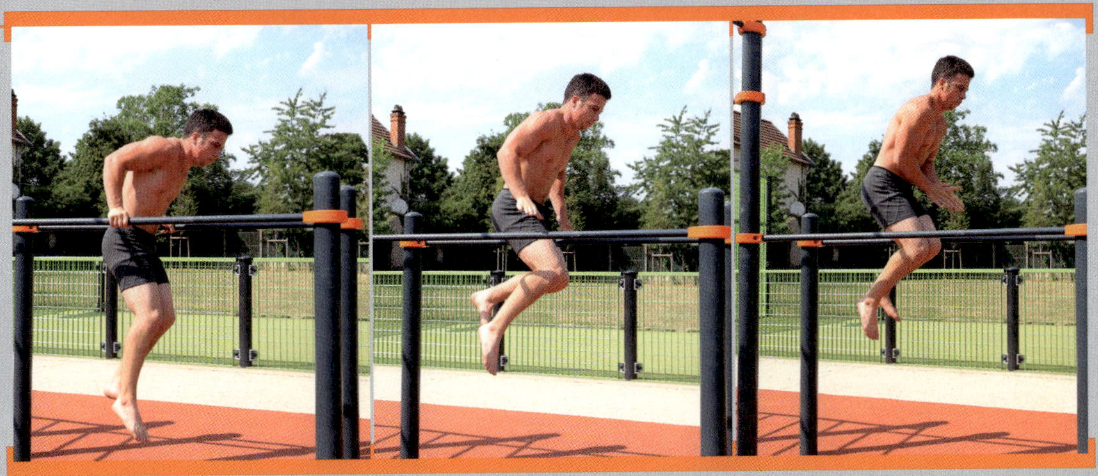

FRONT und BACK BARSPIN Niveau 3

- **Definition:** Rotation um die Stange nach vorne oder nach hinten, dabei ist der Körper um die Stange gebeugt.
- **Voraussetzungen:** Tuck-Sit kann mindestens 10 Sekunden gehalten werden

FRONT

- **Beschreibung:** Rotationen nach vorne (um die transversale Achse wie beim Salto) um die Stange. Die Unterarme stützen sich an der Stange ab, die Hände fassen die Oberschenkelrückseite.

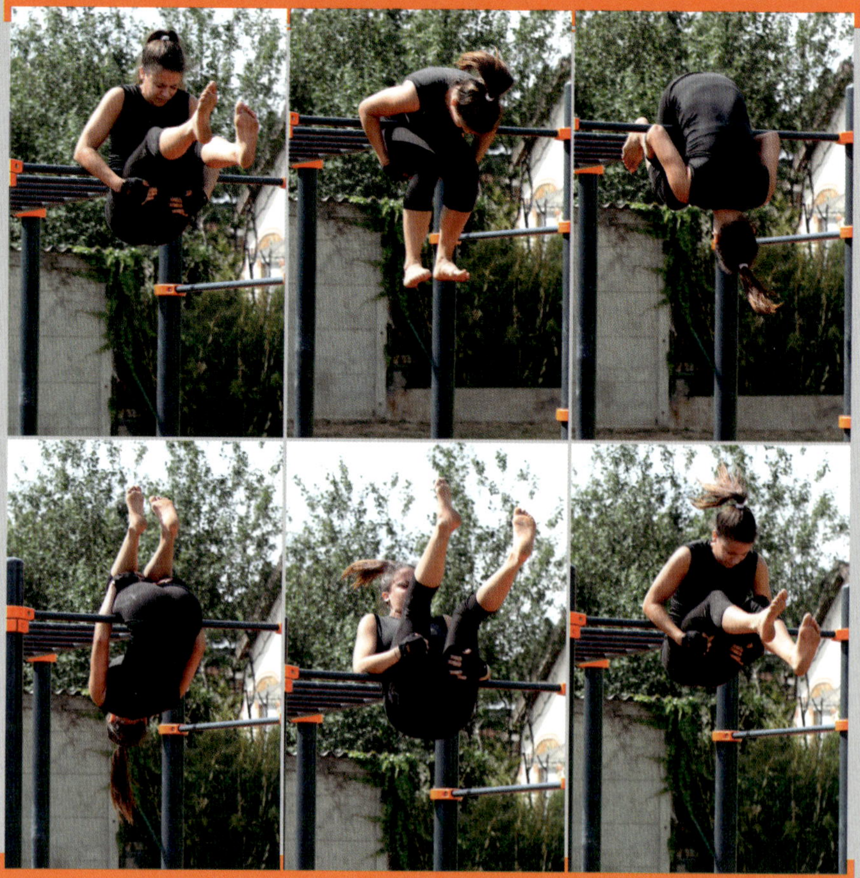

BACK

* **Beschreibung:** Rotationen nach hinten (um die transversale Achse wie beim Salto) um die Stange, die Unterarme stützen sich an der Stange ab, die Hände liegen an den Oberschenkeln oder umgreifen sie von hinten.

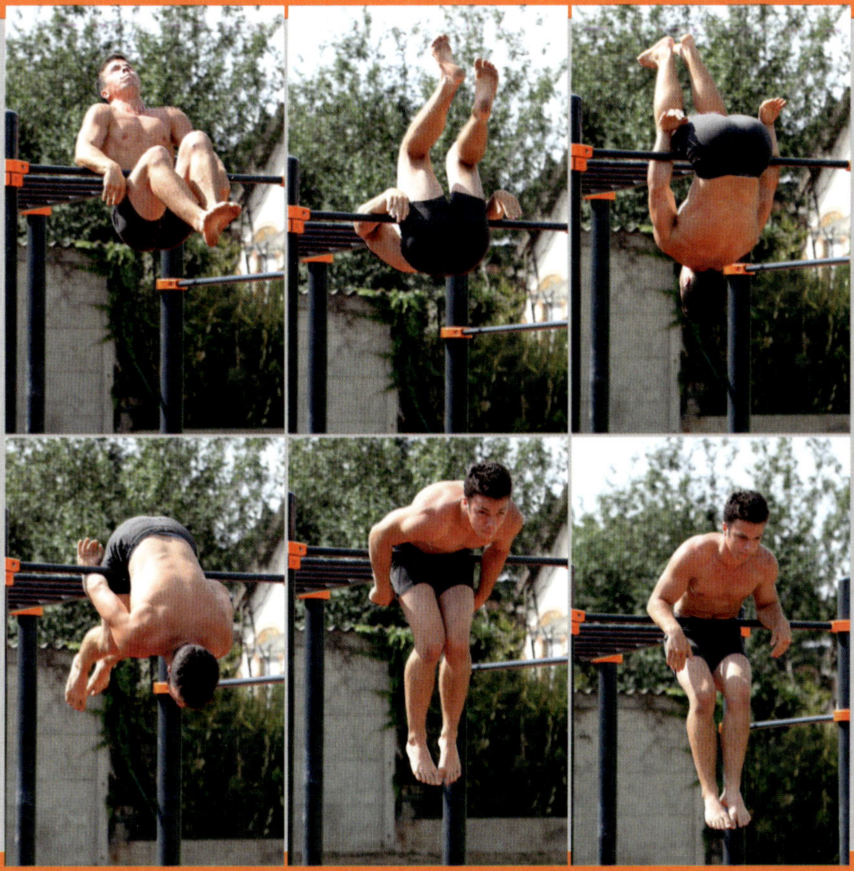

* **Praxistipp:** Die Annäherung der Masse zum Schwerpunkt kann die Rotationsgeschwindigkeit erhöhen.
* **Vorbereitungsübungen auf den folgenden Seiten.**

1 PULL-OVER ON TO FOREARMS

Einen Klimmzug ausführen, gefolgt von einer Drehung nach hinten. Dabei auf den Unterarmen aufkommen.

Sätze	3	4	5
Wiederholungen	× 5	× 7	× 9
Trainingsmodus	Dynamisch		

2 FLYSPRING

Mit beiden Händen auf einer festen Stange aufgestützt eine Drehung nach vorne ausführen und dann unter der Stange hängen.

Sätze	3	4	5
Wiederholungen	× 5	× 7	× 9
Trainingsmodus	Dynamisch		

3 HOLD LEGS

Auf den Unterarmen aufgestützt die Rückseite der Oberschenkel fassen und diese Position halten.

Sätze	3	4	5
Übungszeit	5 Sek.	7 Sek.	9 Sek.
Trainingsmodus	Statisch		

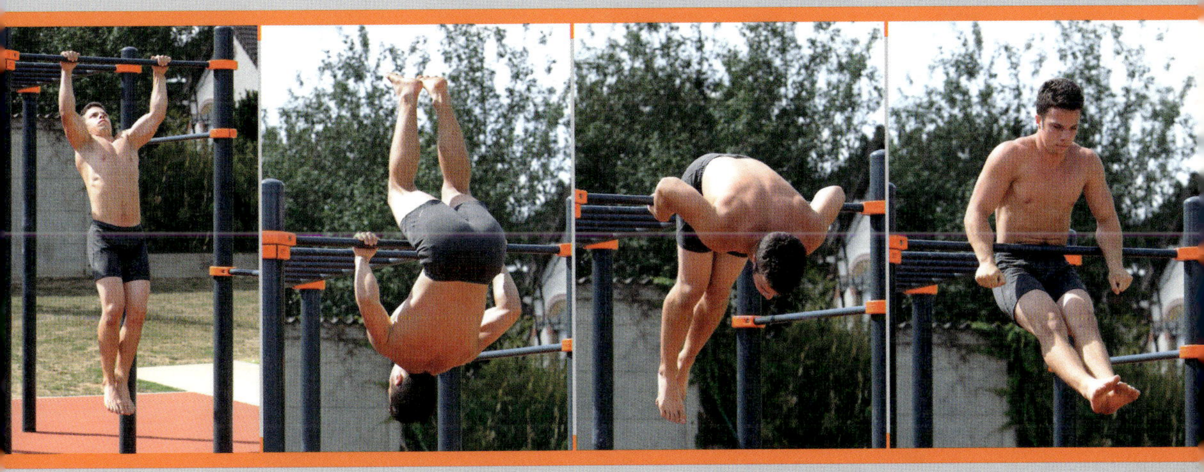

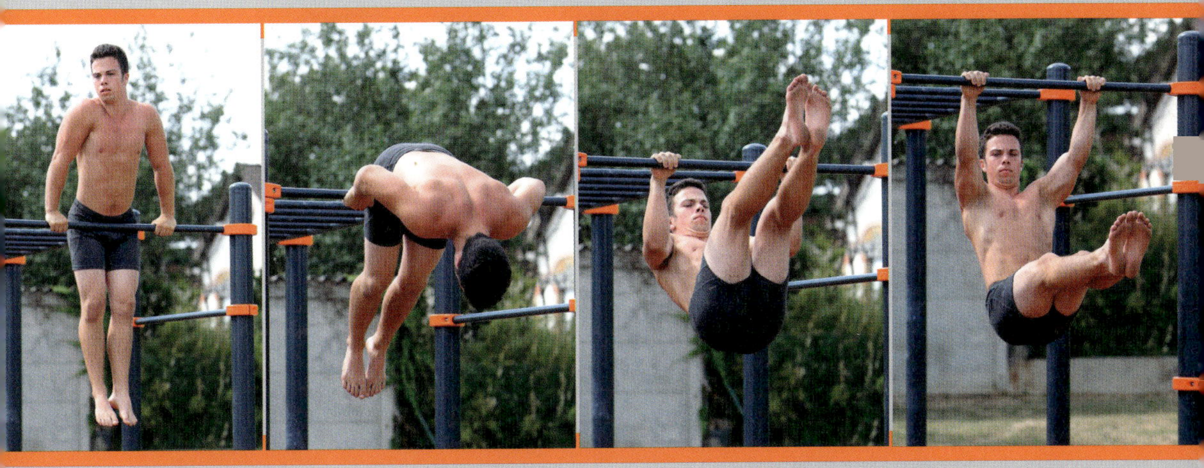

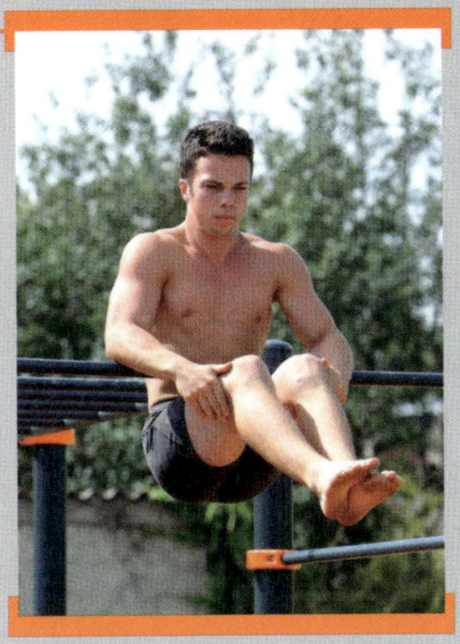

4 HOLD LEGS und KEEP FALLING

Auf den Unterarmen aufgestützt die Rückseite der Oberschenkel fassen und sich nach vorne oder hinten fallen lassen.

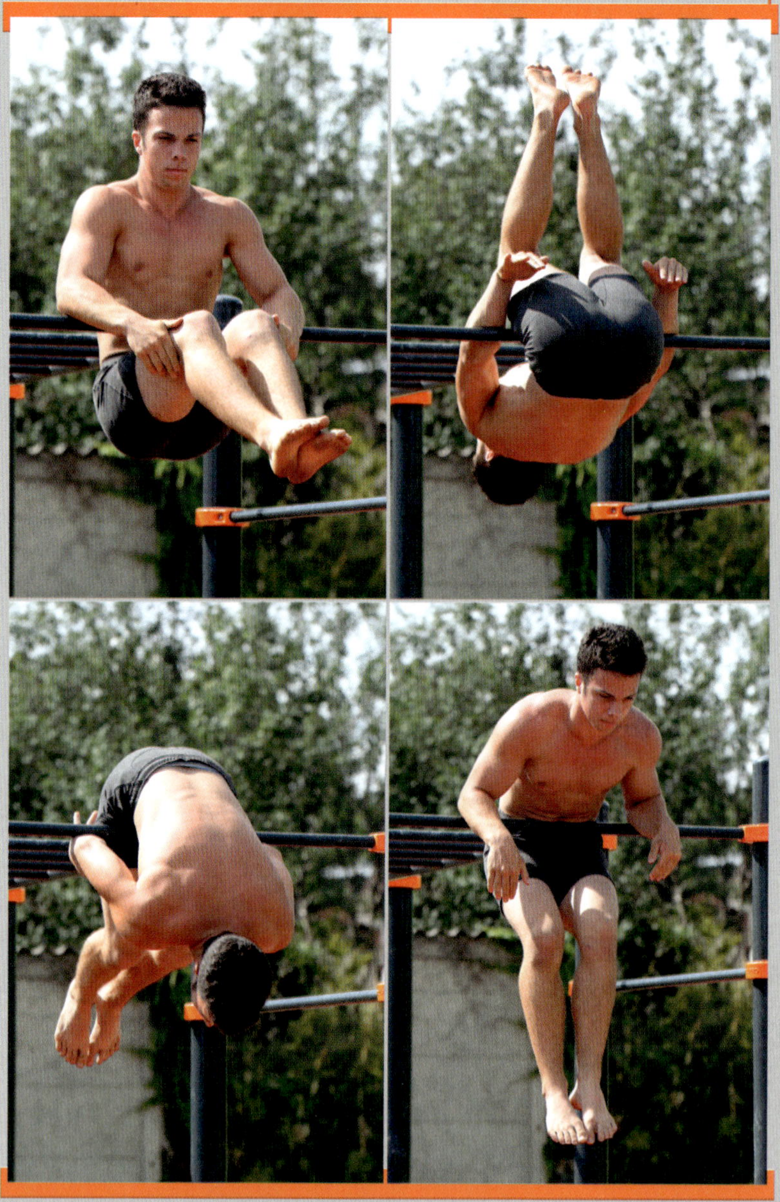

Sätze	3	4	5
Wiederholungen	× 5	× 7	× 9
Trainingsmodus	Dynamisch		

VARIANTE KNEE BACK BARSPIN

Auf einer Stange sitzend, die Hände in Pronation, nach hinten kippen und drehen. Dabei bleibt die Stange auf Höhe der Knie.

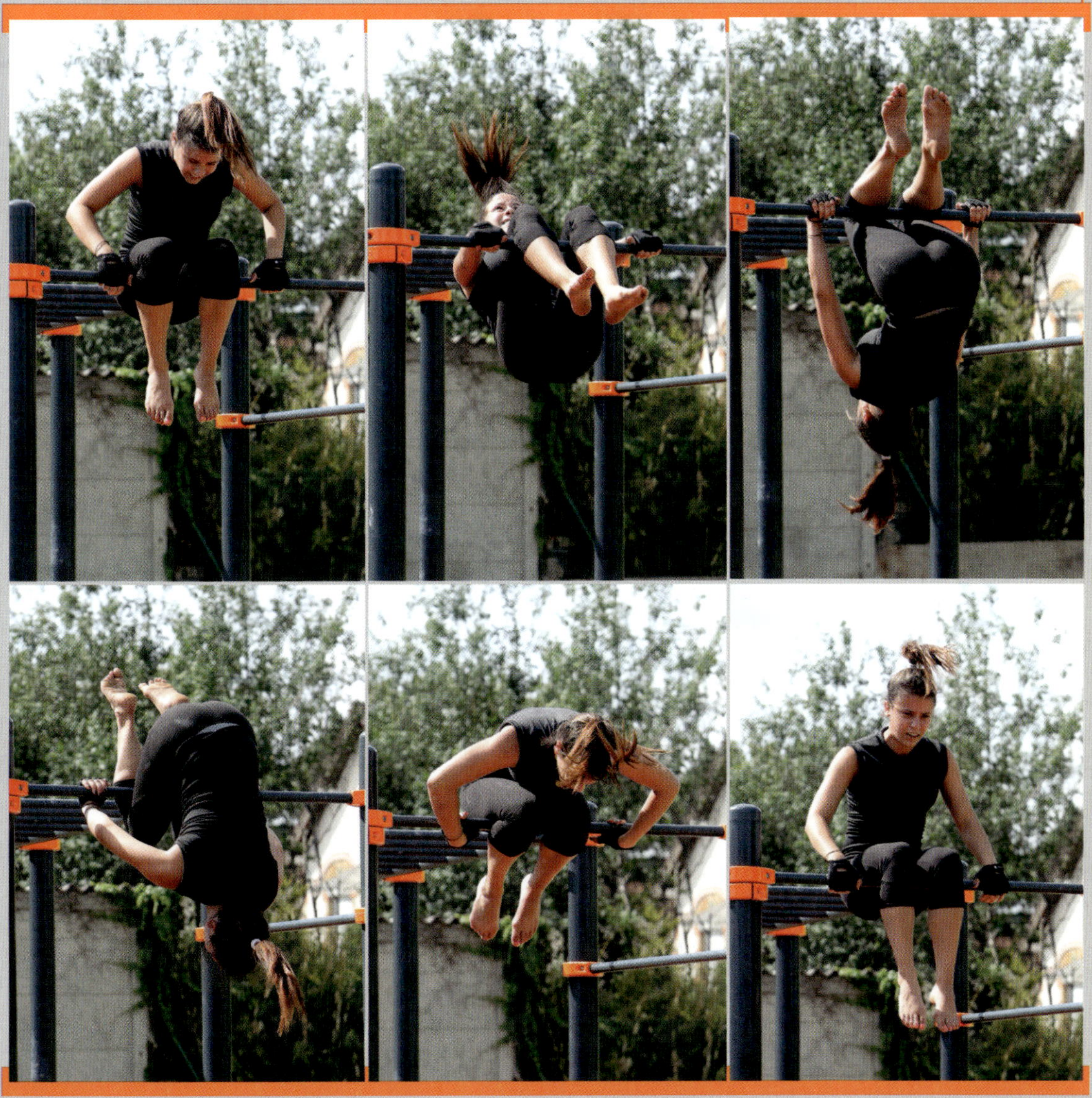

STRONG BACK BARSPIN Niveau 3

- **Definition:** Rotationen nach vorne, die Stange liegt am Rücken.
- **Voraussetzungen:** Back Lever kann mindestens 5 Sekunden gehalten werden.

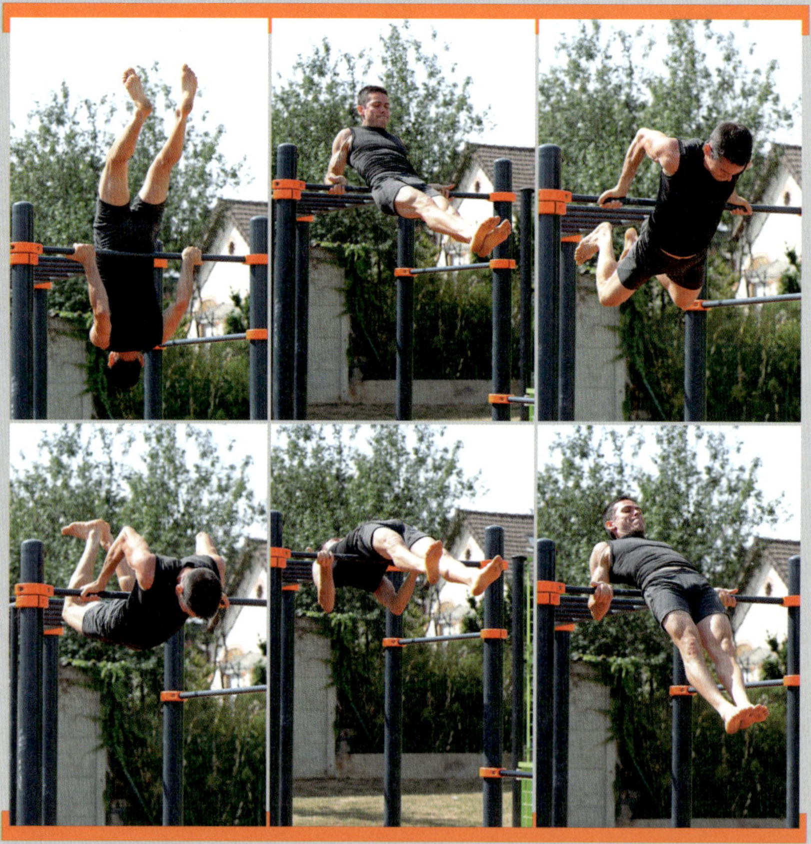

- **Beschreibung:** Rotationen nach vorne um die Stange (um die transversale Achse, wie beim Salto). Dabei liegt die Stange am Rücken an, die Hände umfassen die Stange in Supination.
- **Praxistipp:** Zur Förderung der Rotation die Stange so nah wie möglich am Becken halten, die Fersen durch eine maximale Streckung aus der Hüfte nach hinten ziehen.
- **Vorbereitungsübungen auf den folgenden Seiten.**

1 BACK PULL-OVER

An einer festen Stange hängend die Beine anziehen, um die Füße vor die Stange zu bringen, dann die Arme beugen und den Körper einrollen, um die Beine unter der Stange nach hinten zu bringen. Anschließend den Körper durchbiegen, gestreckt von hinten über die Stange bringen und zum Sitz auf der Stange zu kommen.

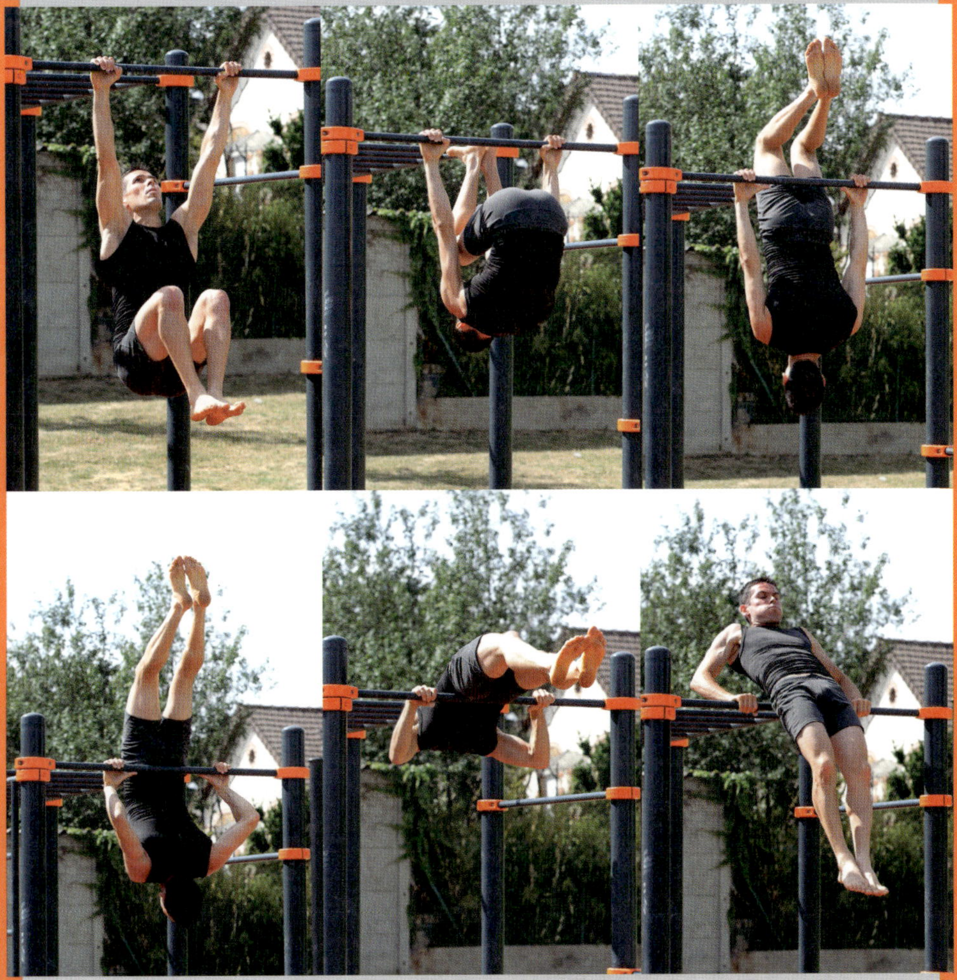

Sätze	3	4	5
Wiederholungen	× 2	× 4	× 6
Trainingsmodus	Dynamisch		

VARIANTE ELBOW BARSPIN

Drehungen nach vorne um die Stange, diese liegt in beiden Ellenbeugen.

ROTATION

HALF PALM SPIN Niveau 4

- **Definition:** Halbe Drehung an der festen Stange, zweimal über die Stange kommen.
- **Voraussetzungen:** Mindestens 10 Jumps over können gut ausgeführt werden.

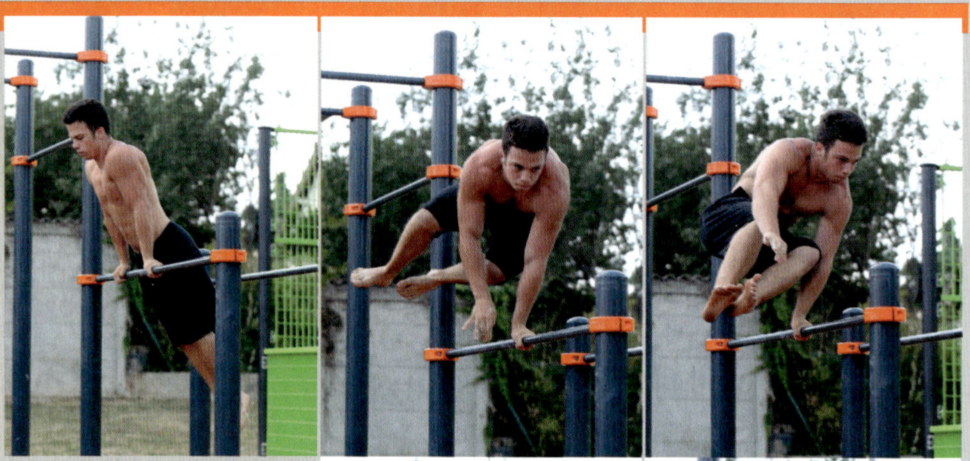

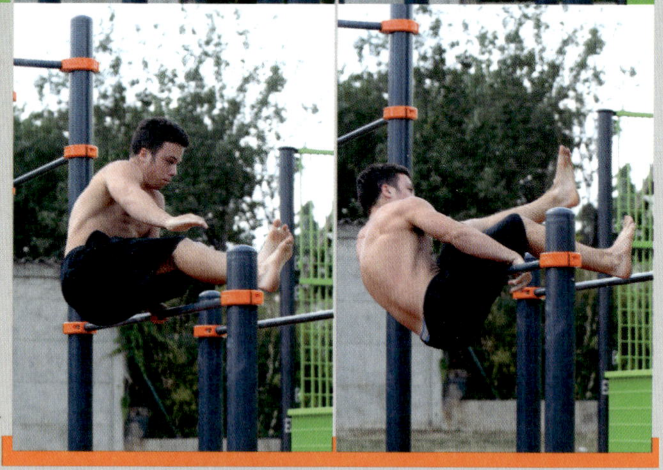

- **Beschreibung:** Mit den Händen auf einer festen Stange abgestützt den Beine-Rumpf-Winkel erst schließen, dann dynamisch öffnen, um mit den Beinen seitlich zweimal hintereinander mit einer halben Drehung über die Stange zu kommen. Am Ende befindet sich die Stange hinter den Knien.
- **Praxistipp:** Auf der Seite, die zur Stange zurückkommt (im Bild: links), die Hand in Supination bringen. Den Blick und den Kopf immer in Richtung der Rotation wenden. Die Bewegung wird vom Blick geführt.
- **Vorbereitungsübungen auf den folgenden Seiten.**

1 LOW WALL (ROCK) HALF PALM SPIN

Ausgehend vom Stand an einem Mäuerchen oder großen Stein abgestützt sich aus den Beinen abstoßen, um mit einer halben Drehung darüber zu springen.

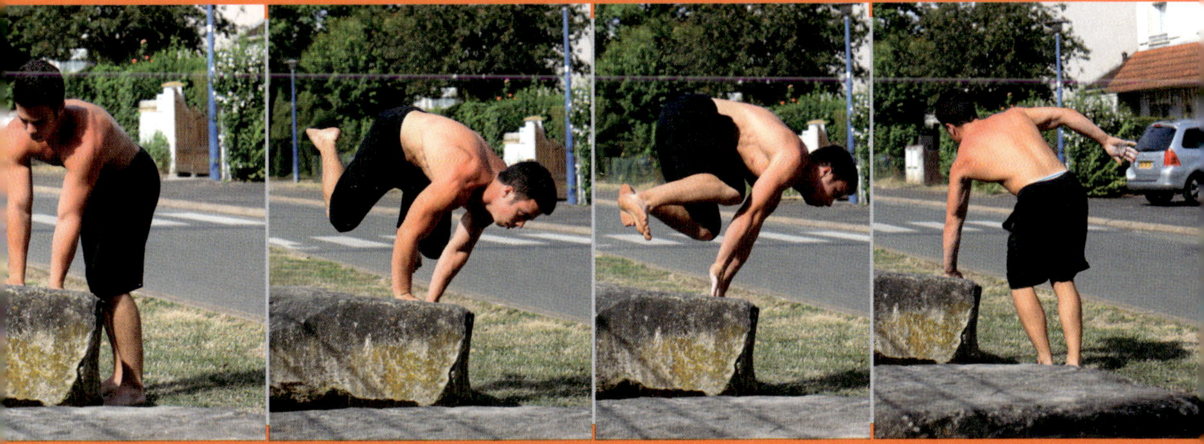

Sätze	3	4	5
Wiederholungen	× 5	× 7	× 9
Trainingsmodus	Dynamisch		

2 MEDIUM HALF PALM SPIN

Ausgehend vom Stand an einer mittelhohen Stütze abgestützt sich aus den Beinen abstoßen, um mit einer halben Drehung über das Hindernis zu springen und das Hindernis zurück ein zweites Mal vollständig zu überwinden.

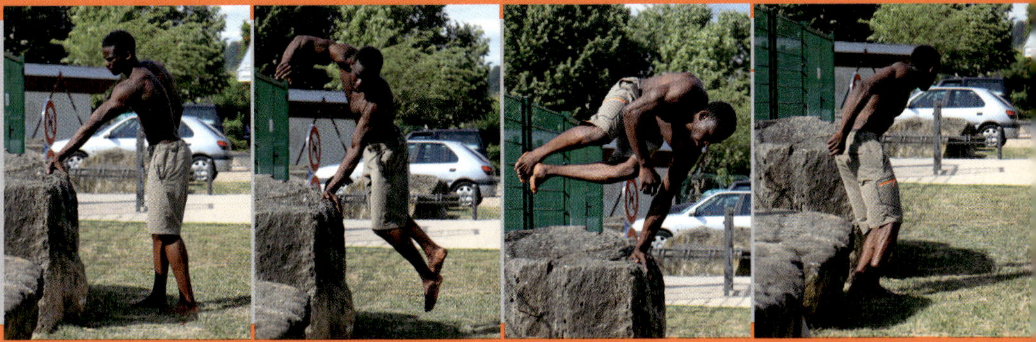

Sätze	3	4	5
Wiederholungen	× 5	× 7	× 9
Trainingsmodus	Dynamisch		

VARIANTE 360° PALM SPIN

Mit den Händen auf einer festen Stange abgestützt den Beine-Rumpf-Winkel erst schließen, dann dynamisch öffnen, um mit den Beinen seitlich zweimal nacheinander über die Stange zu kommen. Dabei dreht sich der Körper einmal vollständig um sich selbst. Zum Abschluss unter der Stange hängend ausschwingen.

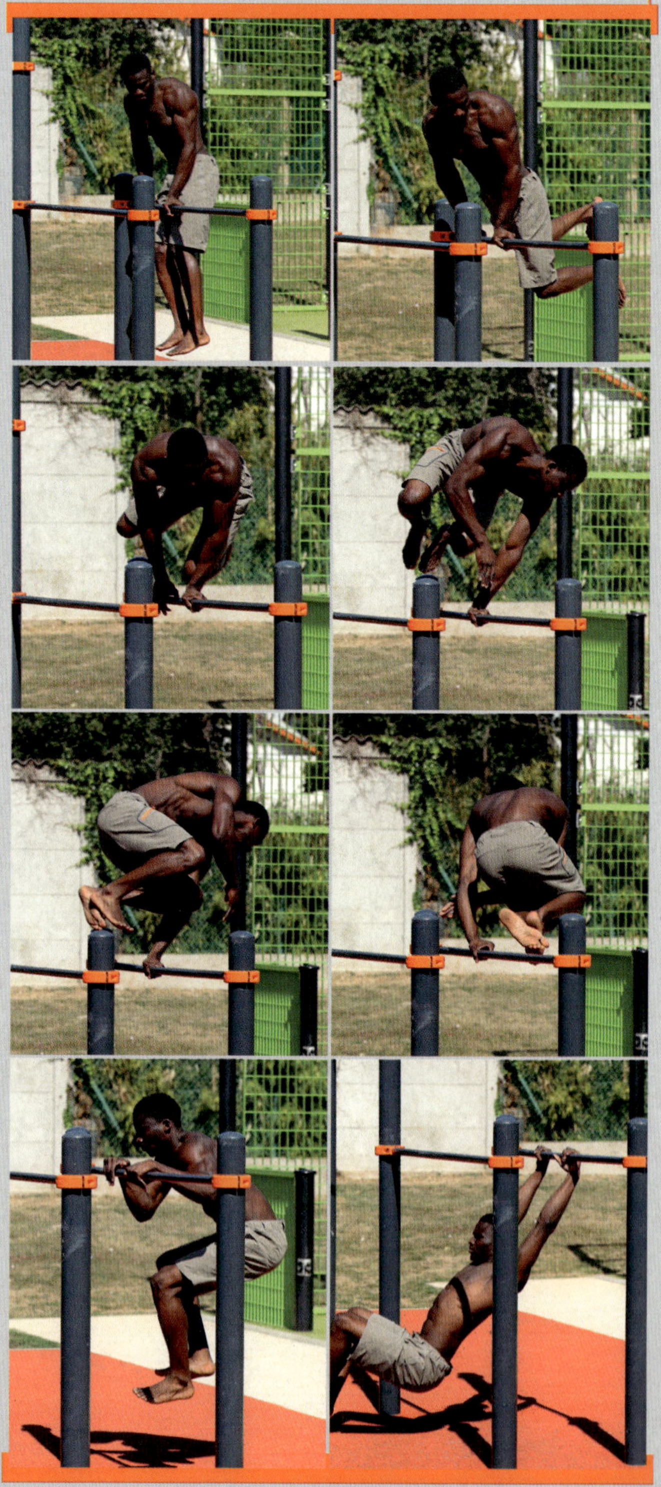

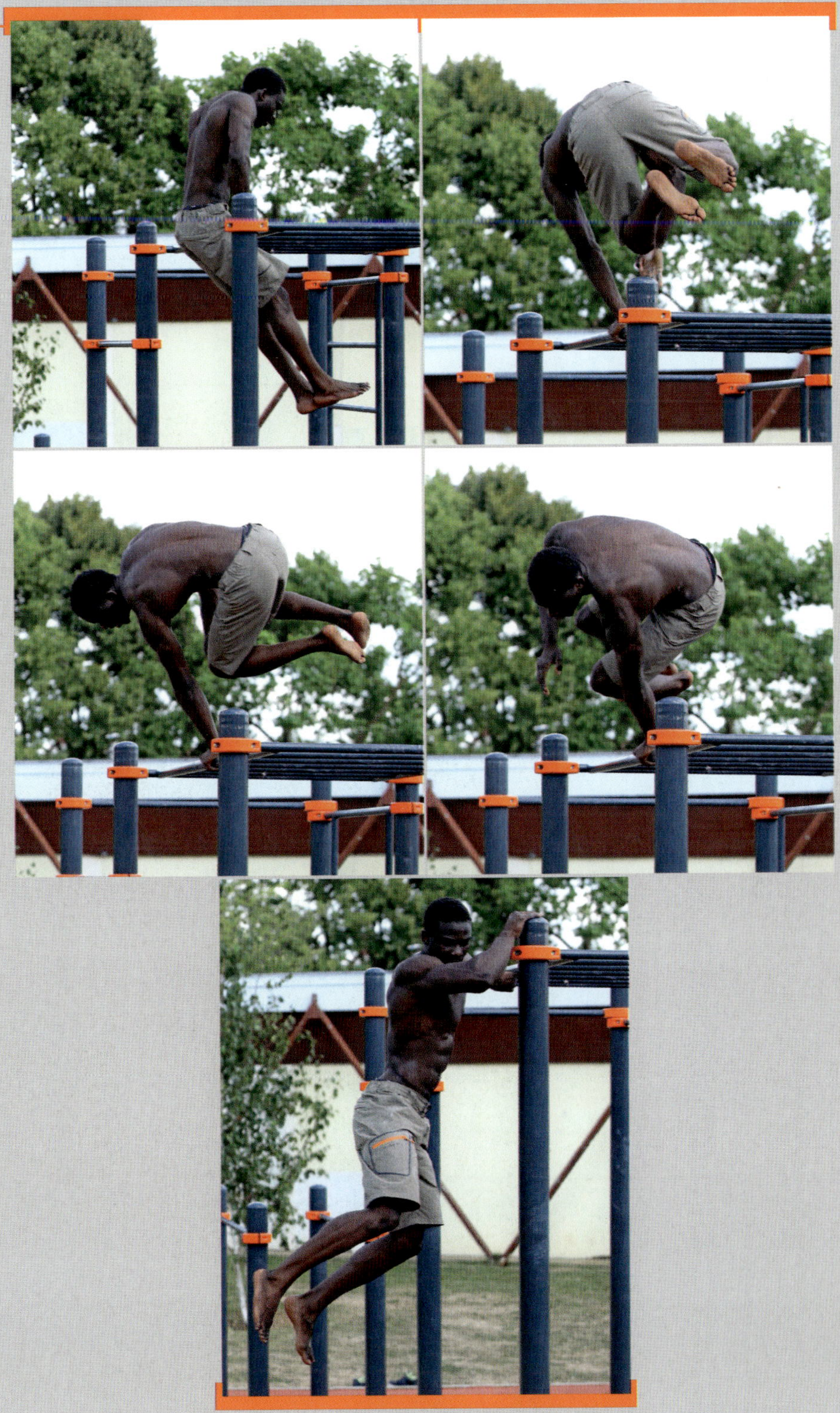

ROTATION

360° *Niveau* 4

- **Definition:** Komplette Drehung um die Längsachse an der festen Stange.
- **Voraussetzungen:** Pop off von der Stange wird beherrscht.

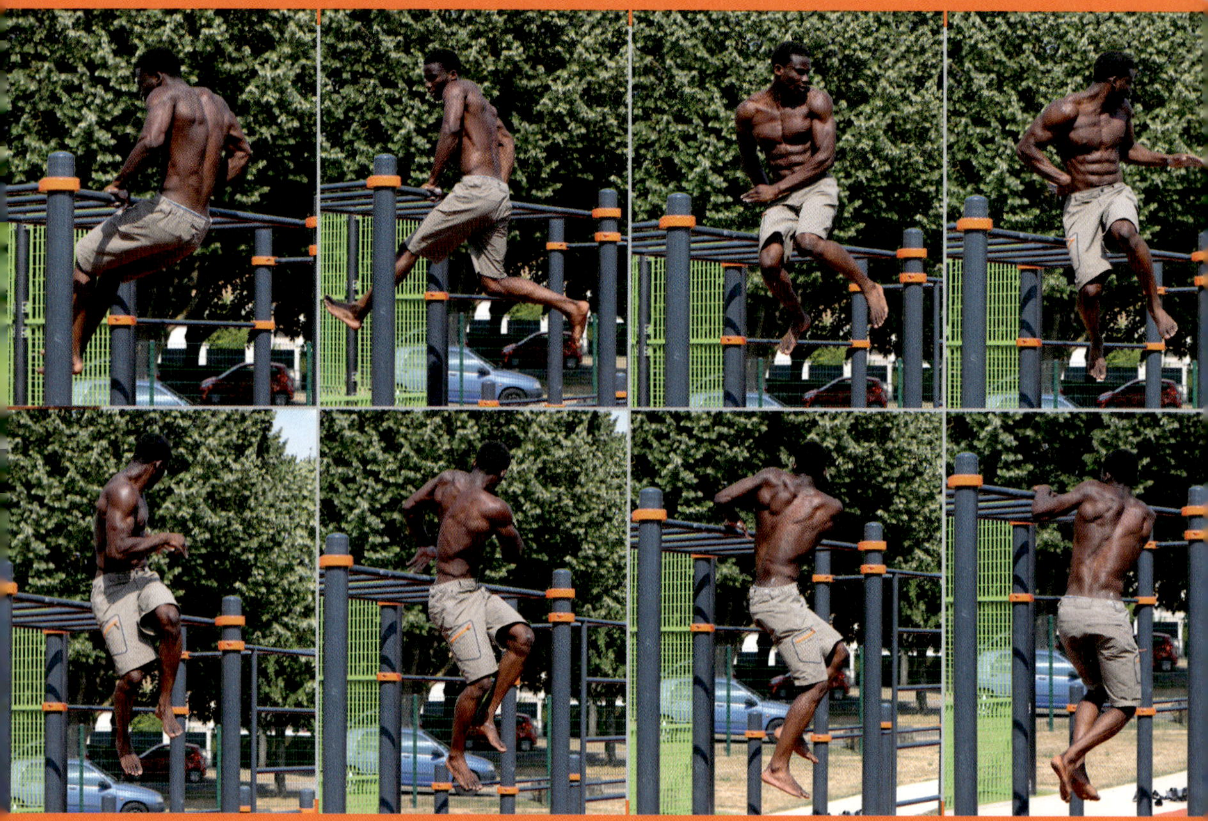

- **Beschreibung:** Mit den Händen auf einer festen Stange abgestützt den Beine-Rumpf-Winkel erst schließen, dann dynamisch öffnen, um eine vollständige Drehung auszuführen und zuletzt mit beiden Händen an der Stange zu hängen.
- **Praxistipp:** Blick und Kopf immer in die Rotationsrichtung drehen, da die Bewegung vom Blick geführt wird.
- **Vorbereitungsübungen auf den folgenden Seiten.**

1 BAR SIT 180°

Auf einer Stange sitzen, den Körper um 180° drehen, um sich mit den Händen auf der Stange abzustützen oder unter die Stange zu hängen.

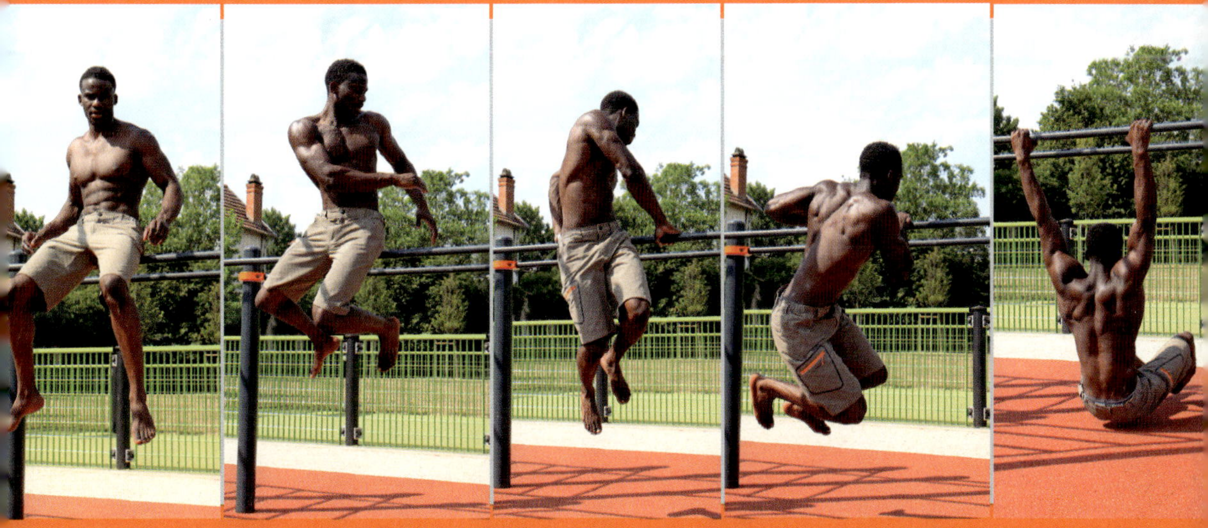

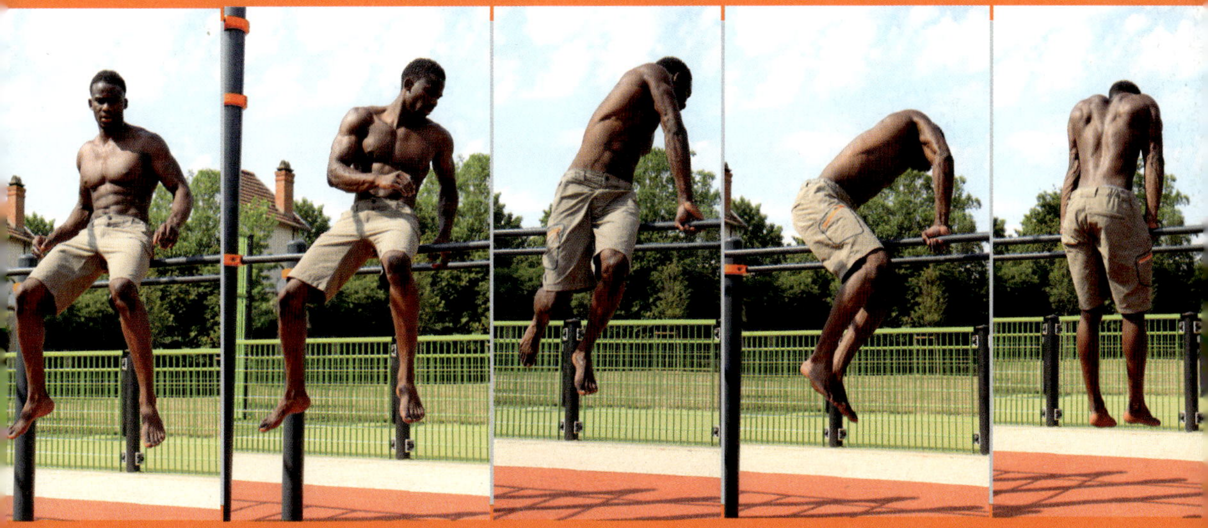

Sätze	3	4	5
Wiederholungen	× 5	× 7	× 9
Trainingsmodus	Dynamisch		

2 360° LOW BAR

Auf einer Stange sitzend den Beine-Rumpf-Winkel erst schließen, dann dynamisch öffnen, um eine Drehung auszuführen und die Übung entweder mit gebeugten Beinen unter der Stange hängend (Bild) oder vor der Stange stehend zu beenden.

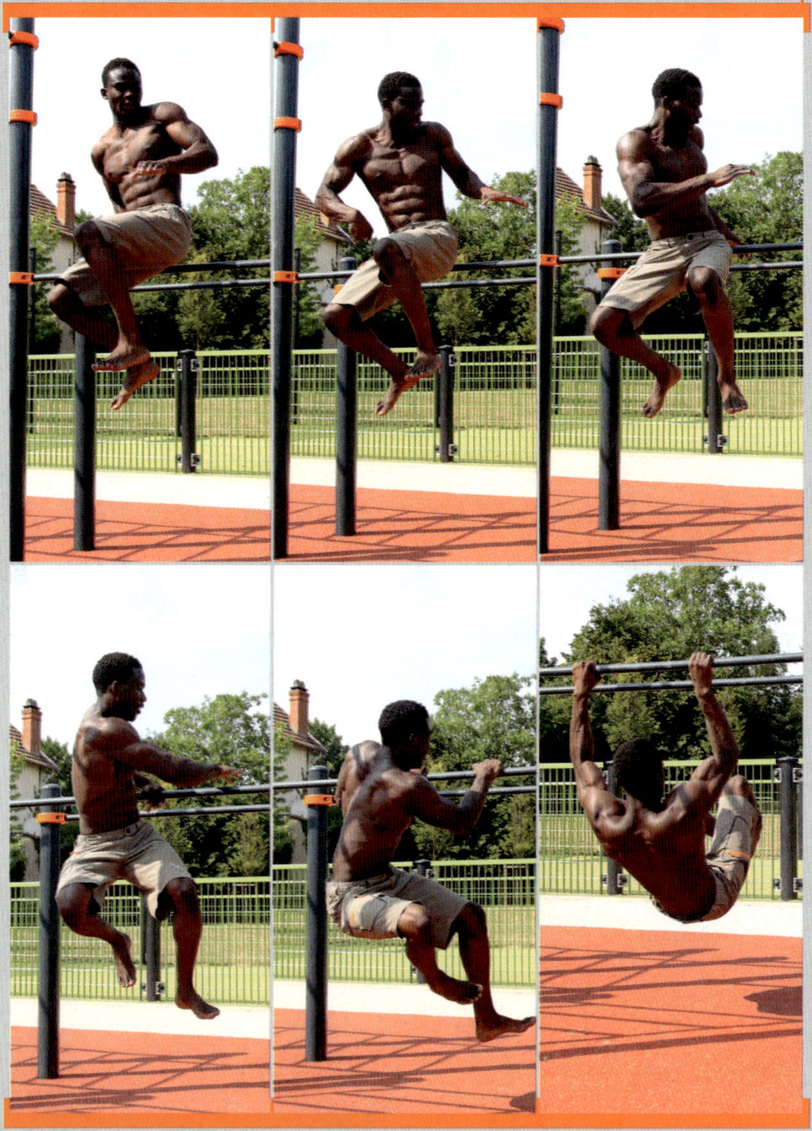

Sätze	3	4	5
Wiederholungen	× 5	× 7	× 9
Trainingsmodus	Dynamisch		

VARIANTE 1 360° BACK SWING

360°-Drehung nach einem Rückwärtsschwung.

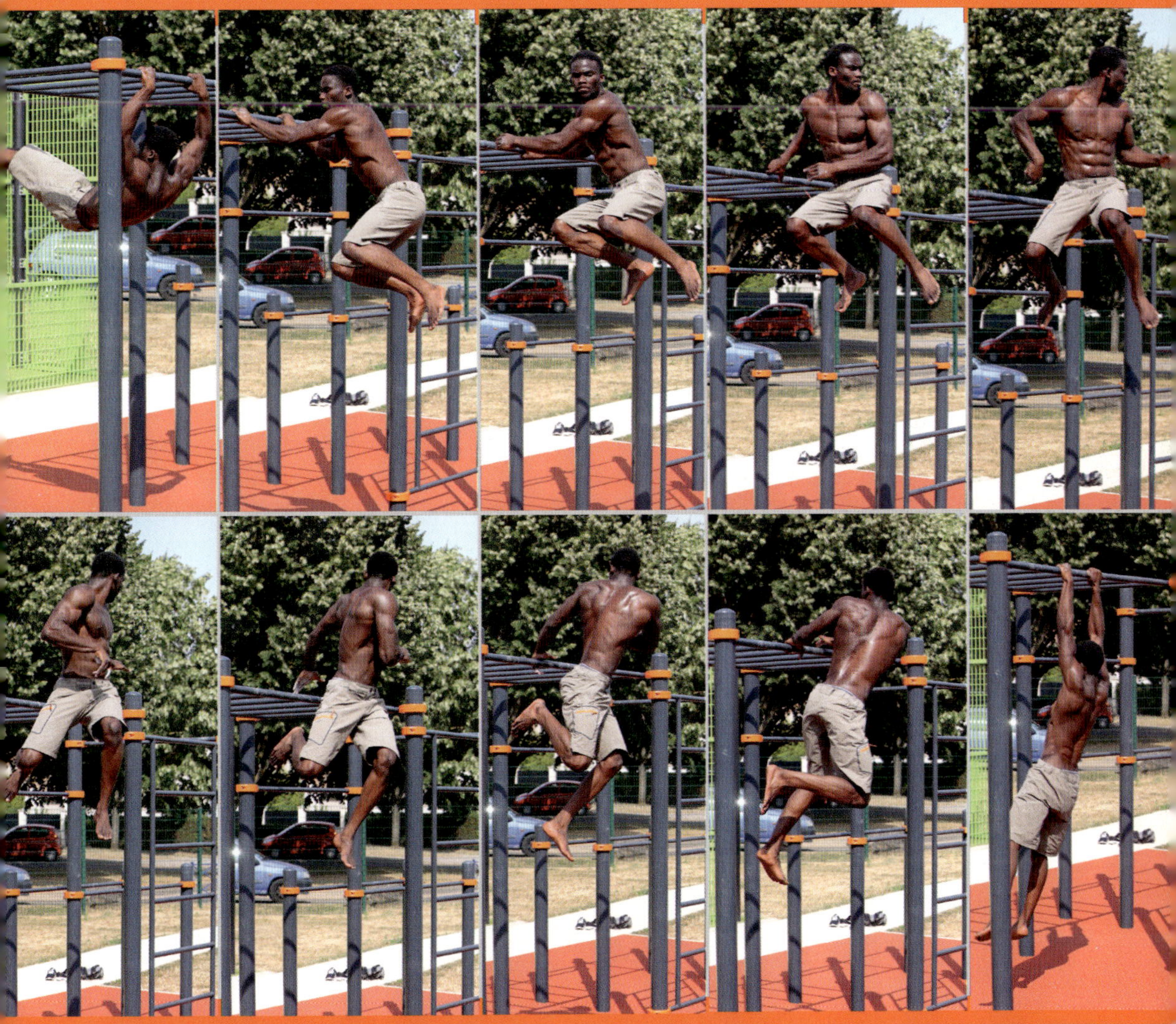

VARIANTE 2 AFRO TORNADO

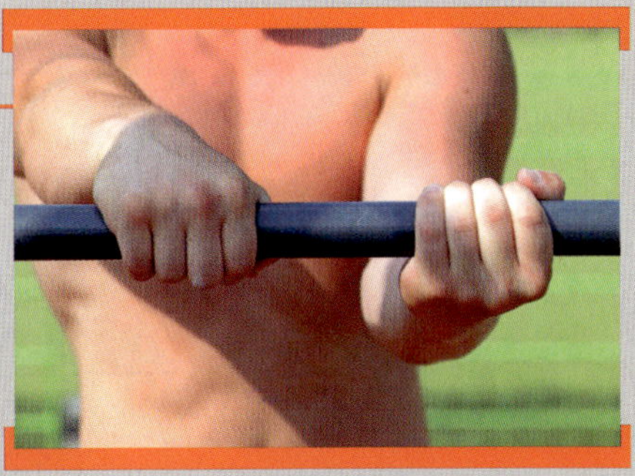

360°-Drehung, dann die Stange im Mix Grip (Pronation/Supination, siehe Bild) umfassen, unter der Stange mit Schwung 180°-Drehung, dann 360° im Rückwärtsschwung.

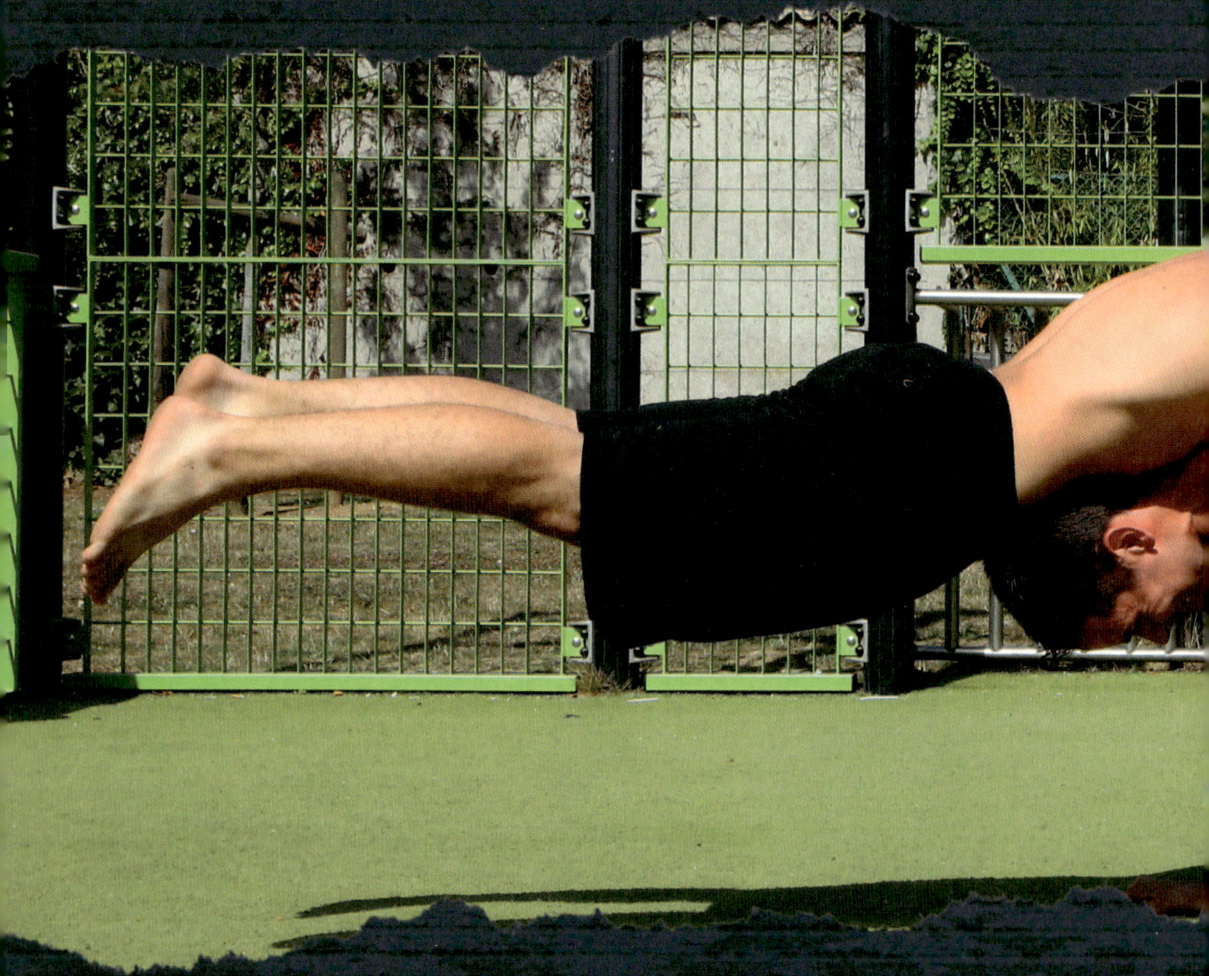

FIGUREN IM TEAM

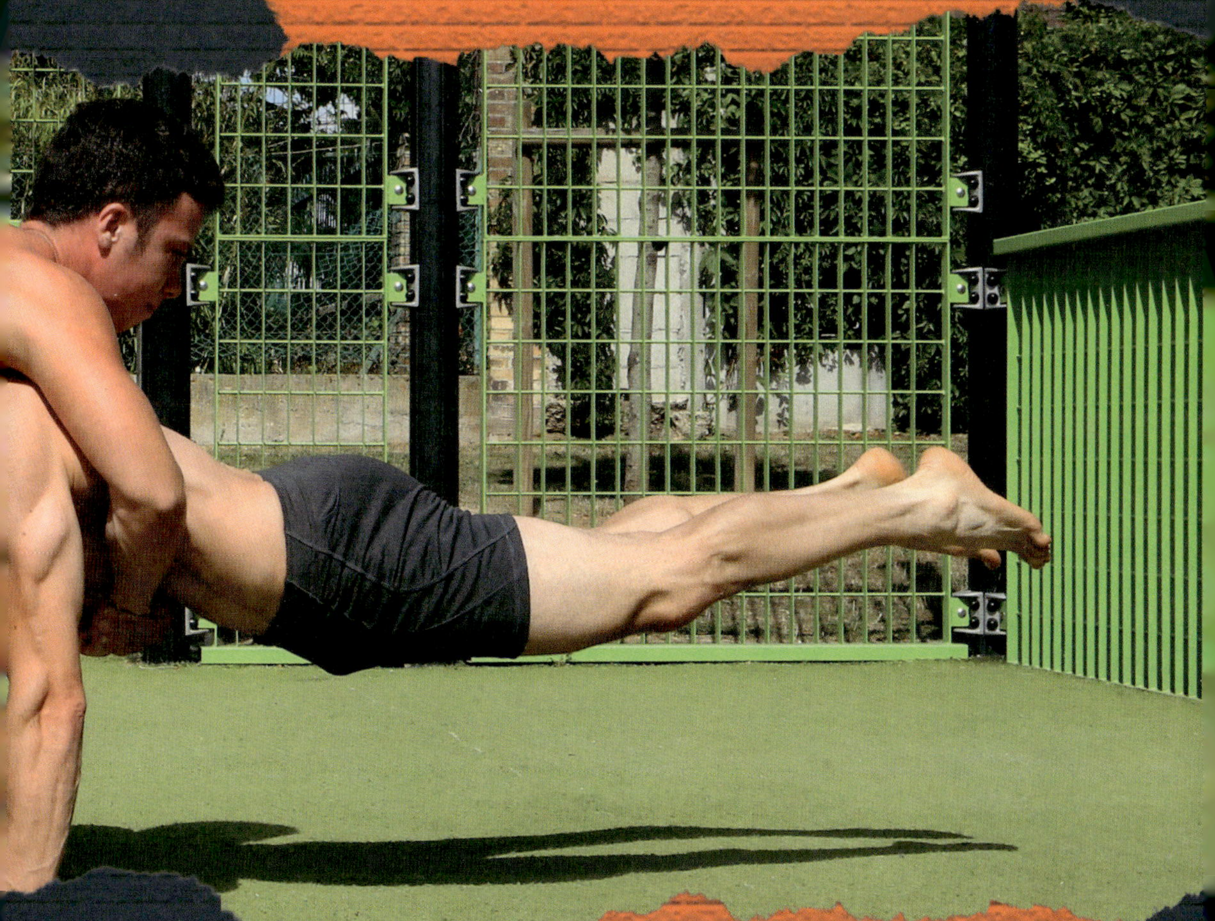

AM BODEN

1 FRONT LEVER

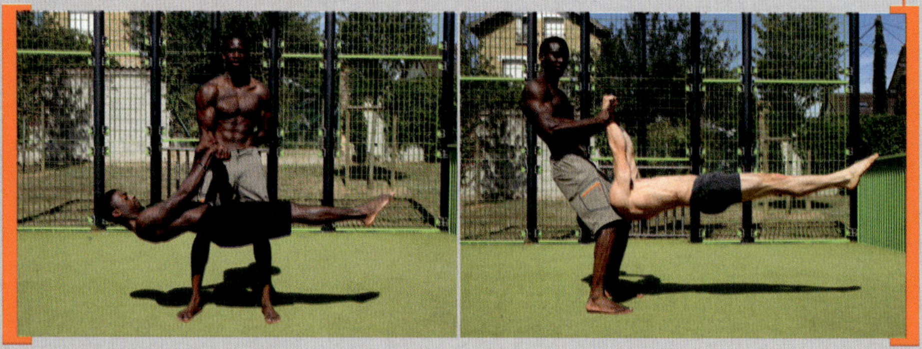

2 BACK LEVER

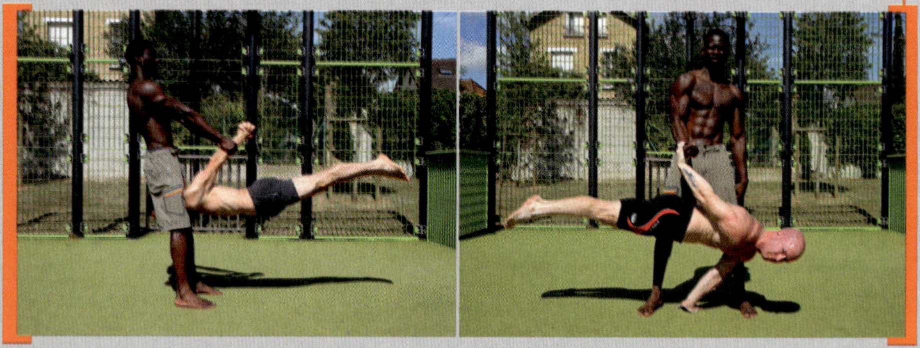

3 SHOULDER FLAG

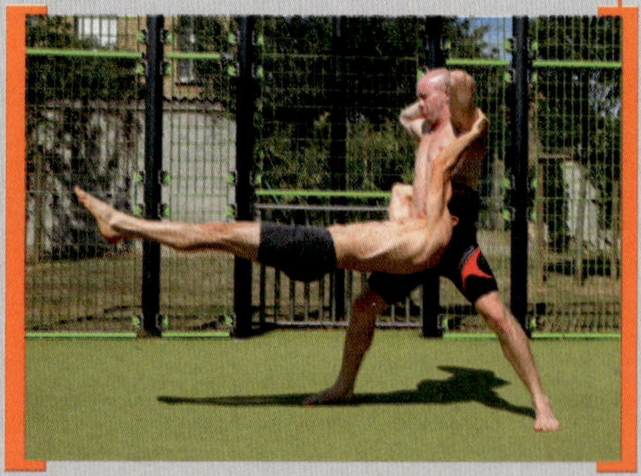

4 DOUBLE FULL PLANCHE

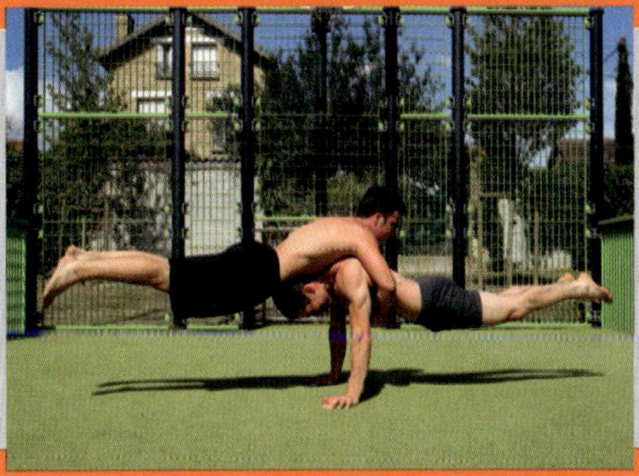

5 MALTESE

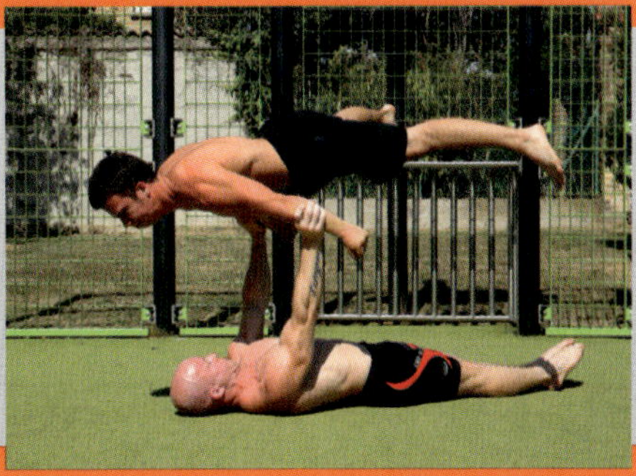

6 HUMAN FLAG

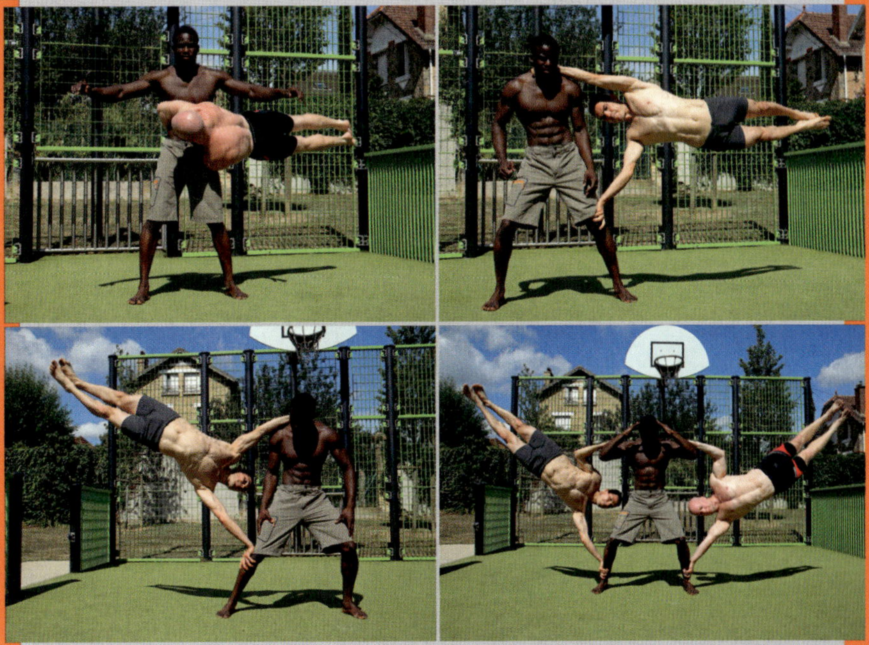

An Stangen

1 DOUBLE FRONT LEVER

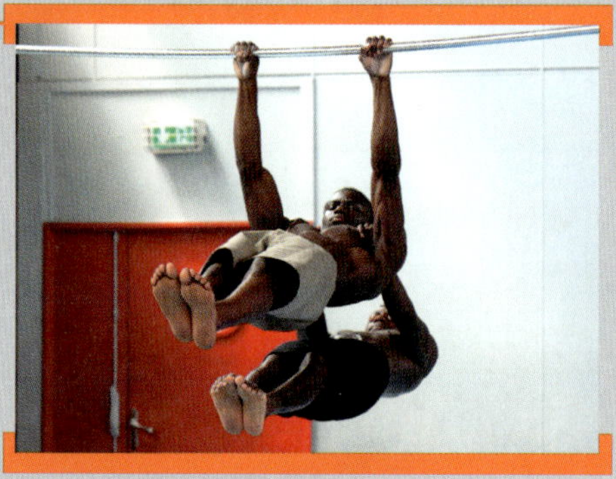

2 TRIPLE FRONT LEVER

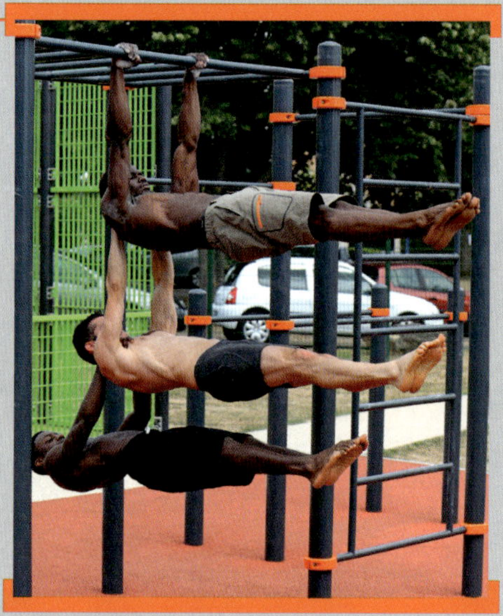

3 DOUBLE BACK LEVER

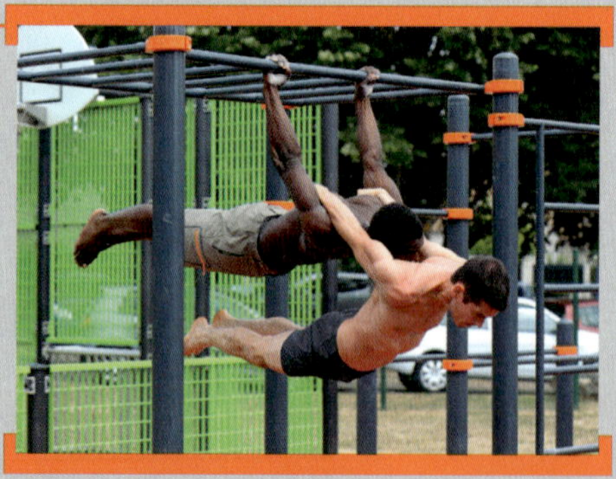

4 FRONT LEVER
und BACK LEVER

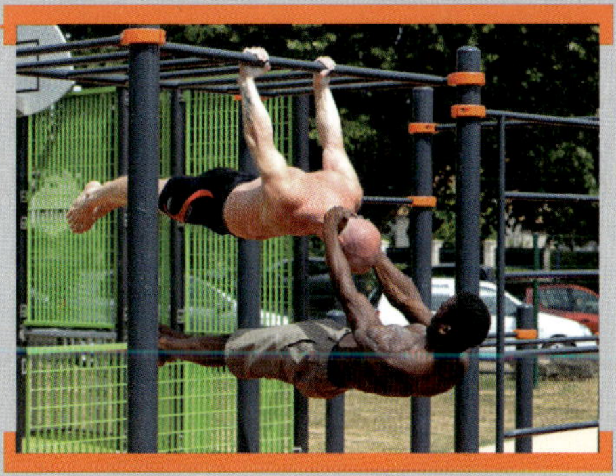

5 FRONT LEVER
und HANDSTAND

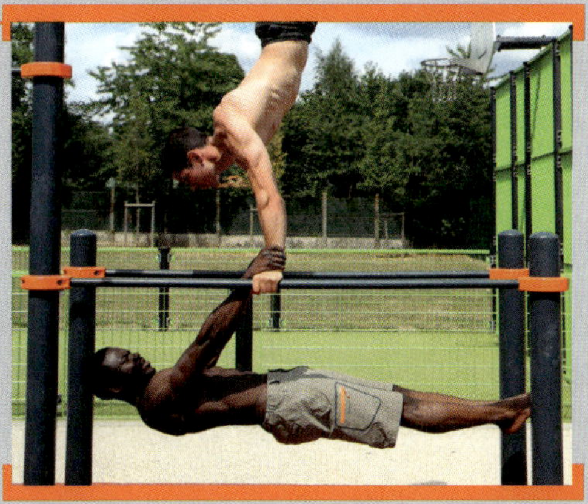

6 FRONT LEVER
und STRADDLE PLANCHE

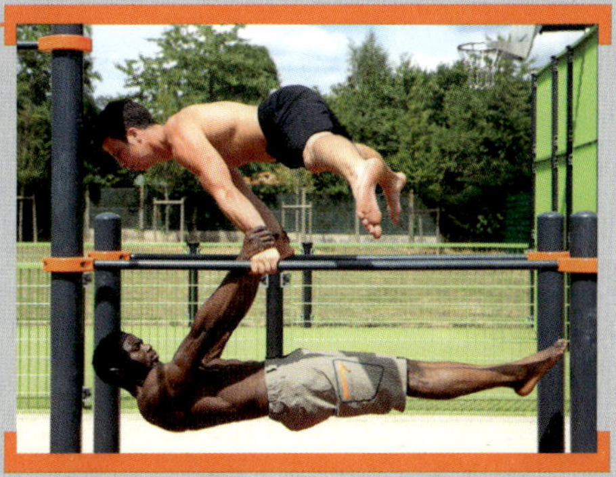

7 FRONT LEVER
und FULL PLANCHE

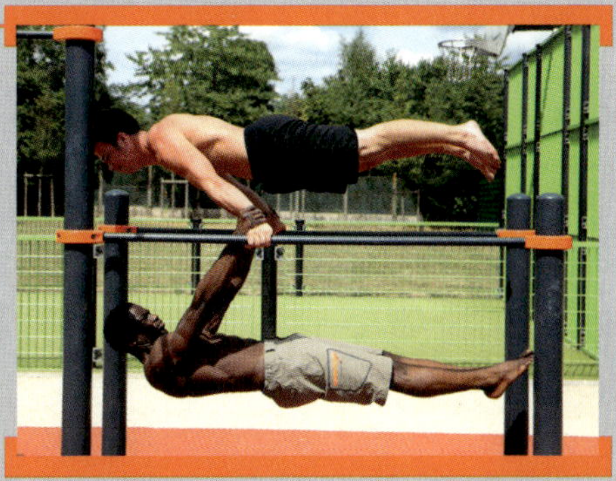

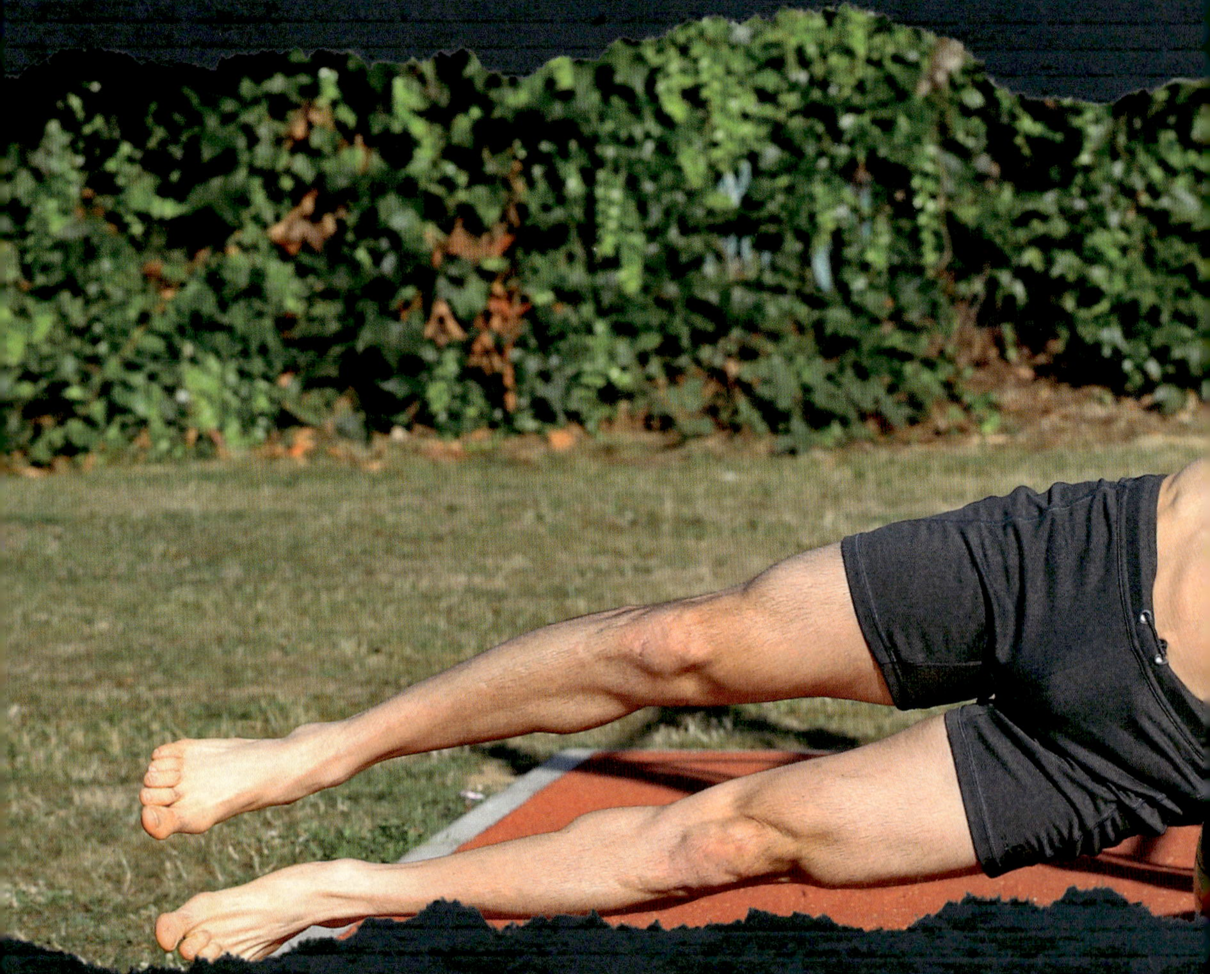

TRAININGS-PROGRAMM

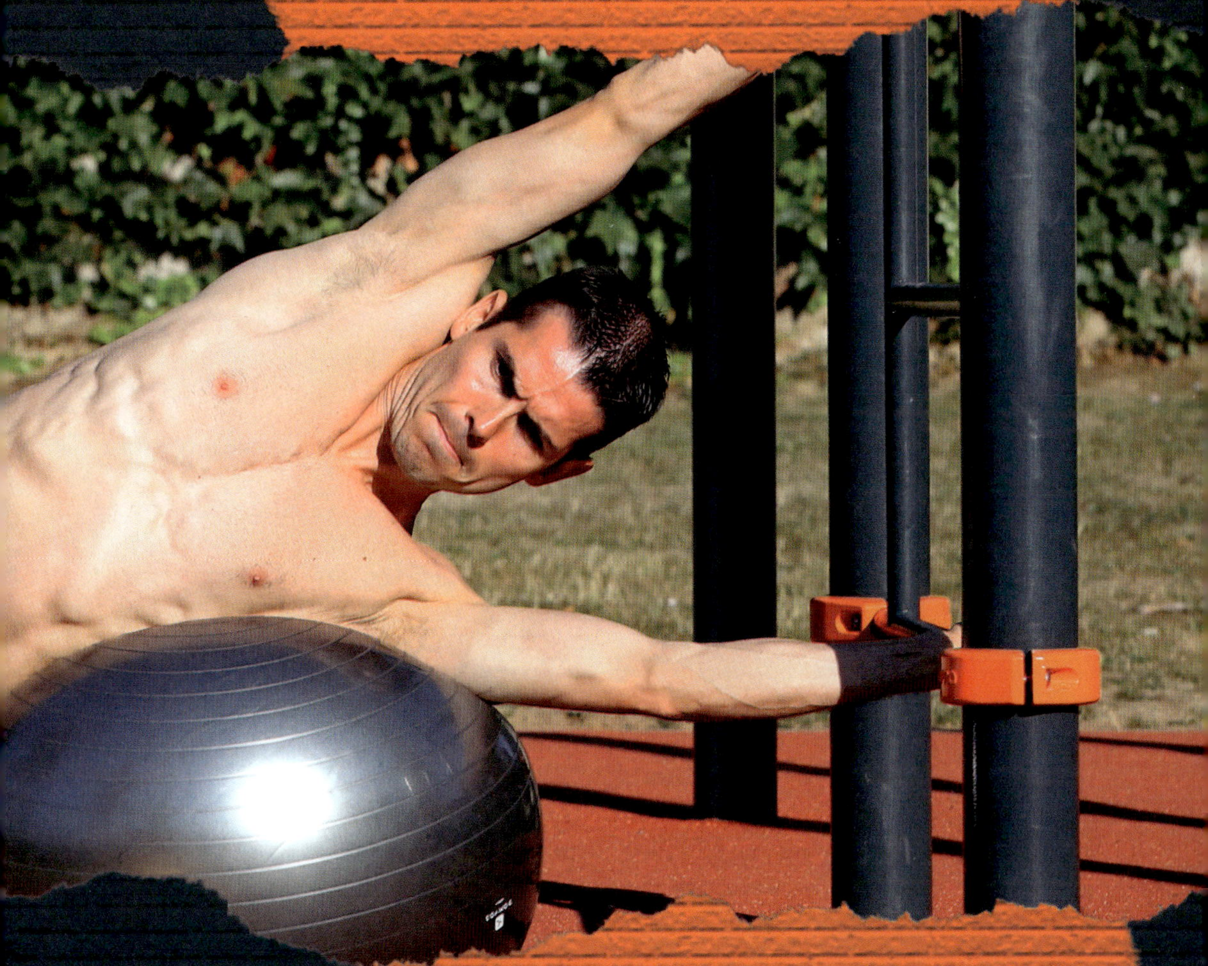

Diese Trainings- oder Vorbereitungsübungen sind Vorschläge, kein Rezept für alle Sportler. Jeder kann sich anhand der genannten Vorschläge seine eigenen Kombinationen zusammenstellen, um auf seinem individuellen Niveau zu trainieren. Für ein sicheres und effizientes Training gelten folgende Regeln:

- Die Muskelketten immer im Wechsel trainieren, damit eine gewisse neuromuskuläe Konzentration erhalten bleibt.
- Die Erholungszeit zwischen jeder Übungsserie einhalten.
- Sie können in Ihre Trainingseinheit auch Kardio- oder Dehnungsübungen mit aufnehmen, um Ausdauer und Gelenkigkeit zu trainieren.

NIVEAU 1

Trainierte Figuren	Dragon flag	Crossing plank push-up	Forearm stand	Clapping pull-up
1. Satz	Spin roll	Sphinx push-up	Tuck forearm stand	Explosive pull-up
Erholungszeit	4 Minuten			
2. Satz	Bent knee dragon flag	Push-up to plank	Shoulder stand	In & out pull-up
Erholungszeit	4 Minuten			
3. Satz	Dragon flag one leg	Jumping jack push-up	Headstand	Switch grip pull-up

NIVEAU 2

Trainierte Figuren	Elbow lever	Tuck push-up	Tuck shoulder flag	Jump over
1. Satz	Superman plank	Knee tuck push-up	Tuck shoulder flag	Stand on bar
Erholungszeit	4 Minuten			
2. Satz	Spartiat lever	Hip tap push-up	Shoulder flag one leg	Side jump over
Erholungszeit	4 Minuten			
3. Satz	Swing elbow lever	Frog push-up	Clutch lever flag	Low jump over

NIVEAU 3

Trainierte Figuren	V-sit	Tiger bend push-up	Back lever	Muscle-up
1. Satz	Wall V-sit	Triceps extension	Skin the cat	Bar dips
Erholungszeit	4 Minuten			
2. Satz	Back tuck sit	Wall tiger bend push-up	Straddle back lever	Dead hand muscle-up
Erholungszeit	4 Minuten			
3. Satz	Abs pike compression	Scorpion push-up	Back lever one leg	Abs pull-up

NIVEAU 4

Trainierte Figuren	Maltese	Single arm pull-up	Handstand one arm	360°
1. Satz	Suspension training-fly	Head banger one arm	Tip the floor	Bar sit 180°
Erholungszeit	4 Minuten			
2. Satz	Knee maltese	Inverted rows one arm	Support/bar holding	Bar sit 360°
Erholungszeit	4 Minuten			
3. Satz	Maltese one leg	Assisted one arm pull-up	Hand switches	360° Low bar

ÜBERSICHT ÜBER DIE FIGUREN UND DIE BETEILIGTEN MUSKELN

STATISCH	L-Sit	Tuck sit	L-sit →	L-Sit push-up	V-sit	
		M. pectoralis major (untere Muskelbündel), Triceps, M. rectus abdominis, M. ilio-psoas				
		Iron Cross L-sit				
	Flagge		Dragon flag		Shoulder flag	
		M. rectus abdominis, M. transversus abdominis, Lumbalmuskulatur, M. latissimus dorsi, M. teres major, M. pectoralis major, M. biceps brachii				
	Planche	Plank	Elbow lever	Full planche →	Full planche push-up	Maltese
		M. pectoralis major, M. trapezius, M. rhomboideus, M. rectus abdominis, Lumbalmuskulatur, M. gluteus maximus, ischiokrurale Muskulatur, M. deltoideus vorderer Anteil, M. coraco-brachialis, M. biceps brachii, M. brachialis vorderer Anteil, M. brachio-radialis				
	Gleich-gewichts-übungen		Forearm stand		Handstand	
		Triceps, M. trapezius, M. deltoideus, M. rectus abdominis				
DYNAMISCH	Push-up	Liege-stützen	Fallout, Crossing plank, Superman, Jack LaLanne		One arm tuck/pike	
		M. rectus abdominis, M. pectoralis majo				
	Pull-up	Klimm-züge	Clapping, Typewriter		L-sit	
		M. latissimus dorsi, M. biceps brachii, M. brachiali				
	Turn				Jump over, 180° dips bar	
		M. rectus abdominis, M. obliquus abdominis, M. transversus abdomini				

Niveau 0 **Niveau 1** **Niveau 2** **Niveau 3** **Niveau 4**

Die grünen Kästchen geben dynamische Figuren an, sie verleihen den vorhergehenden statischen Übungen eine größere Komplexität.

Iron cross			
M. pectoralis major, M. latissimus dorsi, M. teres major, M. biceps brachii, M. coraco-brachialis			
Human flag	Typewriter human flag →	Différentes variantes de Human flag	
M. latissimus dorsi, M. obliquus abdominis, M. transversus abdominis, M. rhomboideus, M. deltoideus, M. trapezius, M. tensor fasciae latae, Adduktoren			
Front lever →	Front lever pull-up	Back lever →	Back lever pull-up
M. rhomboideus, M. latissimus dorsi, M. teres major, M. triceps, M. pectoralis major, M. rectus abdominis, M. psoas, M. rectus anterior		M. biceps brachii, M. brachialis vorderer Anteil, M. brachio-radialis, M. deltoideus vorderer Anteil, Lumbalmuskulatur, Gesäßmuskulatur, ischiokrurale Muskulatur	
→ Handstand push-up, Press handstand, Tiger bend	90°	Handstand one arm	
… obliquus abdominis, M. transversus abdominis, Lumbalmuskulatur			
Handstand, Press handstand, 360°, Tiger bend		Full planche, 90°, Dips one arm	
… rectus anterior, M. deltoideus vorderer Anteil, M. triceps brachii			
Muscle-up		Front/back lever, Typewriter human flag, Single arm pull-up	
…orderer Anteil, M. teres major, M. supinator longus			
Front/back barspin, Strong back barspin		Half palm spin, 360°	
…mbalmuskulatur, M. trapezius, Abduktoren, Adduktoren			

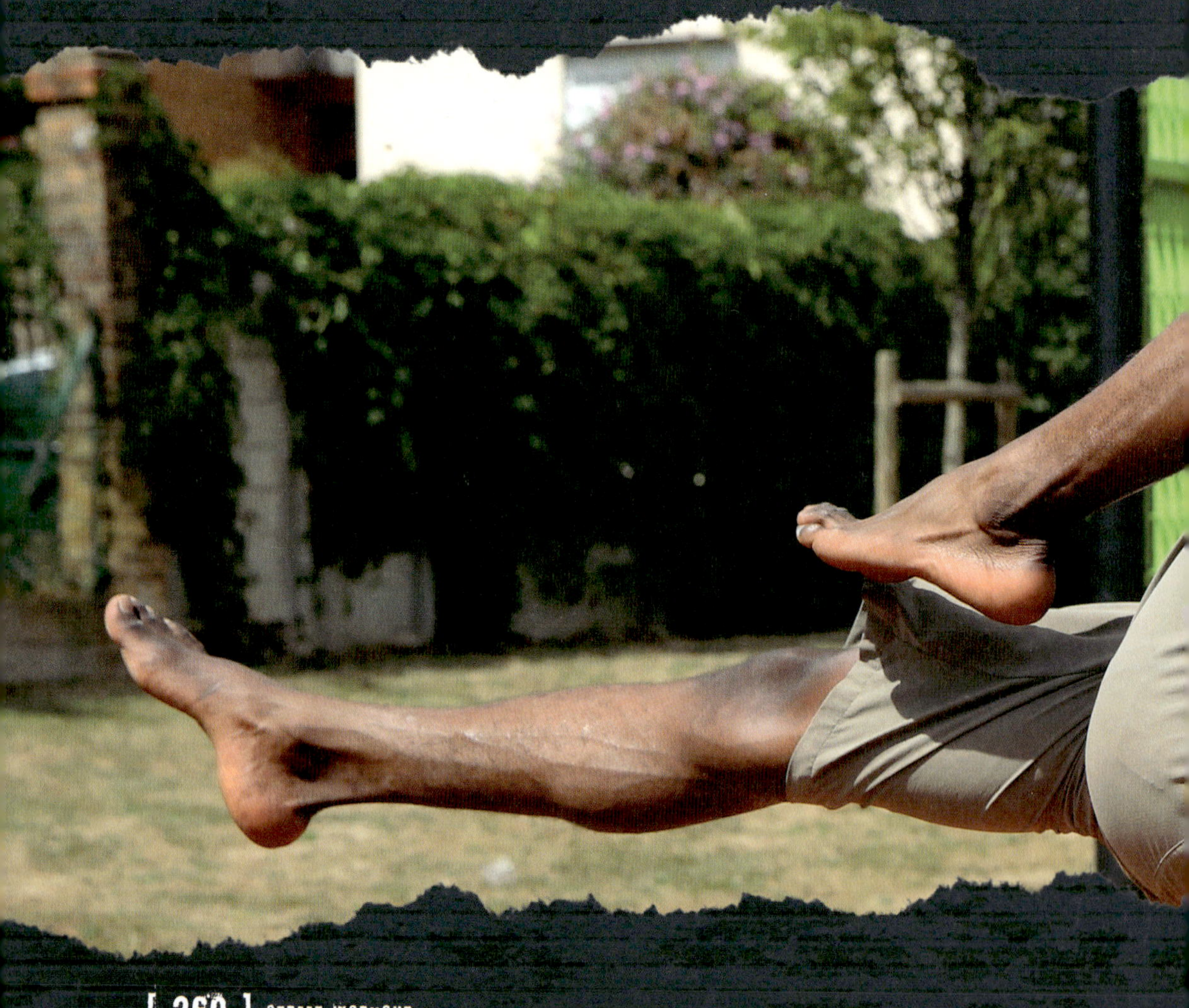

MATERIAL, STANDARDS UND AUSRÜSTUNG

DIE TEAMS

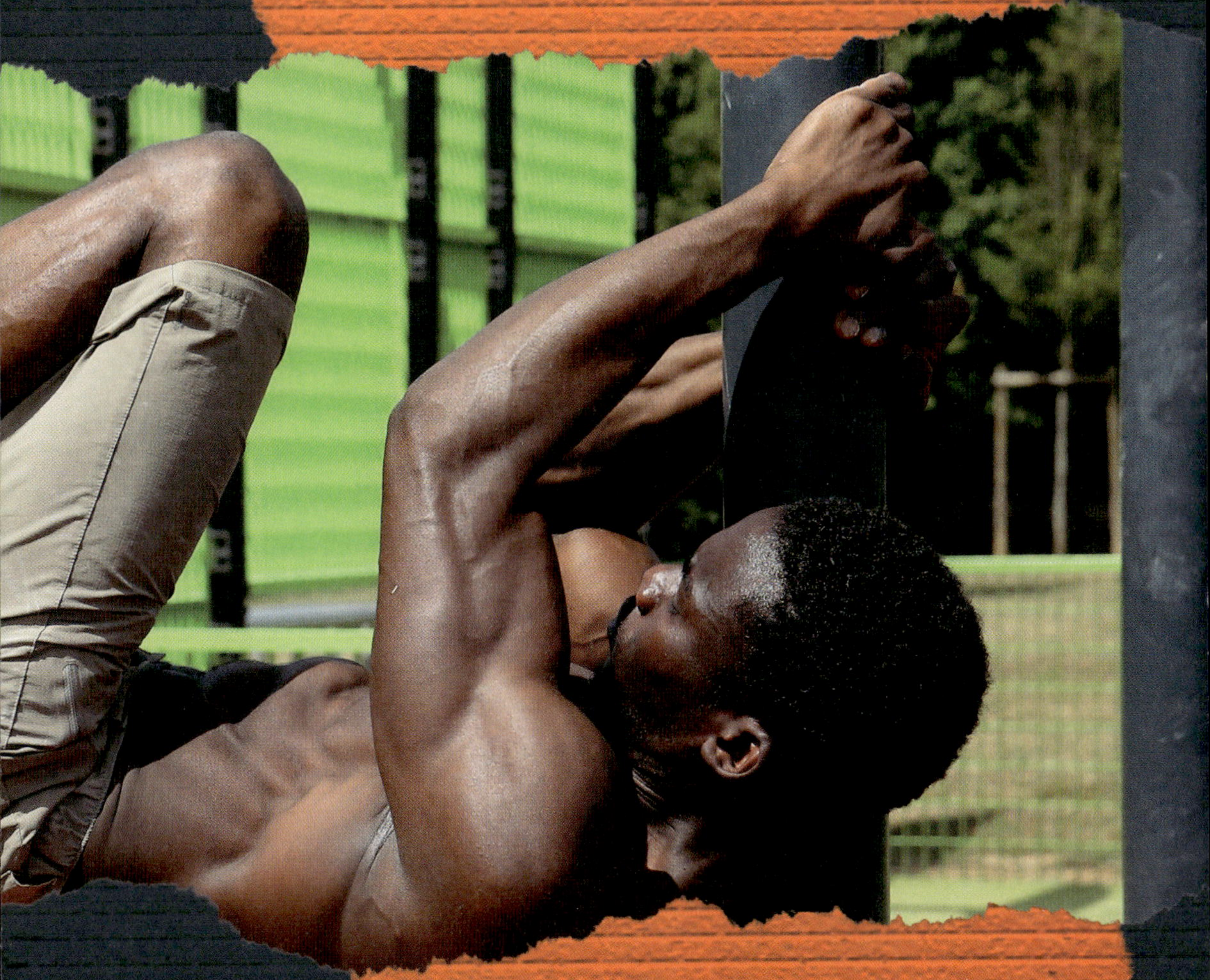

MATERIAL, STANDARDS UND AUSRÜSTUNG

Street Workout oder Calisthenics gewinnt auch im deutschsprachigen Raum immer mehr Anhänger. Für den Aufbau einer entsprechenden Infrastruktur sorgen Kommunen und Gemeinden sowie vielfach auch die lokalen Sportler selbst.

Für diese moderne Form des Eigengewichtstrainings, das wie auf den vorherigen Seiten gezeigt traditionelle Übungsformen wie Barrenstütz, Liegestütz, Klimmzug etc. mit fortgeschrittenen Haltetechniken und (statischen wie dynamischen) Figuren aus dem Turnen und anderen Trendsportarten vereint, eignen sich prinzipiell auch öffentliche Parks und Anlagen wie Kinderspielplätze oder Trimm-dich-Pfade. Besser sind professionell geführte und gepflegte Street-Workout-Parks sowie Outdoor-Fitnessstudios, die den Sportlern hochwertige, den unterschiedlichsten Umwelteinflüssen wie der Beansprung durch die Sportler standhaltendes Material zur Verfügung stellen

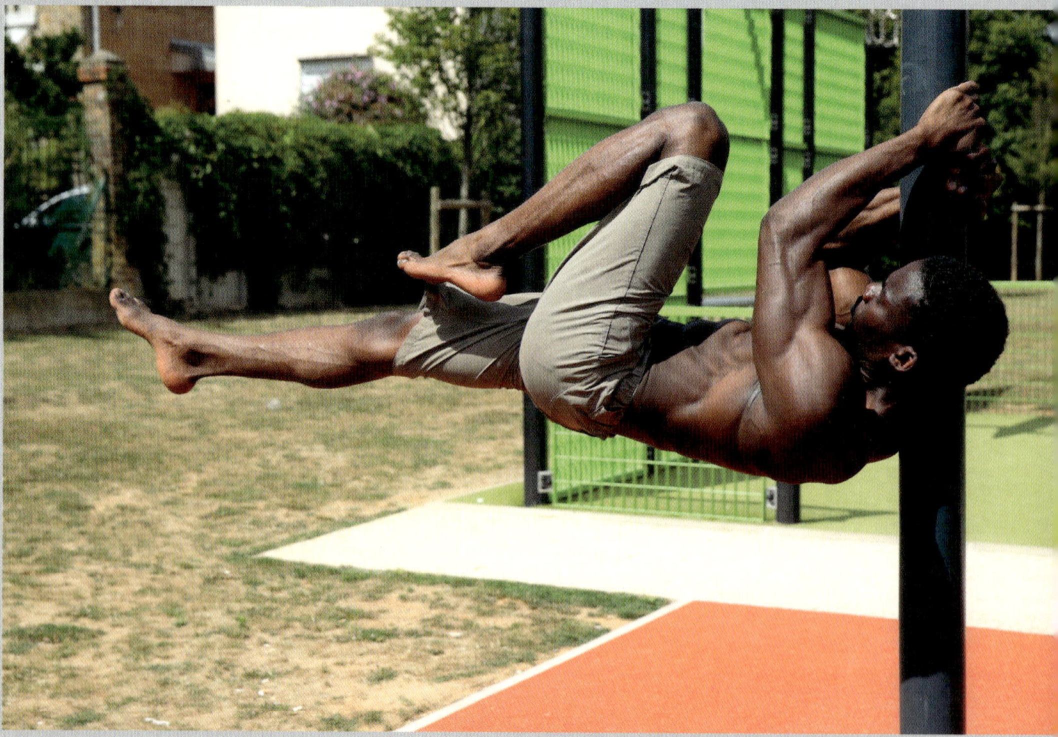

können – nicht zuletzt auch einen geschützten Raum für die Ausübung dieses Sports und für den kommunikativen Austausch der ausübenden Sportler untereinander.

Zu den Standards solcher Anlagen zählen eine gute Klimmzug-/Reckstange und ein guter Parallelbarren. Hinzu kommen weitere Geräte wie Hangelstrecken und Sprossenwände/Vertikale Leitern, Schwebebalken, Sprungplattformen etc.

Prinzipiell kann dieser Sport ohne eine besondere Ausrüstung betrieben werden – schon an der Frage, ob etwa Handschuhe hilfreich sind, scheiden sich in der Praxis die Geister. Um vor allem an heißen Tagen schwitzige Hände zu vermeiden, verwenden viele Sportler das auch von Geräteturnern, Gewichthebern und Kletterern benutzte Magnesia (Magnesiumcarbonat, auch »Chalk« genannt).

Weitere potenzielle Ausrüstungsgegenstände sind Gewichtswesten, Turnringe, Widerstandsbänder etc., über deren Einsatz jeder Sportler individuell – idealerweise aber im Austausch mit anderen Sportlern – entscheiden kann.

Weitere nützliche Informationen im Internet: www.calisthenics-germany.de, www.calisthenic-movement.com, www.calisthenics-workout.de, http://street-workout-nrw.de, https://calisthenics-parks.com/de, www.wswcf.org

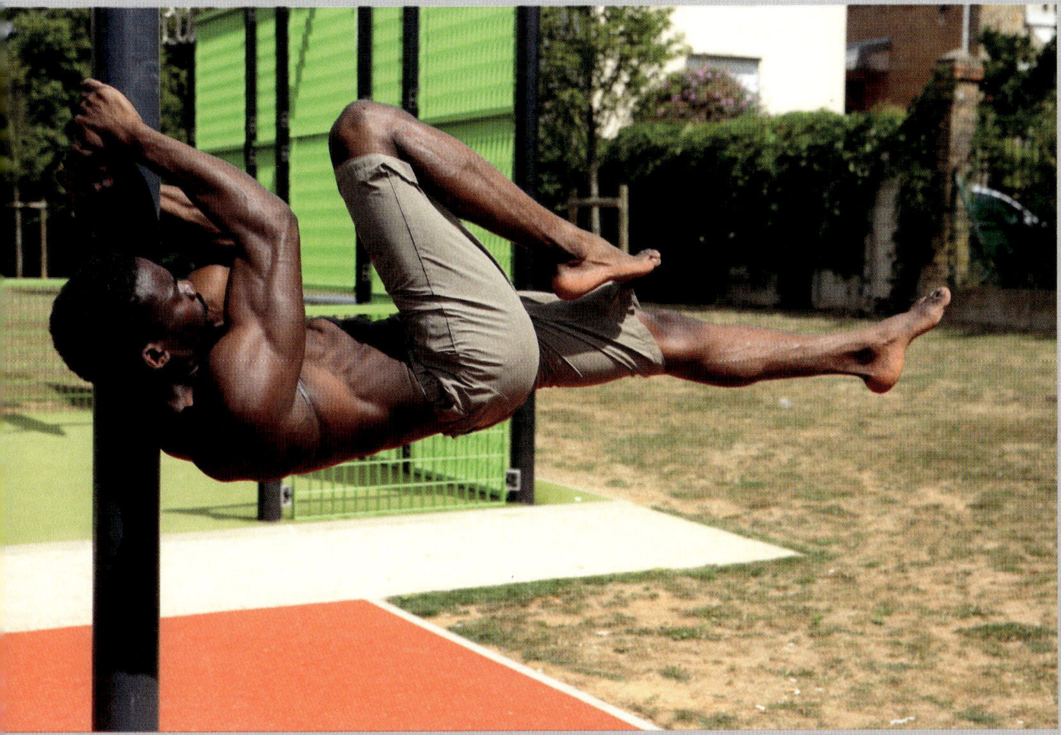

DIE TEAMS

Calisthenics-Germany.de versteht sich als umfassendes Informations- und Communityportal zum Thema Street Workout/Calisthenics. Neben aktuellen News, Tipps (Training, Ernährung) und Workout-Routinen finden Gleichgesinnte hier auch ein Forum zum Austausch und zur Diskussion. Aufgelistet werden zudem die folgenden (hier alphabetisch nach Ort gegliederten) aktuell aktiven Teams, von denen sich manche erst noch im Aufbau befinden oder als lose Facebook-Gruppe agieren, andere wiederum sind bereits als eingetragener Verein mit zahlreichen Mitgliedern etabliert. Da sich auf dieser Website auch neu entstehende Teams jederzeit anmelden können, empfiehlt es sich, immer wieder mal dort vorbeizuschauen. Den schnellsten Kontakt zu einzelnen Teams, von denen einige auch einen YouTube-Channel haben, ermöglicht in vielen Fällen die Eingabe des Teamnamens bei Facebook.

In Deutschland:
Calisthenics Hersfeld, Jahnpark, 36251 **Bad Hersfeld**
HC Calisthenics, Auestraße 28, 36179 **Bebra**
Athletic Warriors, Tempelhofer Park, 12101 **Berlin**, www.athletic-warriors.de
BarLiner, SportPark Poststadion Moabit, Lehrter Str. 59, 10557 **Berlin**, www.barliner-workout.de
Apesthenics, Sporthalle Hans-Christian-Andersen Schule; Vennhofallee 85, 33689 **Bielefeld-Sennestadt**, www.apesthenics.de
Team Bar Rocker, 46399 **Bocholt**
Barillaz, Oxfordstraße, 53111 **Bonn**
CalisthenicOffiziell, **Cottbus**, via Facebook und YouTube-Channel
Wolfpack Delbrück, 33129 **Delbrück**
GhettoWorkout, 06846 **Dessau-Roßlau**, www.ghettoworkout.de
Streetfit DoKi, 03253 **Doberlug-Kirchhain** (Brandenburg)
Calisthenics Dortmund, Am Rombergpark 49B, 44225 **Dortmund-Brünninghausen**
CityBarZ Dresden, 01067 **Dresden**
EFC Calisthenics, Nordhäuser Str. 63, 99089 **Erfurt**, www.efc-calisthenics.de/home
Calisthenics / Street Workout Emden, Teutonenstraße 4, 26723 **Emden**
Barserker, 45145 **Essen**, www.barserkerworkout.com
BARCROBATIX, Kirchheimer Straße 79, 53881 **Euskirchen**
Calisthenics Frankfurt, Braubachstraße, 60311 **Frankfurt**
Baracudas, Berliner Platz/Ostanlage, 35390 **Gießen**
Calisthenics Halle Saale, Peißnitzinsel 4, 06108 **Halle (Saale)**
Natural Energizer (trainiert mit Calisthenics Halle Saale), 06110 **Halle (Saale)**

Street Workout Hamburg e.V., Ebner-Eschenbach-Weg 28, 21035 **Hamburg**
Heidelbarz, 69124 **Heidelberg** (verschiedene Locations, siehe Facebook-Gruppe)
Casselthenics, Sophienstraße, 34117 **Kassel**
KoalaBars, Kronenstraße 46, 87435 **Kempten** (Allgäu)
Bar Force Koblenz, Konrad-Adenauer-Ufer, 56068 **Koblenz**
JustLivingCalisthenics, **Köln**, via Facebook und YouTube-Channel
Calisthenics Königs Wusterhausen, Am Nottekanal, 15711 **Königs Wusterhausen**
Calisthenics Langd, Zum Dorffrieden 1, 35410 **Langd**
Calisthenic Movement, Eythraer Str. 32, 04229 **Leipzig**, www.calisthenic-movement.com
CaliBarz, Am Steegenwald 92, 09385 **Lugau**/Erzgebirge
Calisthenics Mannheim, Neuostheim, 68163 **Mannheim**
Loonybarz, Günthersweiherweg, 95615 **Marktredwitz**
Mülheim-Raadt, Schürfeld 15, 45468 **Mülheim an der Ruhr**, http://vid.me/huineng
BARLIONS (wechselnde Orte wie die Nymphenburger Halle, Franz-Mader-Str. 11, 80992 **München**, http://barlions.de
Streetworkout Münster, Kinderhaus, 48159 **Münster**
Neighbarhood, Elchweg 1, 24537 **Neumünster**, http://Neighbarhood.de
DragonBarz, 02906 **Niesky**
453 Workout, 90403 **Nürnberg**
Baristi Workout, Habichtweg 7, 77656 **Offenburg**, www.baristi-workout.com
Redbars Germany, Schlossstraße 32, 49074 **Osnabrück**
Bar Energy, 94036 **Passau**
Calisthenics Art Potsdam, 14471 **Potsdam**
BarVarians, Trimm-dich-Pfad Ziegetsdorfer Park, 93051 **Regensburg**
Streetworkout Bergstraße, Streetworkout-Park, 64668 **Rimbach**
Straßensport e.V., Mendelejewstraße 12 C, 18059 **Rostock**, www.strazensport.de
Straßensport e.V. - Rostock, Warnowallee 33, 18107 **Rostock**, www.strazensport.de/
Street Workout Rüsselsheim-Bauschheim, 65428 **Rüsselsheim-Bauschheim**
Beast Brothers, 48624 **Schöppingen**
Calisthenics Wetzlar, 35578 **Wetzlar**
Calisthenics Wiesbaden - Wies.bar.den, 65183 **Wiesbaden**
BARTENDAZ GERMANY, Bachstraße 13, 74388 **Talheim**
Bartists, 67547 **Worms**
Street Workout Xanten, Am Ostwall, 46509 **Xanten**
Zitthenics, 02785 **Zittau**
Barhunters, 08056 **Zwickau**, http://barhunters.jimdo.com

In der Schweiz:
Bar-B.Q., Schulhaus Küngoldingen, CH-4665 **Oftringen**
A-Barzz, CH-8134 **Zürich**, Adliswil

Über die österreichische Szene und regionale Calisthenics-Parks informieren:
www.facebook.com/streetworkout.austria
http://teamalphabar.at
http://calisthenics-parks.com/countries/at-de-osterreich

Eine Auflistung internationaler Teams mit Infos und weiterführenden Links findet man auf:
http://streetworkoutmagazine.com/teams.html

ANHANG

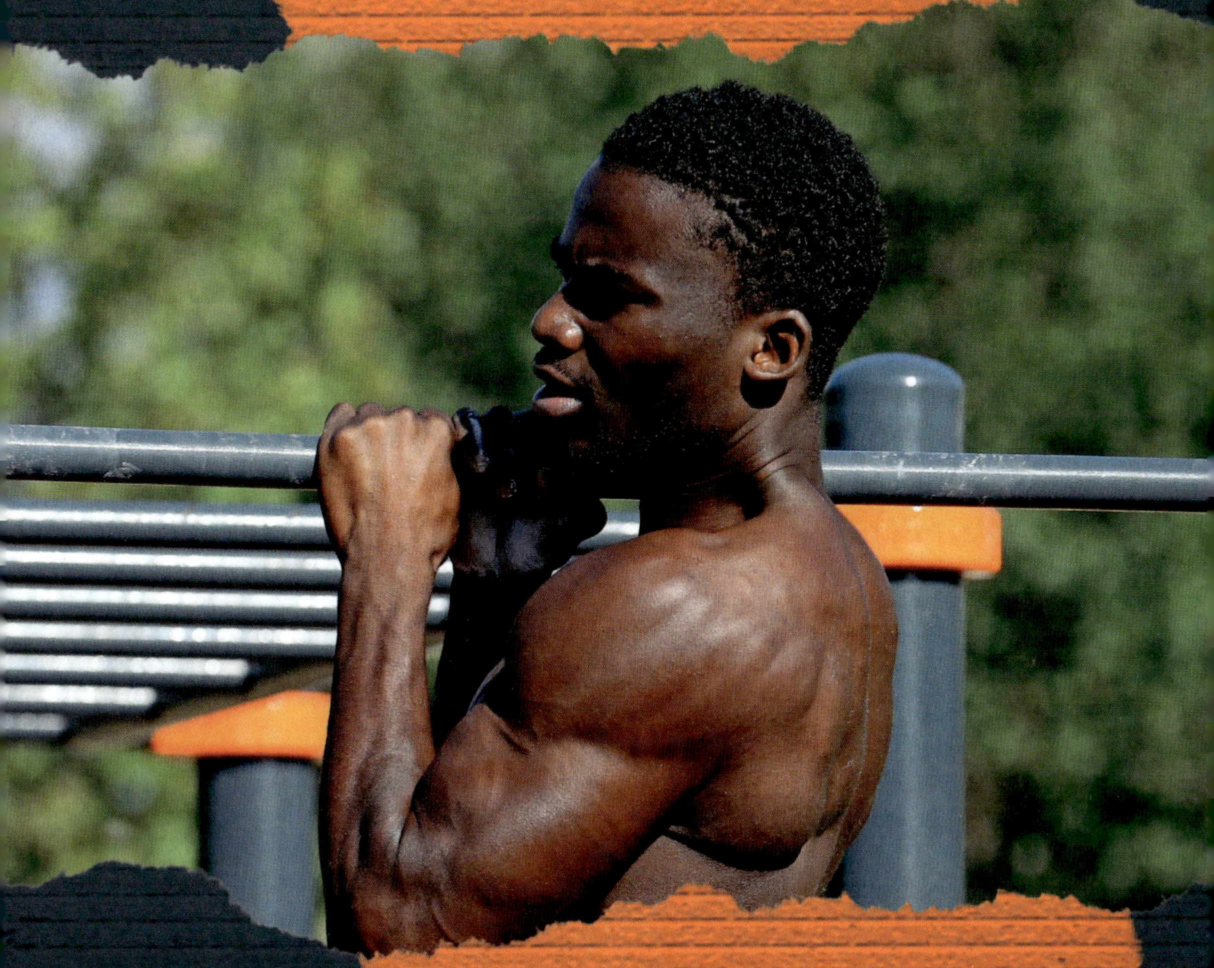

SCHLUSSBEMERKUNG

Wie auf den vorherigen Seiten deutlich geworden ist, können durch das Street-Workout-Training die meisten körperlichen Qualitäten wie Kraft, Ausdauer, Gleichgewicht und Koordination verbessert werden. Ziel ist es, einen kräftigen und ausgeglichenen Körper zu entwickeln. Wer beharrlich trainiert, kann durch ständige körperliche und geistige Arbeit physische und psychische Grenzen überwinden und über sich hinauszuwachsen.

Soll der Sport dauerhaft ausgeübt werden, ist es angebracht, das (möglichst tägliche) Training dem eigenen Leistungsniveau anzupassen und die einzelnen Etappen nicht zu überspringen. Wichtig ist es zudem, Geduld zu haben und jedes Entwicklungsstadium einzuhalten. Abgesehen von der Beschäftigung mit der eigentlichen sportlichen Betätigung bedarf es eines angemessenen Lebensstils, der die Nachhaltigkeit des körperlichen Trainings garantiert. Dazu gehören eine gute Ernährung, ausreichend Schlaf und regelmäßiges Cardiotraining.

Auf diese Weise werden Sie Ihren Körper genau kennenlernen und alle seine motorischen Möglichkeiten ausschöpfen können.

BIBLIOGRAFIE

- Blandine Calais-Germain, *Anatomie pour le mouvement – Introduction à l'analyse des techniques corporelles*, Édition Désiris, 2005.
- Michel Pradet, *La préparation physique*, INSEP, 1998.
- Roland Carrasco, *Gym aux agrès – Préparation physique*, Édition Vigot, 1996.
- Frédérique Delavier, *Guide des mouvements de musculation*, Édition Vigot, 2010.
- Didier Reiss, Pascal Prévost, *La bible de la préparation physique*, Amphora, 2013.

MEIN PERSÖNLICHES TRAININGSPROTOKOLL

Fortschritt	Übungszeit (ÜZ) für statische Bewegungen Wiederholungen (W) bei dynamischen Bewegungen			
Front lever	...../...../..... ÜZ 1 :	...../...../..... ÜZ 2 :	...../...../..... ÜZ 3 :	...../...../..... ÜZ 4 :
Back lever	...../...../..... ÜZ 1 :	...../...../..... ÜZ 2 :	...../...../..... ÜZ 3 :	...../...../..... ÜZ 4 :
Dragon flag	...../...../..... ÜZ 1 :	...../...../..... ÜZ 2 :	...../...../..... ÜZ 3 :	...../...../..... ÜZ 4 :
Human flag	...../...../..... ÜZ 1 :	...../...../..... ÜZ 2 :	...../...../..... ÜZ 3 :	...../...../..... ÜZ 4 :
Full planche	...../...../..... ÜZ 1 :	...../...../..... ÜZ 2 :	...../...../..... ÜZ 3 :	...../...../..... ÜZ 4 :
Push-ups	...../...../..... W 1 :	...../...../..... W 2 :	...../...../..... W 3 :	...../...../..... W 4 :
Pull-ups	...../...../..... W 1 :	...../...../..... W 2 :	...../...../..... W 3 :	...../...../..... W 4 :
Dips	...../...../..... W 1 :	...../...../..... W 2 :	...../...../..... W 3 :	...../...../..... W 4 :
Muscle-up	...../...../..... W 1 :	...../...../..... W 2 :	...../...../..... W 3 :	...../...../..... W 4 :
Handstand Push-up	...../...../..... W 1 :	...../...../..... W 2 :	...../...../..... W 3 :	...../...../..... W 4 :

	...../...../.....	...../...../.....	...../...../.....	...../...../.....
	ÜZ 5 :	ÜZ 6 :	ÜZ 7 :	ÜZ 8 :
	...../...../.....	...../...../.....	...../...../.....	...../...../.....
	ÜZ 5 :	ÜZ 6 :	ÜZ 7 :	ÜZ 8 :
	...../...../.....	...../...../.....	...../...../.....	...../...../.....
	ÜZ 5 :	ÜZ 6 :	ÜZ 7 :	ÜZ 8 :
	...../...../.....	...../...../.....	...../...../.....	...../...../.....
	ÜZ 5 :	ÜZ 6 :	ÜZ 7 :	ÜZ 8 :
	...../...../.....	...../...../.....	...../...../.....	...../...../.....
	ÜZ 5 :	ÜZ 6 :	ÜZ 7 :	ÜZ 8 :
	...../...../.....	...../...../.....	...../...../.....	...../...../.....
	W 5 :	W 6 :	W 7 :	W 8 :
	...../...../.....	...../...../.....	...../...../.....	...../...../.....
	W 5 :	W 6 :	W 7 :	W 8 :
	...../...../.....	...../...../.....	...../...../.....	...../...../.....
	W 5 :	W 6 :	W 7 :	W 8 :
	...../...../.....	...../...../.....	...../...../.....	...../...../.....
	W 5 :	W 6 :	W 7 :	W 8 :
	...../...../.....	...../...../.....	...../...../.....	...../...../.....
	W 5 :	W 6 :	W 7 :	W 8 :

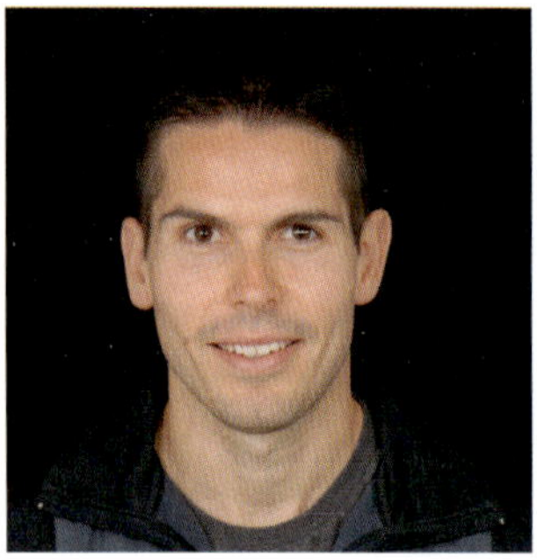

Emmanuel SANNA

Nach dem Abschluss seines Sportstudiums unterrichtete Emmanuel Sanna so unterschiedliche Zielgruppen wie Schüler und Feuerwehrmänner. Seine Erfahrung und sein Wissen auf den Gebieten des Krafttrainings und des Erhalts der körperlichen Fitness machten ihn zu einem anerkannten und viel gefragten Meister seines Fachs. Heute ist er Präsident und Trainer einer renommierten französischen Sportvereinigung für Street Workout und Crosstraining.